내 몸에 딱 맞는 맞춤식단 혁명

혈당과 체중 관리를 위해
꼭 알아야 할 식이요법의 비밀

— 내 몸에 딱 맞는 —

맞춤 식단 혁명

— THE PERSONALIZED DIET —

에란 시걸, 에란 엘리나브 지음 | 조영민 외 옮김

아침사과

본 다이어트 프로그램 및 그 어떠한 다이어트 프로그램도 의료진과 사전 상담 없이 진행해서는 안 됩니다. 주의가 필요한 특수한 상태라면 이 책에 포함된 프로그램 수정과 관련하여 정기적으로 의료진과 상담해야 합니다.

진리를 찾아가는 여행을 함께해주었고,
즐겁고 감동적인 경험으로 만들어주신
여러 선생님, 동료, 제자들에게 이 책을 바칩니다.

감사의 말

이 책《내 몸에 딱 맞는 맞춤식단 혁명》은 장장 2년에 걸친 노력의 결실이다. 우리는 수년 동안 두 곳의 실험실에서 이 책의 주제에 관한 과학연구에 몰두해왔다. 그 과정에서 축적된 방대한 실험결과와 놀라운 발견을 비전문가라도 이해하기 쉽게 풀어낸 이 책에는 우리 삶의 근간인 식생활과 건강, 비만과 당뇨병의 위험, 이른바 '현대병'과 우리 몸속에 동거하며 현재의 우리를 형성하고 있는 신비로운 세균의 존재 등에 대한 흥미로운 이야기가 담겨 있다.

이 이야기가 사람들에게 전해져야 할 필요성을 가장 먼저 인식하고, 그 과정을 진두지휘해준 우리의 대리인 알렉스 글래스에게 가장 먼저 감사의 뜻을 전한다.

또한 과학자의 관점과는 다른 시각에서 바라보며 과학과 상식의 격차를 줄여내고, 이 책을 누구나 쉽게 읽을 수 있도록 우리와 엄청난 시간을 함께하면서 수많은 브레인스토밍을 거쳐 원고작성과 편집을 도맡아준 이브 애덤슨에게도 감사드린다. 이브가 없었다면 이 작업을 해내지 못했을 것이다.

그랜드센트럴 출판사는 우리를 믿고 날것의 아이디어를 책이라는 형태로 차근차근 발전시켜주었는데, 특히 새라 펠즈와 쉐일라 커리 옥스는 이 책을 만들 때 혜안을 보태며 큰 도움을 주었다.

바이츠만과학연구소에도 감사의 뜻을 전한다. 이 연구소는 오로지 호기심으로 우리가 미지를 탐색할 수 있도록 완전한 학문적 자유를 누리게 해주었다. 한계를 두지 않은 자유로운 환경이 있었기 때문에 컴퓨터과학자와 면역학자가 영양학을 자유로이 연구할 수 있었고, 최첨단 인프라와 기술, 연구소의 지원 덕분에 비밀스러운 생명의 세계를 탐침(探針)할 수 있었다.

시걸 박사 실험실과 엘리나브 박사 실험실의 학생들을 비롯한 박사후과정 선생님들, 연구원들, 실험실 기사님들에게도 무한한 감사를 드린다. 바로 이 실험실 멤버들이 인류의 건강과 질병 없는 삶을 위해 전 세계에서 이곳으로 모였기 때문에 영양학, 마이크로바이옴 및 마이크로바이옴과 신체의 상호관계를 연구하는 여정을 마칠 수 있었다. 다시 한 번 감사드린다. 비서, 시간제 조교, 멸균처리 담당자들, 스태프 과학자들에 이르기까지 우리 모두는 한 팀이었다. 이들의 창의성, 지성, 성실함, 의지, 무한한 노력이 있었기에 질병 치료를 향한 원정에서 한 발 한 발 앞으로 나아갈 수 있었다. 이토록 뛰어난 재능과 열정을 갖춘 팀원들과 함께할 수 있어 행운이었다. 이 책의 이야기는 바로 이들의 이야기이기도 하다.

에란 시걸: 나는 에란 엘리나브 박사님께 누구보다 가까운 협력자이자 친구가 되어주어서 감사하다는 말씀을 꼭 전하고 싶다. 늘 함께하면서 작은 문제, 큰 문제를 가리지 않고 협의하고 조언을 주고받을 수 있었던 건 복이었다. 우리는 서로 다르면서도 보완할 수 있는 지식과 기술을 가지고 있었기에 새로운 관점으로 사안을 바라볼 수 있었고, 그만큼 더 나를 넉넉하게 채울 수 있었다. 엘리나브 박사님 덕분에 훨씬 좋은 성과를 거둘 수 있었고, 그 과정 또한 즐거울 수 있었다.

에란 엘리나브: 오랜 과학적 동반자요 동료이자 그 무엇보다 친구가 되어준 에란 시걸 박사님께 감사의 마음을 전한다. 나와는 전공이 달라 사용하는 과학 용어들도 차이가 있었지만 시걸 박사와 함께하는 모든 것이 재미있고 보람된 지적 경험이었기에 개인적 즐거움도 컸다.

세 번째 에란(!)인 에란 혼스타인 교수님께도 감사드린다. 우리의 과학적 관심사가 공통되다는 걸 꿰뚫어보고 2012년 어느 추운 날 오후 뉴헤이븐에서 우리를 만나게 해준 장본인이다. 그 만남이 바로 길고도 보람 있었던 파트너십의 시작이었다.

마지막으로 사랑하는 가족들에게 깊이 감사한다. 우리의 부모님이신 레이첼 시걸과 요피 시걸, 리브카 엘리나브와 얀케일 엘리나브, 우리의 아내 케런 시걸과 힐라 엘리나브, 아이들인 쉬라 시걸, 요아브 시걸, 타마 시걸, 쉬라 엘리나브, 옴리 엘리나브, 인발 엘리나브에게 감사의 마음을 전한다. 실험실에서 살다시피 하느라 오랫동안 가족들과 시간을 보내지 못한 데다 책까지 펴내느라 더더욱 시간을 내지 못해 미안한 마음뿐이다. 하지만 믿고 지켜봐준 가족들의 사랑, 파트너십, 한결같이 든든한 지원이 있었기에 우리의 일을 성실히 해나갈 수 있었다.

에란 시걸: 약 20년 동안 영양학에 열정을 쏟았던 나의 아내 케런! 한 때는 그 열정을 못 본 척한 적도 있었는데, 케런은 나의 여정에 동참해 주었고, 지금은 나의 일생에 없어서는 안 되는 부분이 되었다. 케런에게 함께해주어 고맙다는 말을 전하고 싶다. 더불어 주제에 대해 나와 많은 논의를 하며 조언을 해준 것에 감사의 뜻을 전한다.

에란 엘리나브: 감염병 전문가인 힐라는 지혜, 상식, 건전한 냉소를 갖춘 사람이다. 힐라가 나눠준 미생물에 대한 끝없는 지식은 늘 나에게 큰 도움이 되었다. 우리는 심지어 아이들을 앞에 두고 저녁 식사를 하면서도 미생물과 인간의 배설의 역할에 대해 떠들었다. 앞으로도 우리는 이 주제에 관해 끊임없는 논쟁을 이어갈 것이다. 물론 웃어가며 말이다.

케런과 힐라, 이 두 사람이 없이는 결코 여기까지 오지 못했을 것이다.

에란 시걸과 에란 엘리나브

옮긴이의 글

나에게 맞는 식이요법을 찾아서

많은 사람들이 우유는 완전식품이라고 한다. 카세인 단백과 유청 단백, 탄수화물, 지방, 비타민, 칼슘을 포함한 미네랄, 모든 것이 골고루 들어가 있으니 완전식품이라고 해도 크게 틀리지 않는다. 그런데 왜 나는 우유를 마시면 속이 부글부글 끓고 썩은 냄새가 진동하는 가스가 나오고 설사가 생기는 걸까? 내 친구는 아무렇지도 않은데 말이다.

자기만의 개성을 강조하지만 사실 우리는 평균이 강요되는 시대를 살고 있다. 특히 건강과 관련해서 그러하다. 우유가 몸에 잘 맞는 사람도 있고 맞지 않는 사람도 있는데, 우유는 완전식품이고 몸에 좋으니 하루에 한 잔씩은 마시라고 공공연하게 권고한다. 현미도 그렇다. 식이섬유가 많은 현미를 먹으면 도통 소화가 되지 않는 사람조차 백미보다는 현미가 몸에 좋다고 하니 꾹 참고 먹는다.

몸에 좋은 음식, 몸에 좋은 다이어트에 대해서 어떻게 이토록 무비판적일 수 있을까? 우리는 모두 평균적인 걸까? 평균에 의해 의사결정을 하는 것은 벤담의 공리주의 철학이 스며 있는 행동이다. 최대 다수에 최대 행복을 주려면 평균적으로 결정하면 된다. 문제는 이와 같은 판단으로 인해 내 몸에 이상이 생긴다는 것이다. 나는 전혀 평균적이지 않고, 나는 나이기 때문이다. 수능 만점자처럼 공부했다가는 대개 실패한다는 것을 잘 알지 않는가. 수능 만점자는 평균적인 학생이 아니기 때문이다. 그런데 왜 건강과 관련된 행태에서는 평균에 따르려고 할까?

건강에 관심이 많은 사람이라면 혈당지수에 대해 들어본 적이 있을 것이다. 포도당을 섭취한 뒤 식후혈당 증가폭을 100이라고 했을 때 특정 음식을 먹고 난 뒤 어느 정도 올라가는지를 상대적으로 표시한 값이다. 이 책을 읽다 보면 혈당지수와 관련해 충격적인 사실을 접하게 된다. 우리가 즐겨 먹는 사과의 혈당지수는 평균 65 정도인데, 실제 데이터를 보면 개개인에 따라 45에서부터 90까지 다양하게 나타난다. 나는 사과의 혈당지수가 65인 줄 알고 먹었는데, 사실 45로 더 좋을 수도 있고, 90으로 혈당급상승을 일으킬 수도 있다는 것이다. 내 건강을 지키려고 할 때 평균을 당연시하며 따르는 것은 이렇게 위험한 것이다.

그런데 이 책의 저자들은 왜 식후혈당에 집중했을까? 음식을 섭취한 후 몸에 나타나는 변화는 혈당뿐만 아니라 인슐린 분비, 체중 증가 등등 다양하다. 특히 체중이 중요한 지표인데, 문제는 체중변화를 관찰하려면 수주 혹은 수개월의 시간이 걸린다는 데 있다. 그런데 식후혈당은 식사를 한 후 한두 시간 있다가 재보기만 하면 된다. 또 식후혈당상승이 급격히 일어나면 급격한 인슐린 분비가 뒤따르고 다시 혈당이 정상으로 돌아가는 과정에서 일부 사람들은 몸의 컨디션이 저하된다. 또 인슐린은 체중 증가를 유발할 수 있는데, 이런 과정을 거쳐 점차 체중이 증가한다. 따라서 식후혈당을 중심으로 자신만을 위한 건강한 식이요법을 알아내는 것이 중요한 열쇠라고 보았던 것이다.

이와 관련해 2015년에 내분비내과 의사들과 영양학자들에게 큰 충격을 준 논문이 발표되었다. 바로 이 책의 저자인 이스라엘 바이츠만과학연구소의 과학자들이 음식물 섭취에 따른 혈당반응을 연구해본 결과 '특정 음식에 대한 혈당반응이 개인별로 각양각색'이라는 것이다. 예를 들어 똑같이 20그램의 탄수화물이 들어 있는 바나나와 쿠키가 있다고 하자. 현이는 바나나를 먹으면 혈당이 올라가고 쿠키를 먹으면 혈당이 올라가지 않았다. 반대로 민이는 바나나를 먹으면 혈당이 올라가지 않고 쿠키를 먹으면 혈당이 올라갔다. 그 이전까지 우리는 음식의 탄수화물 함량에 따라 혈당상승폭이 결정되는 줄 알았다. 그런데 이렇게 사람마다 다를 줄이야!

위 논문의 주요 저자인 시걸 박사와 엘리나브 박사가 자신들의 연구 결과를 바탕으로 최근 《내 몸에 딱 맞는 맞춤식단 혁명The Personalized Diet》이라는 책을 펴냈다. 현재 대한당뇨병학회의 총무이사를 맡고 있는 필자는 총무위원회의 부총무들과 위의 논문과 새로 나온 책에 대해서 이야기를 나누다가 국민 건강을 위해서, 특히 당뇨병 환자들을 위해서 이 개념을 널리 알려야겠다는 생각에 이 책 번역에 뜻을 모았다.

이 책에서는 식후혈당을 중심으로 나만을 위한 건강한 식이요법을 알아내는 방법을 설파한다. 그 과정에서 식후혈당을 조절해야 하는 이유와 방법을 자세하게 풀어내고, 실제 사례들까지 풍부하게 담아내고 있다. 장차 당뇨병 발생 위험이 높은 당뇨병 전단계(내당능장애)에 있는 사람들이라면 더더욱 이 책에서 제시하는 획기적인 개인맞춤식 식이요법을 하는 것이 큰 도움이 될 것이다.

진료할 때마다 당뇨병 환자들이 빼놓지 않고 묻는 것이 있다. "혈당조절을 위해 어떤 음식이 좋나요?"라는 질문이다. 역자들이야 의사로서 매일같이 듣는 질문이지만 환자들 입장에선 또 처음인지라 중요한 포인트를 짚어 답을 한다. 그러나 "하루에 몇 칼로리를 드시고, 탄수화물은 얼마, 단백질은 얼마, 지방은 얼마, ……, 이렇게 드십시오."라고 답하는 것은 무의미한 공염불이었다. 교과서에나 나올 법한 이런 대답에 만족하지 못하는 환자가 대부분이기 때문이다. 그래서 시중의 서점에 가보면 당뇨병 환자를 위한 레시피가 수두룩하다.

그런데 과연 당뇨병에 일률적으로 좋은 음식이 있을까? 어떤 음식이 혈당조절에 좋다고 말하는 것은 바이츠만과학연구소의 연구결과를 바탕으로 본다면 일종의 전체주의 시각이다. 사람마다 유전적 배경과 장내 미생물이 달라서 특정 음식에 대한 반응이 제각각 다를 수밖에 없다. "혈당조절을 위해 어떤 음식이 좋은가?"라는 일반적인 질문은 이제 잊어야 한다. 대신 "나의 혈당조절을 위해 어떤 음식이 좋은가?"로 물어야 옳다. 이제 드디어 우리 당뇨병 전공 의사들도 답을 알게 되었다.

매우 새로운 발견 같지만 사실 우리는 경험을 통해 이미 알고 있었다. 술을 마시면 얼굴이 빨개지는 사람과 전혀 변하지 않는 사람이 있고, 커피를 아무리 마셔도 잠자는 데 전혀 문제 없는 사람과 한 모금만 마셔도 가슴이 벌렁거리고 한숨도 못 자는 사람이 있다. 이렇듯 같은 음식이라고 하더라도 사람마다 나타내는 반응은 제각각이다. 음식 섭취에 따른 혈당반응도 마찬가지인 것이다.

그동안의 영양학은 이론을 바탕으로 내가 아닌 평균적인 사람에게 적용될 수 있는 식이요법을 강조해왔다. 어떻게 보면 속고 살아온 것이다. 어떻게 하면 현명해질 수 있을까? 오늘날과 같은 빅데이터의 시대에는 기발하거나 복잡한 가설이 필요없다. 데이터 그 자체가 중요하다. 구슬 서 말도 꿰어야 보배인데, 빅데이터 과학은 구슬로 목걸이도 만들고 팔찌도 만든다. 이런 것을 데이터 주도 과학data driven science이라고 한다. 과학이라는 이름이 붙은 이유는 체계적인 기계학습을 통해 새로운 발견을 하고, 이 새로운 발견은 재현가능한 예측을 해낼 수 있기 때문이다. 이제 이론 중심이 아닌 수집하고 분석한 자신의 데이터를 바탕으로 한 개인맞춤영양학의 시대로 가야 할 때가 되었다.

'개인맞춤영양학이 정말 중요할까?'라고 묻는다면 수혈의 역사를 떠올려 보라고 권하고 싶다. 수혈은 기원 수세기 전부터 시도되었는데, 1600년대에 양의 피를 사람에게 수혈했다가 모두 사망하는 일이 발생했다. 1800년대에 들어 사람 피를 수혈하여 성공을 거두었지만 이후 모두 성공적인 것은 아니었다. 1900년대에 ABO 혈액형이 발견되면서 수혈 의학은 혁명적 진전을 하게 되고, 제1,2차 세계대전을 거치면서 Rh 혈액형의 존재를 알게 된다. 이후 적혈구가 필요할 때는 적혈구만, 혈소판이 필요할 때는 혈소판만, 혈장이 필요할 때는 혈장만 수혈할 수 있게 된다. 개인맞춤 수혈요법이 드디어 정립된 것이다. 영양학에서도 이와 같은 일이 곧 이루어질 것으로 믿는다.

여러 책과 대중매체에 나오는 영양 정보가 나에게도 바로 통하리라는 생각은 이제 잊자. 영양학의 전체주의 시대가 종결되고 영양학의 민주주의 즉 '개인 영양학'의 시대가 활짝 열리고 있다. 마치 나에게 가장 효과적인 공부 방법이 따로 있듯이 나에게 맞는 식이요법도 따로 있다. 이 책은 전문가부터 일반인에 이르기까지 기존 영양학에 대한 개념을 완전히 바꿔줄 것이다. 4차 산업혁명 시대에 내 건강을 지키는 최선의 방법을 이 책을 통해 배워보자.

끝으로 이 책 번역을 함께한 원종철, 이은정, 진흥용, 유성훈, 김상수, 서성환, 곽수헌, 문준성 교수에게 감사드리고, 초벌번역을 도와준 변주경 씨에게도 진심으로 고마운 마음을 전한다. 책의 편집과 교정에 노고를 아끼지 않으신 아침사과의 유지인 차장님, 물심양면으로 지원을 아끼지 않으신 유성권 사장님께도 감사드린다.

2019년 5월

옮긴이 대표 조영민

차례

제2부

나만의 식사 프로그램

서문

식이요법의 미래에 오신 것을 환영합니다!

누가 먹어도 해가 되는 식품이나 누가 먹어도 득이 되는 식품이라는 게 있을까? 초콜릿? 케일? 쿠키? 샐러드? 바나나? 먼저 좋아하는 음식부터 떠올려보자. 침이 고일 만큼 육즙이 풍부한 고지방 스테이크라든가 민트칩 아이스크림처럼 좋아하지만 다이어트에는 도움이 안 될 것 같아 꾹 참고 먹지 않았던 음식이 실제로는 먹어도 괜찮고, 건강에 나쁘지도 않다면 어떻겠는가? 싫어하는 음식도 떠올려보자. 건강에 좋을 것 같다든가 몸무게를 줄이는 데 도움이 될 것 같아서 억지로 먹었던 음식들과 좋다고 생각하고 먹은 떡이나 생선찜이 나에게는 잘못된 선택이었다면?

게다가 지구력 운동을 하기 전에 파스타로 탄수화물을 근육에 축적하는 섭취방식(carb-loading: 이하 '탄수화물 때려넣기'로 표기—옮긴이)이 사실은 좋은 방법이 아니며 움직임을 둔하게 만들 수도 있고, 신경 써서 선택한 다이어트 탄산음료가 되려 몸무게를 늘리는 직접적인 원인이 될 수도 있으며, 먹고 싶은 것도 참아가며 지방인 육류를 피해 선택한 생선

초밥이 당뇨병의 위험을 증가시키는 혈당급상승을 일으킨다는 얘기를 듣게 된다면 어떻겠는가?

이번에는 제한해야 하는 식품이 너무 많아 고통스러운 다이어트를 더 이상 견디지 않아도 된다고 상상해보라. 해독 다이어트, 단식, 굶는 다이어트를 망라해 엄격한 통제가 필요한 다이어트 초기의 고통을 반복하지 않아도 된다면 정말 좋지 않겠는가? 탄수화물이며 지방을 원하는 대로 섭취하고, 맛있는 고기를 실컷 먹는 꿈 같은 방식으로도 건강한 다이어트를 할 수 있다면 어떻겠는가?

그에 더해 다이어트를 시도할 때마다 고민되던 최대의 스트레스를 시원하게 날려버릴 수 있다면? 즉 체중을 감량하고 싶으면 '이걸 먹어라', 성인병을 예방하려면 '저걸 먹지 마라' 해대며 끝없이 쏟아지던 혼란스럽고 모순된 식이요법 정보에 더 이상 휘둘리지 않아도 된다면 얼마나 좋겠는가?

또한 과학이 마침내 최적의 식이요법에 대한 복잡한 문제를 파헤치기 시작했고, 사람들이 드디어 누구에게나 맞는 단 하나의 보편적인 식단 따위는 없다는 것을 이해하고, 자신에게 맞는 다이어트 방법이 무엇일까에 대한 답을 찾았다고 상상해보라. 더 이상 천편일률적인 방식이 아니라 저마다 자신의 몸에 맞춘 다른 식단을 구하게 되지 않을까? 실제로 과학은 개인이 정확히 나만의 식단을 정할 수 있는 방법에 대해 이제서야 겨우 접근법을 발견하기 시작했다는 사실을 알고 있는가? 나에게 맞는 최적의 영양을 왜 찾아야 하며, 어떻게 찾을 수 있을지 이제야 조금씩 밝혀지고 있는 것이다.

만약 여러분이 지금 실제로 자신의 건강과 체중 감량에 도움이 되는 정보를 즉각 이용할 수 있는 방법이 있다면 어떻게 하겠는가?

에란 시걸Eran Segal 박사와 에란 엘리나브Eran Elinav 박사, 이 책의 저자인 우리는 이스라엘의 바이츠만과학연구소Weizmann Institute of Science에서 일하는 연구자들이다. 이 연구소는 국제적으로 유명한 다양한 연구자들이 모여 인류의 발전을 위해 과학연구에 전념하는 기관이다. 우리는 영양학의 근본을 뒤흔들 잠재력이 있다고 보고 이 '개인맞춤영양 프로젝트 Personalized Nutrition Project'라는 야심차고 광범위한 연구에 협업하며 포괄적인 활동을 진행해왔다.

이 책에서는 우리가 어떻게 이런 결론에 도달하게 되었는지 설명할 것이다. 먼저 우리가 주장할 수 있게 된 놀라운 진실과 이를 뒷받침하는 확실한 과학적 근거를 제시하고, 우리의 건강한 삶을 위해 이러한 변화를 실천할 수 있는 방법을 보여줄 것이다. 이를 통해 여러분이 개인맞춤 영양식을 자신의 식생활에 적용하고, 나아가 자신에게 맞는 삶의 방식을 선택하는 데 도움이 될 것이다.

우리가 수집한 새롭고 방대한 데이터를 기반으로 하여 이 연구에서 얻은 정보는 우리 삶에 큰 변화를 가져올 수도 있다. 우리의 식생활을 완전히 바꿔 놓을 정보이기 때문이다. 예를 들면 사실 먹고 싶은 음식이지만 먹어서는 안 된다고 생각했던 음식이 자신에게 전혀 해롭지 않을 가능성이 매우 높고, 건강에 좋을 거라고 여겨 선택했던 식품이 자신에게 전혀 도움이 되지 않을 수도 있다. 일률적으로 식품에 적용되는 선과 악은 없다.

그렇다면 우리는 자신만의 식사법을 어떻게 정할 수 있을까? 그 답이 바로 다이어트의 미래를 여는 열쇠이다. 획기적이고 국제적으로 잘 알려진 이 연구의 결과에는 건강, 체중, 생활에너지의 수준, 수면의 질을 바꿀 수 있는 가능성이 담겨 있다. 다시 말해 삶을 바꿀 수 있는 정보가 담겨 있는 것이다.

사람들은 대부분 체중은 줄이고 싶어 하고, 건강은 더 좋아지길 원하며, 좋은 기분을 유지하며 살아가길 바라고, 식욕을 조절하여 성인병의 위험을 낮추고 싶어 한다. 전 세계 수많은 과학자나 연구기관들이 엄청난 시간과 돈을 들여 단순하기 그지없는 질문의 답을 찾으려는 이유가 여기에 있다. 그 질문은 바로 "사람에게 최고의 식사는 무엇인가?"라는 질문이다.

답은 나와 있지 않냐고 반문할 수도 있다. 이미 저탄수화물식, 완전채식vegan, 지중해식 등을 실천하고 있는 사람도 있고, 영양사의 도움을 받아 식품을 선택하는 사람도 있다. 이들 모두 방법은 다를지라도 과학이라는 학문이 답을 찾았다고 확신하고 있다는 점에서는 같다. 수세기에 걸쳐 과학적 진보가 이루어져 왔기에 이처럼 명확하고 직접적이며 쉬운 질문에 대한 답은 이미 알고 있다고 확신하는 것이다.

하지만 현실은 그렇게 단순하지 않다. 진실을 알려주겠다고 주장하는 사람들이 공개한 책이며, 글, 웹사이트가 수없이 많고, 이들 중 상당수는 수십, 수백 건의 과학적 연구를 인용해가며 자신의 이론을 증명하려 들지만, "사람에게 최고의 식사는 무엇인가?"라는 우리의 단순한 질문에 대한 결정적인 답은 하나도 없다.

이런 다이어트, 저런 다이어트를 주장하는 사람들은 대개 의사나 영양사, 운동 트레이너들이며, 이들 중 일부는 감량에 성공하여 성공비결을 많은 사람에게 알리고 싶어 한다. 이들은 모두 어떤 방식이 효과가 있는지 알고 있다고 홍보하며, 절대적 진리가 있다고 주장한다. 이런 현실을 감안하면 많은 사람들이 이런 정보에 몰리고, 최신 정보를 근거로 자신들의 생각과 다이어트 전략을 계속 바꾸어가는 것도 이상한 일이 아니다. 이들은 먼저 선택한 다이어트 방식이 자신에게 맞지 않으면 다른 방식으로 옮겨가기를 반복한다. 그러면서 이러한 행위 자체가 전문가의 말을 경청한 것이라는 생각에 스스로 안심한다.

문제는 이렇게 많은 책, 글, 웹사이트가 저마다 아주 다른 방식, 심지어 완전히 상충하는 정보를 알려주는 경우가 많다는 데 있다. 영양학적 원칙과 전략을 찾기 위해 훌륭하게 구성된 연구조차도 또 다른 영양학적 원칙과 전략에 관한 연구에 의해 쉽게 무너진다. 셀 수 없이 많은 다이어트의 종류만큼이나 그 방식을 지지하거나 반박하는 연구 또한 무수히 많다.

그렇다면 "사람에게 최고의 식사는 무엇인가?"라는 질문에 대한 진짜 답은 무엇인가? 답이 있는 것처럼 보이지만 과학은 이제 겨우 답을 찾기 시작했다는 것이 외면할 수 없는 현실이다. 질문이 잘못되었기 때문에 완벽한 다이어트를 묻는 질문에 대한 답은 없다. 진실은 바로 이것이다.

정말로 중요한 질문, 삶을 완전히 바꿔 놓을 수 있는 답을 가진 질문, 즉 정확한 질문을 하기 앞서 일단 우리를 소개하고자 한다.

시걸 박사의 이야기 ◀◀◀

개인맞춤영양에 대해 관심을 갖기 전부터 나는 열정적인 과학자이자 취미 마라토너로서 활동했다. 아내는 임상영양학자였는데, 아내의 직업 덕에 나는 상당히 건강한 식생활을 하고 있다고 확신했으며, 내 식사가 잘 짜여져 있다고 생각했다.

그런데 몇 년 전, 나의 운동수행능력을 향상시킬 수 있는 방법에 관심을 갖게 되면서 시간 날 때마다 운동생리학sports physiology 자료를 보다가 식단을 개선하면 내 수행능력을 향상시킬 수도 있겠다는 생각에 닿게 되었다. 식생활을 바꾸면 장거리 달리기를 할 때 지치지 않게 해주거나 속도를 높일 수 있는 에너지를 더 얻을 수 있을지 궁금했다. 속도와 지구력을 높일 수 있다는 근거만 있으면 당장에라도 그 식단을 시도해보고 싶었다.

과학자인 나는 유행하는 다이어트와 피트니스 방법에 대한 논문이나 글에는 그다지 관심이 없고, 주장을 뒷받침하는 연구가 포함된 과학적 요소가 있는 책을 선호한다. 운동수행능력을 개선해줄 식단에 관한 질문을 놓고 과학은 어떤 대답을 가지고 있는지 궁금했다. 나는 과학을 신봉하기에 과학이 나에게 진실을 알려줄 것을 확신하며 개인적 관심과 열정과 기대를 가지고 접근했고, 뭔가 흥미로우면서도 내 삶에 유용한 것을 찾을 수 있기를 바랐다.

하지만 어떤 식단이 나의 운동수행능력에 도움이 될지 방해가 될지에 대한 질문을 파고들수록 운동선수는 물론이고 많은 사람들에게 널리 알려진 식이요법 조언에 상충하는 부분이 너무 많다는 것을 알게 되었다. 그중 일부는 딱 보기에도 미심쩍은 부분이 상당했다. 조사를 하면 할수록 놀랍게도 이러한 식이요법 조언의 과학적 근거는 기준 미달이거나, 연구대상이 제한적이고 규모가 매우 작은 연구이거나, 저자와 기자에 의해 결론이 왜곡되거나, 상당히 오래된 연구인 경우가 많았다. 처음 봤을 때는 꽤 과학적으로 보이는 연구들도 깊이 살펴보면 전혀 과학적이라고 할 수 없는 경우도 많았다.

가장 충격적인 것은 내가 종교적이라고 할 만큼 철저히 지키면서 과학적이라고 확신했던 식단이 실질적인 과학적 근거를 전혀 가지고 있지 않다는 사실이었다. 어떻게 그럴 수가 있을까? 어떻게 내가 그것을 몰랐을까? 어떻게 영양에 관한 전문 커리큘럼과 정부의 식사권고안, 운동영양학 정보가 보면 볼수록 실체적 근거가 없을 수 있단 말인가? 나는 이른바 주류 식품영양 정보는 당연히 의심할 바 없는 검증된 정보라고 여기고 있었다. 즉 증명된 과학적 원칙에 근거를 두고 있다고 생각했다. 하지만 들여다 보면 볼수록 아니었다.

모순과 왜곡이 심한 가운데서도 특히 과학적 근거가 부족한 부분은 탄수화물 섭취와 관련된 부분이었다. 주로 식품의 당, 녹말, 섬유질에 관한 것으로, 우리 몸이 이를 다양한 크기로 분해하여 포도당 형태로 세포에 영양을 공급한다.

운동을 하는 사람들은 탄수화물을 중요하게 생각한다. 우리는 마라톤 경기 전날 밤이면 '탄수화물 때려넣기carb-loading'를 시도한다. 탄수화물은 에너지로 연소된다고 배웠기 때문에 경기 전에 탄수화물을 섭취하는 것에 대해 걱정을 하지 않는다. 다이어트를 하는 사람들도 탄수화물에 집중한다. 완전채식이나 저지방식에서는 탄수화물이 지방을 대체하듯이 강조하기도 하고, 저탄수화물 다이어트에서는 탄수화물이 체중 증가 및 건강 문제를 일으킨다고 생각하고 아예 식단에서 제거하기도 한다.

조사를 거듭할수록 탄수화물에 대한 찬성과 반대 증거는 수없이 발견되었다. 탄수화물을 일률적으로 '좋다, 나쁘다'라고 주장하는 연구도 있었고, '이런 탄수화물은 좋고 저런 탄수화물은 나쁘다'는 식의 연구도 있었다. 도대체 이토록 근사해 보이고 과학적 근거가 있어 보이면서도 상충하는 정보를 가지고 연구자들은 무엇을 한 것일까?

쉽게 납득이 되지도 않는 데다 여전히 탄수화물과 운동의 관계에 대한 관심을 거둘 수가 없었기에 나는 더 집중해보기로 했다. 매우 오래전에 읽었던 거라 출처를 기억하지는 못하지만 관련된 연구자료 하나를 읽은 적이 있다. 이 연구의 참가자들은 흡수가 빠른 단순 탄수화물을 함유한 달콤한 대추야자를 달리기나 고강도 운동을 하기 30~60분 전에 섭취했다. 그런데 초반에는 대추야자 섭취 효과에 대한 결론을 내리기가 어려워 보였다. 힘을 얻고 운동능력도 좋아진 느낌을 받은 사람들도 있었지만, 달리기를 시작하고 몇 분 지나지도 않았는데 탈진하여 중단한 사람들도 있었기 때문이다.

이 자료를 봤을 때 왜 그럴까 하는 생각을 하다 말았던 기억이 떠올랐다. 왜 동일한 강도의 신체활동을 하는 사람들이 같은 식품을 섭취하고도 그렇게 다른 반응을 보였던 걸까? 혈당 저하는 에너지 저하라고도

할 수 있는데, 대추야자에 대한 사람들의 혈당반응 수준이 제각각이어서 그랬던 것일까? 대추야자가 혈당을 적당히 증가시킨다면, 이 사람은 지속적인 활동을 하는 동안 계속 에너지를 공급받을 수 있을 것이다. 그러나 대추야자가 혈당을 급상승시켰다가 곧이어 떨어뜨린다면, 이 사람은 기진맥진할 수밖에 없다.

생각해보면 나도 탄수화물을 먹고 기운이 난다고 느꼈던 때도 있었고, 그 반대의 상황을 겪은 때도 있었다. 누구라도 이런 경험을 해봤을 것이다. 어떤 탄수화물 식품은 에너지를 높여주지만 어떤 식품은 먹고 나면 힘이 빠지는 경험 말이다. 그러고 보니 '나에게 최고의 에너지를 주었던 식품은 탄수화물이 풍부한 식품이 아니라 주로 단백질, 지방 위주의 식품이었다'는 생각이 들었다. 흥미로웠다.

이제 나를 실험 대상으로 할 때가 되었다는 생각이 들었다. 제일 먼저 나는 약 30킬로미터 장거리 마라톤을 앞두고 식단을 바꾸었다. 탄수화물 때려넣기 대신에 단백질과 지방을 섭취하고 어떤 변화가 생길지 보기로 했다. 이 실험을 시도했던 이유는 저탄수화물식을 실천하면서 탄수화물이 아니라 지방을 태워 에너지를 얻는 이 방식이 훨씬 효율적이라고 주장하는 선수들이 많아졌기 때문이었다. 이상한 소리로 들리긴 했지만, 시도는 한번 해보고 싶었다. 실제로 나의 식욕, 의욕, 운동수행능력에 어떤 영향이 있을지 궁금했기 때문이다.

하지만 조금 망설여지기도 했다. 왜냐하면 운동을 하기 전이면 늘 탄수화물 때려넣기를 했던 오랜 습관 때문이었다. 마라톤 전날 저녁에는 파스타 서너 접시를 먹었고, 다음 날 아침에는 달리기 30~60분 전에 대추야자나 에너지바를 몇 개씩 먹어댔다. 또한 마라톤을 끝내고 약 15~30분 정도 있으면 심한 허기를 느끼곤 했는데, 내 몸의 탄수화물을 모두 소진해 더 먹을 수 있는 상태가 되었기 때문에 나타나는 현상이라고 이해했다. 자연히 마라톤 후에는 항상 탄수화물이 풍부한 음식을 먹었는데, 내 몸이 필요로 하는 만큼 먹는 것이라고 생각했다. 이런 섭취 활동이야말로 마라톤에 필요한 에너지를 생성하는 데 꼭 필요한 것임을 믿어 의심치 않았다.

하지만 나를 비롯한 수많은 운동선수와 감독, 피트니스 전문가들의 이런 믿음이 틀린 것이었다면?

그래서 마라톤을 앞둔 어느 날 저녁, 드디어 탄수화물 때려넣기를 하지 않고, 타히니(중동 지역에서 먹는, 참깨를 으깬 반죽이나 소스—옮긴이), 아보카도, 견과류를 듬뿍 넣은 샐러드를 양껏 먹었다. 다음 날 아침에도 역시 아무것도 먹지 않은 채 30킬로미터 달리기에 나섰다. 이전의 기준대로라면 이는 수많은 달리기 전문코치에 대한 반역행위였다.

그런데 우려했던 것과는 정반대의 일이 벌어졌다. 이 식단이 활력과 운동수행능력에 주는 긍정적인 효과에 나는 깜짝 놀랐다. 달리는 동안 탄수화물 때려넣기를 했을 당시에 느꼈던 정도의 에너지를 느꼈기 때문이었다. 더 놀라운 것은 참기 어려웠던 경기 후의 허기가 거의 사라졌다는 사실이었다. 경기 후 배가 고프지 않다는 사실을 믿기 어려웠다. 아마도 내 몸이 탄수화물이 아니라 지방을 태우는 방식으로 바뀌었으며, 이 때문에 내가 느꼈던 에너지 수준과 배고픔의 정도도 바뀐 것이라고 추측해볼 수 있었다.

나는 신체의 작동 방식에 대한 나의 지식을 곰곰이 더듬어보았다. 탄수화물을 섭취하면 신체는 글리코겐의 형태로 간에 에너지를 저장하여 지구력 활동에 사용한다. 하지만 글리코겐 형태의 저장능력은 겨우 2,500~3,000킬로칼로리(보통 칼로리라고 한다. 이하 '칼로리'로 표기—옮긴이)에 불과하다. 30킬로미터를 달리면 2,500칼로리 정도는 쉽게 태운다. 신체연료가 글리코겐이라면 저장된 에너지는 금방 소진되고 만다. 이는 극심한 피로감과 운동 후 허기를 불러온다.

하지만 마른 사람도 지방으로는 약 6만 칼로리의 에너지를 지니고 있다. 에너지 저장고로 친다면 글리코겐보다는 훨씬 큰 저장고이다. 그러니 장시간 활동에는 탄수화물 대신 지방을 태우는 것이 훨씬 효율적일 수밖에 없다. 지방으로 2,500칼로리를 소진한다 하더라도 이는 지방에너지 저장고의 극히 일부일 뿐이므로, 급히 재충전할 필요도 없어진다.

이 모든 것을 이해하게 되자 달리는 동안 내 몸을 글리코겐이 아니라 지방 연소기관으로 바꾸는 것이야말로 내가 찾던 답인 것 같았다.

"유레카!"

지구력 운동을 하는 사람으로서 진심으로 이렇게 외치고 싶은 발견이었다. 이후 나는 매일 일상식으로도 저탄수화물식을 계속했다. 운동을 하지 않을 때에도 더 많은 에너지가 느껴졌다. 이는 기대하지도 않았던 결과였으며, 이에 더해 과체중 문제도 해결되었다. 그 무엇보다도 기뻤던 것은 나의 운동수행능력이 꾸준히 향상되면서 3시간 이내에 마라톤 풀코스를 완주하겠다는 목표를 달성한 것이었다. 2013년 파리 마라톤에서는 2시간 58분 만에 결승선 안에 들어왔고, 2017년 비엔나 마라톤에서는 다시 한 번 3시간의 벽을 넘었다.

이처럼 식단을 바꾼 후 나는 일상생활에서도 활력이 생겼고, 운동성과도 매우 좋아졌기에 이 식단이 답이라고 여기게 됐다. 하지만 운동을 즐기면서 만났던 성과 좋은 친구나 동료들이 전부 나처럼 먹지는 않았다. 나는 저탄수화물식을 열성적으로 전파하고 다녔지만 어떤 친구들은 고탄수화물식을 즐기는데도 여전히 좋아 보였다. 심지어 훨씬 좋은 기록을 달성하기도 했다. 어떤 경우에는 완전채식주의자도 탄수화물 때려넣기 후 최고의 운동성과를 보여주었다. 나의 유레카가 모두에게 적용되는 것은 아니었다. 모두가 내가 실천했던 식단 변화에 같은 반응을 하는 것은 아닌 것 같았다. 내가 찾은 것은 나에게만 맞는 '에란 시걸식' 식사법이었을 뿐 '보편적인 최적의' 식사법을 발견한 것은 아니었던 것이다. 내가 지금까지 관찰한 것을 토대로 생각해보면 내 식사법의 '보편성'을 확신할 수는 없었다.

나는 진지하게 식이성 탄수화물에 대해 생각해보기 시작했다. 전에 내가 생각했던 것처럼 탄수화물은 운동선수에게 가장 바람직하며 주요한 에너지원일까? 신체와 뇌에 전반적으로 영향을 미치는 최적의 보편적 연료일까? 아니면 오트밀, 파스타, 통밀빵과 같이 정말 중요하다고 생각했던 복합탄수화물까지 다 포함한 탄수화물 중심의 식단이 나의 운동수행능력과 활력, 근육성장과 뇌기능을 저해하는 것일까?

여전히 나는 주요 에너지원으로 복합탄수화물을 중심으로 한 식단이 인간의 몸에 '좋다, 중립적이다, 나쁘다'는 식의 사고방식에 갇혀 있었다. 탄수화물이 유익하기도 하고, 동시에 해가 되기도 하는 건 이상했다.

과연 그럴까?

그때 나는 궁금했다. '왜 어떤 사람들은 탄수화물이 풍부한 음식을 먹고도 건강한 반면, 어떤 사람들은 과체중이나 기력 저하로 고통받는 것일까? 왜 어떤 사람들은 대추야자를 먹고 힘을 얻는 반면, 어떤 사람들은 지쳐 있는 것일까?'

내가 아는 어떤 채식인들은 과일, 채소, 콩과 같은 식물성 음식과 통곡물 식품만 먹는다. 이들은 탄수화물 위주의 식단을 유지하며 단백질과 지방 섭취 수준은 낮은데도 생활에 전혀 문제가 없어 보였고, 몇몇은 심장이 좋아졌다고도 했다. 근육량이 늘고 힘이 훨씬 세졌다는 사람도 있었다. 그러나 반대로 채식인 중 전혀 건강해 보이지도 않고, 피곤에 지쳐 있거나 창백한 사람도 있었다.

한편 저탄수화물 식단을 유지하고 있는 내 지인들은 콩 같은 곡류를 전혀 먹지 않고 과일도 거의 먹지 않았다. 이들은 녹색채소, 육류, 견과류, 씨앗류와 올리브오일, 코코넛오일, 심지어 식용돼지기름lard 같은 오일을 주로 섭취했다. 이들 대부분은 놀라운 수준의 운동능력을 지니고 있었으며, 지구력이 좋았고, 마른 사람도 많았다. 그러나 이게 다가 아니었다. 정반대로 살이 많이 찐 사람도 있었고, 콜레스테롤 수치가 위험한 수준까지 올라간 사람도 있었다.

도대체 왜 그런 것일까? 일부는 거짓말을 했을 수도 있다. 고기를 몰래 먹는 완전채식주의자, 쿠키와 토스트를 밤에 몰래 먹는 구석기 다이어트 마니아(Paleo: 단백질과 식이섬유 섭취를 늘리고 탄수화물 섭취량은 줄이며, 유제품, 곡류, 콩류, 가공유, 정제 설탕 및 소금을 멀리한다.—옮긴이)가 있을 수도 있으니까 말이다. 또 일부는 본인이 심혈을 기울여 선택한 식단으로 긍정적인 결과를 얻지 못했을 수도 있다. 이들은 대부분 식품에 대한 지식이 많고, 영양면에서도 우수한 고품질의 탄수화물, 단백질, 지방 식품을 제대로 선택할 줄 아는 사람들이었다.

⁝ 무엇이 원인일까? ⁝

내가 의구심을 품기 시작했을 때, 호기심의 대상은 식품에 국한된 것은 아니었다. 음식을 먹는 사람에 대한 것이기도 했다. 그러자 완전히 새로운 생각이 들기 시작하면서 이런 궁금증이 생겼다.

"식품은 사람에게 어떤 영향을 미칠까?"

이 질문은 애초에 내가 운동수행능력 향상에 좋은 음식을 찾을 때 품었던 질문보다 훨씬 더 흥미롭기도 하고 복잡한 질문이다. 이 새로운 질문에 나를 대입해보면서, 한 사람이 식품에 반응하는 방식에 영향을 주는 요소가 얼마나 많은지를 생각해보았다. 예를 들면 이렇다.

- 과학자인 나의 연구는 인간 게놈(인간의 유전자 지도)에 초점을 두고 있다. 나는 유전적 차이가 식품에 반응하는 방식에 영향을 준다는 것을 알고 있었다. 예를 들면 우유같이 특정 식품을 소화시키지 못하는 사람이 있는데, 이는 그 식품의 소화효소를 생성하는 DNA가 없기 때문이다. 이와 같이 아직 우리가 다 알지는 못하지만 식품 소화와 관련된 유전적 조건들이 훨씬 많을 것이다. 그래서 어떤 다이어트 방식을 선택했을 때 누구는 효과를 보고, 누구는 실패하는 것이 아닐까?

- 나는 인간의 소화계에 있는 수천 종의 박테리아 집단인 마이크로바이옴(microbiome: 미생물군집체. 우리 몸에 있는 모든 미생물을 총칭하는 개념—옮긴이)을 연구하는 신생과학 분야에 대한 글을 계속 접해왔다. 그 덕에 새로운 유전자 서열 분석기술이 나오면서 소화와 대사, 즉 신체가 식품에서 에너지를 추출하는 방식에 대한 마이크로바이옴의 영향을 탐구할 수 있는 길이 열렸다는 것을 알게 되었다. 나는 장내 여러 세균이 여러 종류의 식단이나 개별 식품에 대해 개인이 반응하는 방식에도 영향을 줄 수 있지 않을까 궁금했다. 향후 연구주제로 멋지고 유망한 분야라는 생각이 들었다.
- 지극히 일상적인 생활 방식은 어떨까? 신체활동 수준이 식품에 대한 신체반응에 영향을 끼칠까? 수면 방식, 스트레스 수준, 정신적 활동은 어떤가? 이미 갖고 있는 질병요인이나 연령, 체중과 신장, 어릴 적 먹었던 음식 등은 영향이 있을까?

식품이 아니라 개인이 변수라면, 어떤 사람이 어떤 식품에 어떻게 반응할까라는 질문의 대답은 복잡하기 그지없다. 더 나은 마라토너가 되기 위해 무엇을 먹어야 할지 도대체 어떻게 파악할 수 있을까? 애초에 이러한 질문을 탐구하게 만들었던 나의 개인적 이유로 돌아가면 갈수록 내 안의 과학자적 호기심과 열정이 커져만 갔다.

그러나 읽으면 읽을수록 이 주제에 대한 데이터가 충분하지 않다는 것을 알게 되었다. 편견이나 치우침 없는 데이터 중심의 접근 방식이 나의 질문에 대답을 해줄 것이라고 믿었던 나는 너무나도 궁금했고, 아무도 답을 주지 못한다면 내가 나서서 찾아야겠다는 생각을 했다. 식품에 대한 개별적 반응을 측정할 뭔가를 찾아야 했다. 여기에는 개인의 유전자와 마이크로바이옴 및 혈액 검사, 체중과 연령 같은 임상학적 변수들, 활동량, 수면, 스트레스 같은 생활요인들도 고려되어야 한다. 그런데 이런 실험이 가능하기는 한 걸까?

나는 컴퓨터과학 전공자였기 때문에 이 문제를 기계학습과 알고리즘을 가지고 접근하는 것이 맞다는 생각이 들었다. 기본적으로 이러한 분야에서는 빅데이터를 가지고 컴퓨터를 통해 패턴과 규칙을 파악해낸다. 여기서 재미있는 것은 빅데이터가 있으면 알고리즘으로 사람이 찾을 수 없는 패턴을 파악해낼 수 있다는 것이다. 사람은 그 정도로 방대한 규모의 정보를 수용하거나 처리할 수 없기 때문이다. 패턴을 파악하고 규칙을 유도하는 컴퓨터의 성능은 사람보다 훨씬 우수하다. 체스나 바둑에서 컴퓨터가 사람을 압도하는 이유가 여기에 있다.

나는 데이터 중심 접근법이 영양학 연구에 적용된 사례를 본 적이 없다. 그렇다고 안 될 것은 없지 않은가? 영양학은 많은 변수를 다루는 복잡한 학문이니 빅데이터와 컴퓨터 알고리즘보다 더 나은 방식이 있을까? 정확한 데이터를 제대로 입력한 다음, 어떤 사람에게 어떤 식품이 운동수행능력을 높여주고, 건강을 개선해주며, 체중 조절에 도움이 되는가를 파악하는 식이 될 것이다. 하지만 그렇게 시행했을 때 과연 어떤 정보가 튀어나올지는 짐작조차 되지 않았다. 에란 엘리나브 박사를 만났을 때 나는 그 답을 알고 싶어 죽을 지경이었다.

내가 개인맞춤영양학의 세계로 입문하게 된 계기는 시걸 박사의 경우와는 완전히 다르다. 나는 기계의 복잡성에 늘 매력을 느꼈다. 어렸을 때 할아버지의 트랜지스터라디오를 허락도 받지 않고 완전히 분해하기도 했고, 아버지의 녹음기도 같은 신세로 만들어버리곤 했다. 금속 부품과 복잡하게 꼬인 전선의 다채로운 색깔과 희한한 모양이 아직도 눈에 선하다. 그때 나는 인간이 창조해낸 기계의 복잡한 체계에 매료되어 있었다. 물론 이렇게 기계를 해체하고 나서 재조립을 시도했으나 늘 부품 몇 개는 제자리를 찾지 못했었다.

그런데 그 어떤 복잡한 기계도 인체의 신비를 따라가지는 못한다. 어린아이였지만 나는 인체야말로 궁극의 복잡함을 갖춘 기계이고, 셀 수 없이 많은 부품이 숨어 있을 거라고 여겼다. 내 눈으로는 도저히 발견하지 못하는 것들이 너무나도 많았다. 심장박동, 감기에 걸렸을 때 폐가 내는 쌕쌕거림, 기분, 꿈, 뇌와 신경계에서 만들어내는 감각들이 모두 그런 것들이었다. 의대에 가기 전까지만 해도 인체란 분해가 불가능한 기계라고 생각했던 내 머릿속에는 온통 인체에 관한 생각과 상상뿐이었다.

할아버지의 오래된 백과사전에서 인체를 발견했을 때는 뛸 듯이 기뻤다. 몇 시간 동안 백과사전의 페이지를 넘겨가며 저마다 모양도 색도 다른 장기와 튜브, 각 조직의 구조가 완벽하게 들어맞는 것을 들여다보곤 했다. 인체는 생각보다 훨씬 복잡했다. 그 복잡한 비밀은 도저히 알 수 없을 것만 같았다.

자연스럽게 나는 생물학에 큰 관심을 갖고 그 방향으로 집중하게 되었다. 또 하나의 놀라운 기계인 잠수함에서 4년간 복무한 뒤 이스라엘 예루살렘에 있는 히브리대학교 의대에 진학했고, 오랫동안 질문해왔던 인체의 기능과 신비에 대한 답을 하나하나 찾아갔다. 의학을 좋아했던 나는 해부학 교실에서 눈으로 확인한 해부학적 지식부터 조직학 교실에서 현미경으로 본 끝없는 세포구조며 병리학 교실에서 배운 이상한 발음의 의학용어들까지 닥치는 대로 흡수했다. 인체라는 기계가 점점 내 눈앞에서 실체를 드러내고 있었다.

하지만 배우면 배울수록 점점 더 큰 그림은 희미해졌다. 복잡한 인체의 면면을 세밀하게 살펴보았지만 인체가 기능하는 규칙은 여전히 기이하고 흐릿하게 느껴질 뿐이었다. 답을 찾으면 찾을수록 더 많은 질문이 생겨났다. 뭔가를 놓치고 있는 기분이었다. 녹음기를 분해하다 보면 녹음기를 완벽하게 이해하게 되는 순간이 온다. 그런데 인체는 왜 여전히 가닥을 잡기가 어려운 것일까?

내가 제일 좋아했던 과목은 미생물학이었다. 미생물학과 감염병학 교수님들은 보이지 않는 적들의 세계를 알려주었다. 바이러스나 세균은 사람의 눈으로 볼 수는 없지만 인간을 정복할 수 있다. 며칠 동안 점령이 지속되기도 한다. 세균, 바이러스, 곰팡이, 고세균(세포핵이 없는 미생물) 같은 모양도 이상하고 이름도 희한한 눈에 띄지도 않는 존재들이 내 눈에 들어왔다. 해부학에서 한 단계 더 들어간 영역이었다. 적대적이고, 치명적이며, 제대로 알기도 어려운 상대들이 사는 세계는 흥미진

진했다. 교수님들은 궁극의 적을 향해 달려들어 싸우는 기마병 같았고, 제자들에게 적을 상대로 세심하게 사용해야 하는 항생물질이라는 무기 사용법을 가르쳤다. 그러나 눈에 보이지도 않는 적들은 그 어느 때보다 내성이 커져 더 무섭게 치명적으로 달려들고 있었다.

다음으로 나는 임상수련에 들어갔다. 엄청난 시간을 들여 죽도록 공부하고, 외우고, 실험했던 내용들을 실제로 사용하는 단계였다. 내과 인턴과 레지던트로 몇 년을 보내고, 소화기내과 펠로우를 거치면서 기능장애를 바로잡기 위한 인체의 내전inner battle 수칙은 인체의 비밀보다 훨씬 더 복잡하다는 것을 깨달았다!

이 시기에 나는 사람을 극도로 힘들게 하는 지독하리만큼 혹독한 고통의 면면들을 환자들을 통해 접하게 되었다. 특히 힘든 부분이 바로 대사증후군으로 통칭하는 질병들이었는데, 바로 고도비만, 성인 당뇨병, 고지혈증, 지방간, 그리고 이러한 질병에서 기인하는 여러 합병증들을 말한다. 당뇨 합병증으로 인한 사지절단과 시력상실, 신부전증과 이로 인한 투석, 심장마비, 심부전, 뇌졸중, 돌연사 환자들을 매일같이 접해야 했다. 내과 병동에 입원한 환자 대부분은 이와 같은 질환으로 고통받고 있었고, 이 때문에 급격히 쇠약해지거나 죽음을 맞기도 했다. 이 환자들을 살리기 위한 심폐소생술은 어느덧 나의 일상이 되었지만, 나로서는 이들이 겪는 고통을 상상하기조차 힘들었다. 도대체 이들에게 무슨 일이 일어난 것일까?

그런데 당시 이 엄청난 고통을 겪는 환자들에게 제공되던 치료라는 것이 사실 원인이 되는 질병을 다룬다기보다는 여러 합병증상을 대상으로 한다는 데 몹시 놀라고 괴로웠다. 나와 동료 의사들은 유행병과도 같이 만연한 이러한 질병과 그 끔찍한 결과를 눈앞에서 보고도 제대로 손을 쓸 수가 없어 점점 지쳐갔다. 우리는 재난이 발생하기 전에 예방을 하는 것이 아니라 그저 사후 대응만 하고 있었다.

수년간 열정적으로 공부하고 연구했지만 정작 환자를 제대로 돕지 못한다는 자책감이 들면서 나는 인생의 방향을 바꾸게 되었다. 사람들이 극단적인 건강상의 문제를 피할 수 있도록 도우려면 의학과 의료활동의 범위를 넘어 인체생물학을 더 깊게 들여다볼 필요가 있었다. 나는 이미 고참 내과의사였지만, 바이츠만과학연구소의 대학원생으로 등록하겠다고 결심했다. 바이츠만과학연구소는 이스라엘에서 가장 명망 있는 교육기관이자 세계적인 기초과학연구센터이다. 나는 다시 시작하기로 했다. 바이츠만과학연구소의 제릭 에스하Zelig Eshhar 교수는 세계적인 과학자로서 새로운 면역항암요법의 개척자이다. 에스하 교수의 실험실에서는 내가 매일 사용했던 환자관리, 수액차트, 투약용량 같은 용어들이 DNA, 후성유전학, 사이토카인cytokines, 케모카인Chemokines 같은 말로 대체되었다. 이 새로운 세계에 대한 호기심과 혼란을 동시에 느꼈지만, 의사로서 전에 부닥쳤던 여러 가지 '불치'병에 대해 깊이 이해할 수 있는 가능성을 발견하고 기대가 커졌다.

이곳에서는 환자를 대상으로 연구하는 대신 시험관, 현미경, 동물을 가지고 연구를 진행한다. 시간이 지나면서 나의 임상학적 문제 중심의 의학적 사고와 기계에 대한 뿌리 깊은 호기심, 기초과학자로서의 열정이 결합되었고, 나의 '연장통tool box'도 점점 확장되었으며, 나의 전문지식이 성숙하여 새로운 차원에 도달하고 있음을 확신하게 되었다.

나는 과학의 세계에 좀더 깊게 들어가보고 싶었다. 그래서 예일대학교의 리처드 플라벨Richard Flavell 교수의 실험실에서 박사후과정을 시작하기로 했다. 리처드 교수는 세계적인 면역학자이자 세포생물학자였다. 이 실험실에서 나는 과학과 의학의 새로운 혁명을 접했고, 이는 향후 내가 전문가로서 나아갈 길을 제시해주었는데, 그것은 바로 미생물학이었다.

이 즈음 앞으로 내가 과학과 의학에 어떻게 기여해야 할지, 독립 연구자로서 향후 어떤 질문과 주제를 다루어야 할지에 대한 고민이 시작되었다. 과거 수년 동안 나의 스승 및 동료들과 나는 미생물이란 인류 건강의 궁극적인 적이자 질병의 보이지 않는 원인이며, 인체생리학과는 상관없는 폐기물쯤으로 여기고 있었다. 하지만 이제는 체내 미생물들이 얼마나 엄청난 역할을 하는지 알게 되었다. 이는 과학과 의학 모두에서 새롭고도 흥미로운 영역이었고, 나는 그 전선에 서 있었다. 한때 공상과학영화에서나 가능하다고 치부되었던 새로운 기술로 인간의 몸속에 조 단위로 생존하는 미생물을 들여다볼 수 있게 되었다.

나는 현재 제프리 고든Jeffrey Gordon과 롭 나이트Rob Knight의 선구자적 연구에 관심을 가지고 있다. 이들은 마이크로바이옴이라고 부르는 이 미생물의 세계와 인간의 거의 모든 특성을 연결하는 수단을 개발해낸 장본인들이다. 마이크로바이옴은 질병의 예방과 치료 등 건강과 관련된 중요한 요인으로서, 음식을 소화시키고 영양소를 추출하는 데 필수 요소이고, 면역체계의 중요한 부분이며, 여타 생물계에도 지대한 영향을 주고 있다. 인체는 우리가 짐작조차 할 수 없을 정도로 복잡하다. 우리 몸속의 마이크로바이옴이 미생물로 구성된 우주임을 확인하면서, 나는 이것이 바로 나의 세계요, 나의 사명이자 과학에 기여할 주제가 되어야 한다고 결심했다. 알려지지 않은 신세계의 탐구자가 되어, 툭하면 발병하여 인류의 삶을 위협하는 질병의 해결책을 구하고 싶었다.

마침내 나의 연구그룹을 구성할 시기가 되었을 때 운 좋게도 나는 바이츠만과학연구소에서 자율적으로 연구할 수 있는 자리를 제안받았다. 고향으로 돌아갈 시간이었다. 연구소 안에 마이크로바이옴 연구에 전념할 수 있는 나의 첫 실험실을 개설하고, 학제간 연구에 절대적으로 필요한 독특한 인프라를 구축했으며, 열정적이고 유능한 박사급 인재들을 전 세계에서 끌어모았다. 이들은 이후 우리를 정의하게 될 여정에 동참했다. 우리의 목표는 몸속 미생물과의 상호작용이 인체의 건강과 질병위험에 어떤 영향 을 미치는지 밝히는 것이었다.

바이츠만과학연구소로 돌아가기 전 마지막으로 맨해튼에 들렀던 그 비 내리던 날, 인생을 바꿔 놓을 전화 한 통을 받았다. 바이츠만과학연구소의 분자생물학자인 친구 에란 혼스타인Eran Hornstein 교수가 이 연구소 출신의 수학자이자 전산생물학자인 에란 시걸Eran Segal 교수를 만나보지 않겠냐는 제안을 해왔다. 혼스타인 교수는 "나를 믿게. 자네의 관심사에 엄청난 열정을 가진 분일세."라고 말했다. 친구의 직관을 믿고, 시걸 박사에게 전화를 걸어 공통의 관심사와 질문들, 그리고 이스라엘에 도착하면 바로 시작할 프로젝트 등에 관한 대화를 나누었다.

혼스타인의 직관이 옳았다. 시걸 박사와 나는 대화를 하면 할수록 많은 공통점을 발견할 수 있었다. 성격은 상당히 다르지만, 전문성, 경험, 문제해결 방식 등에서 우리는 서로 보완할 수 있는 관계였다. 서로 다른 각도에서 연구주제를 들여다보았고, 다른 테크닉을 사용했으며, 관점도 달랐지만, 우리의 관심은 같은 곳을 향하고 있었다.

우리는 둘 다 사람의 영양 상태와 환경적 조건, 유전, 면역기능이 체내 마이크로바이옴에 어떤 영향을 끼치는지, 그리고 잘 알려지지도 않은 채 신비롭게만 다가오던 인간과 미생물 사이의 중요한 커뮤니케이션이 건강과 질병에 어떠한 영향을 끼치는지 궁금했다. 그 답을 찾고 싶은 열정으로 가득차 있는 것도 같았다. 그렇게 그 비 내리던 어느 날 뉴욕에서 나는 내 인생의 연구동반자를 찾았다.

진화하는 우리의 연구 ◂◂◂

영양과 대사는 우리의 공통 관심사였고, 서로의 지식은 상호보완적이었으므로 우리는 처음 만나자마자 대규모 개인맞춤영양 연구를 시도해보자는 생각을 했다. 마이크로바이옴과 유전적 특징 등 개인의 특성에 따라 맞춤영양이 가능하며, 개인맞춤영양을 지향해야 한다고 믿었다. 하지만 방법은 아직 찾지 못한 상태였다.

우리는 동일한 식품에 사람들이 왜 다르게 반응하는지 파악하기 위해 다양한 변수를 포괄하고 통제하는 거대하고 광범위한 '개인영양연구personal nutrition study'라는 그림을 그렸다. 괜찮은 영양 연구가 다 그렇듯

이런 연구는 설계 자체가 꽤 복잡하다.

그중에서도 우리는 '어떤 질문을 할 것인가? 어떤 건강지표를 볼 것인가?'와 같은 구체적인 사항에 많은 시간을 쏟았다. 당연한 얘기겠지만 중요한 결과를 측정해야 했다. 예를 들면 어떤 식이요법을 시행한 뒤 체중 감량치를 확인하는 일은 당연히 해야 하는 일이었다. 하지만 개인 맞춤영양의 효과를 평가하기 위해 체중 감량을 유일한 목적으로 한 연구는 다음과 같은 문제가 있었다.

1. 체중 변화는 적어도 몇 주에서 수개월이 걸린다.
2. 체중은 하나의 지표일 뿐, 식품반응에 대한 다른 중요한 평가를 놓칠 수도 있다.
3. 체중은 음식뿐만 아니라 식이요법을 얼마나 충실하게 실천했는지 dietary compliance와 운동 강도, 스트레스 수준 등 많은 요소의 영향을 받는다.

다이어트에 돌입하는 경우 감량 성공 요인이나 실패의 이유를 정확하게 구별해내기는 매우 어렵다. 어떤 음식이 추가되어 그런 것인지, 반대로 특정 음식이 제외되어서 그런 것인지, 생활 방식이 바뀌어서 그런 것인지, 아니면 이 모든 것이 모두 합쳐진 결과인지 판단하기가 어렵다. 어떤 요인이 감량에 영향을 미쳤는지, 어떤 요인이 무관한 것인지를 정확히 알 수가 없다.

그래서 우리는 과학자로서 보고 싶은 결과를 유도하는 개별 변수의 영향을 분리해낼 수 있도록 연구를 설계하고자 했다. 섭취한 음식과 좀

더 직접적인 관계가 있어 훨씬 더 즉각적인 반응을 보이면서도 측정 가능한 정량적 반응 변수가 필요했다. 또한 체중 감량에 관련될 뿐만 아니라 다이어트 관련 대사질환과도 관련이 있는 지표가 필요했다. 더불어 대규모 집단을 연구대상으로 했을 때도 측정이 쉽고 정확해야 했다. 이러한 조건을 만족시킬 수 있는 지표를 고려하자 혈중포도당수치라는 지표로 생각이 모아졌다. 더 정확히 말하면 '식사 후 혈중포도당수치'인데, 우리가 일반적으로 '식후혈당치'라고 부르는 바로 그것이다.

식후혈당치를 측정해야겠다고 생각하게 된 이유는 식후혈당급상승이 체중을 증가시키는 동시에 공복감을 일으키기 때문이다. 뭔가를 먹고 나면 우리 몸은 음식을 통해 들어온 탄수화물을 단순당으로 쪼갠 다음 혈류로 보낸다. 이때부터 인슐린의 도움을 받아 포도당은 세포와 간으로 이동하며, 간에서 에너지원이 될 글리코겐 합성에 사용된다. 그런데 이때 인슐린은 각 세포들에게 초과된 여분의 당을 지방으로 변환하여 저장하라는 신호도 보낸다. 이렇게 저장된 여분의 당이 바로 체중을 증가시키는 주요한 원인이 되는 것이다.

또한 음식 섭취 후에 너무 많은 포도당이 혈액으로 들어오게 되면 우리 몸은 인슐린을 과잉생성하게 된다. 그러면 자연히 포도당 수치가 뚝 떨어져 음식을 섭취하기 전의 수치보다 낮아지기도 한다. 이렇게 되면 허기를 느끼게 되고, 이미 충분하게 섭취하여 필요한 에너지를 충당했음에도 불구하고 충동적으로 음식에 손을 뻗게 된다.

식후혈당급상승은 당뇨병, 비만, 심혈관질환, 기타 대사이상을 유발할 수 있는 위험요인이다. 관련된 많은 연구 중 30년 이상 2,000명을 추

건강한 영양 척도로 체중과 식후혈당치 비교

체중	식후혈당치
체중은 식단 외의 여러 요인의 영향을 받기 때문에 식이변화의 효과를 측정하기에는 불완전한 지표임.	매 식사의 영향을 직접 보여주는 지표임.
식단 변화 이후 몇 주 또는 수개월이 지나 측정해야 함.	식사 후 2~3시간 만에 측정함.
식단 변화 이후 몇 주 또는 수개월이 지나야 측정치를 확보함.	일주일 동안 30개의 측정치를 확보할 수 있음.
여러 질환의 위험요소임. 예) 당뇨병, 심혈관계질환, 암	여러 질환의 위험요소임. 예) 당뇨병, 심혈관계질환, 암
	체중 관리에 중요.

적한 최근의 한 연구에 따르면, 식후혈당반응이 높게 나타날수록 연구 기간 동안에 사망률도 높아질 거라고 예측한 바 있다.[1]

마지막으로 중요한 점은 진보된 최신 기술 덕에 일주일 동안 지속적으로 혈당수치를 측정할 수 있게 되었다는 점이다. 평균적인 사람은 식사를 한 주에 대략 50번 정도 하기 때문에, 최신 기술을 이용하면 우리도 일주일 동안 50개의 식후혈당치를 확보할 수 있게 된다. 혈당검사자의 전반적인 식사 결과를 확인하기 위해 보통 아침에 한 번씩 하던 혈당측정과 다르게 매 식사의 영향을 바로바로 확인할 수 있게 된 것이다. 하지만 이 기술은 누구나 보편적으로 사용하는 것도 아니고 저렴하다고 할 수도 없다. 그래서 우리는 이 책을 통해 연속혈당모니터기를 사용하지 않고도 자신의 식후혈당을 측정하는 방법을 보여주고자 한다.

물론 체중과 건강에 영향을 미치는 요인을 확인하는 데 혈당수치 말고도 다른 지표들이 많다는 것을 알고 있었다. 하지만 우리는 혈당수치가 식품 반응을 판단하는 데 의미 있는 지표이며, 잠재적으로 많은 정보를 보여줄 수 있다고 판단했다.

사용할 지표를 결정하고 나니 작지만 중요하게 고려해야 할 세부사항들이 나타났다. 이를 위한 기반을 구축하는 데만 2~3년이 걸렸다. 우리는 운 좋게도 이 연구를 수행할 박사급 연구자들을 확보할 수 있었다. 피실험자를 모집하고, 만나고, 채혈을 담당할 인력들도 뽑았다. 이들에게 앱 사용법, 식사 기록법, 샘플 채취 방법 등을 전수하고, 프로그래머들을 고용하여 피실험자들이 음식을 기록할 때 사용할 모바일 앱도 만들었다.

연구에 기꺼이 참여할 피실험자들도 모집해야 했다. 주변의 친구들에게 연구내용에 대해 언급하자 의외로 많은 이들이 연구 계획과 결과에 관심을 보였다. 회의적인 이들보다 적극적으로 관심을 보인 사람들이 더 많았다. 바이츠만과학연구소 역시 우리 프로젝트에 큰 관심을 보였다. 그래서 우리는 이 연구에 대해 설명하는 세미나를 열어 목적과 동기를 공유하는 자리를 마련하기로 했다.

세미나 자료를 연구소에 보낼 때만 해도 300석 규모의 세미나장이 텅

비는 일은 없도록 몇 명이라도 참석해주면 좋겠다고 생각했는데, 예상보다 많은 사람들이 몰려 등록을 조기 마감해야 하는 사태가 벌어졌다. 세미나 직후 대략 100명 정도가 연구에 참여하겠다며 우리 웹사이트에 등록했고, 연구에 대한 소문은 별도의 홍보활동 없이도 빠르게 퍼져나갔다. 연구등록요청서를 발급하기는 했지만 많은 분들이 주변 지인과 가족들에게 연구에 대해 입소문을 내준 덕에 순식간에 1,000명을 모집할 수 있었다. 연구가 진행되는 동안에도 웹사이트를 통한 등록이 꾸준히 이루어졌고, 연구가 종료될 즈음에는 5,000명에 달해 연구에 대한 폭발적인 관심을 확인할 수 있었다.

사실 임상시험에서 이 정도 수준의 반응은 매우 이례적인 일이다. 보통 임상시험 연구자들은 참가자 모집에 애를 먹기 일쑤여서 대개 유급으로 진행한다. 하지만 우리는 설계할 당시부터 이 연구 참여는 유급으로 진행하지 않기로 했다. 돈이 연구 참여의 동기가 되어서는 안 된다고 생각했기 때문이다. 내심 걱정하고 있던 터라 솔직히 우리는 주변의 이 엄청난 반응에 꽤나 놀랐다. 이 연구의 특성상 검사도 많고, 번거로운 측정도 많아 귀찮을 법도 한데 참가자들은 육안으로 확인하기 어려운 자신의 몸과 건강 상태를 알 수 있다는 부분에 매료되었다고 했다. 스스로에 대해 알고자 하는 인간의 욕망이 얼마나 강한지를 느끼며, 우리는 관심이 확산되어 좋았고, 참여의 진정성을 볼 수 있어 기뻤다.

이 책의 뒷부분에서 우리의 연구를 어떻게 구성했고, 어떤 결과를 확보했으며, 우리가 만든 앱이 어떻게 도움이 되었는지 자세히 설명할 것이다. 연구를 마무리하고 결과를 정리한 논문은 세계에서 가장 권위 있는 과학저널인 《셀Cell》지(誌)에 게재되었다. 《셀》에서 기자들을 모아 원격 기자회견을 마련했는데, 사실 이곳의 편집인들도 이 연구에 대한 관심이 높을지에 대한 확신이 없었다. 우리의 과거 연구실적들이 세계적인 취재와 관심을 받은 경험이 있기는 했지만, 이번 논문에 대한 반응에 대해서는 어떤 예측도 할 수가 없었다.

그런데 논문이 공개되고 채 몇 시간도 지나지 않아 논문에 관한 보도가 온라인과 지면에 쏟아지기 시작했다. 하루 만에 연구결과를 취재하거나 분석한 기사가 국제적으로 100건이 넘었다. BBC 기자는 일주일 동안 이스라엘에 머물면서 우리를 취재하기도 했다. 우리는 이 BBC 취재기자단을 대상으로 연구 피실험자에게 진행했던 동일한 테스트를 하고, 테스트 결과에 맞춘 식단을 추천해주었다. BBC 기자는 우리가 권고한 식단을 받아보고는 충격에 빠졌다. 그런데 자신만의 맞춤식단을 이행한 후 실제로 체중이 대폭 감량된 것을 경험하고는 더 큰 충격에 빠졌다. 그 내용이 황금 시간대에 영국 전역으로 방송되었다. 이 글을 쓰는 지금도 CNN, 《타임》지(誌), 《뉴욕 타임스》, 《포브스》지(誌), CBS 뉴스, 《애틀란틱》지(誌), 《인디펜던트The Independent》 등 전 세계 주요 매체와 《사이언스》, 《네이처》, 《셀》 등 저명한 과학저널에 1,000여 건의 기사가 게재되어 있다.

전 세계 주요 매체를 이토록 들썩이게 만든 유명세는 단지 운이 좋아서 얻어진 것이 아니다. 그것은 최초로 많은 사람들을 대상으로 한 연구를 통해 입증한 명확하고 확정적인 결과에 대한 뜨거운 반응이었다. 그 결과란 '각각의 사람들은 동일한 음식에 각자 다르게 반응한다'는 사실이다. 즉 같은 식품을 먹더라도 어떤 사람은 건강한 반응을 보이는 반면 어떤 사람은 신체적 대사작용에 해로운 반응이 나타난다. 이 점이 바로 우리가 특히 주목하는 지점이다. 우리의 연구를 통해 얻게 된 성과는 아래와 같다.

1. 사람들이 개별적으로 동일한 식품에 어떻게 반응하는지 정확히 파악할 수 있었다.
2. 개인의 마이크로바이옴과 혈액테스트를 통해 사람들이 특정 식품에 어떤 반응을 보일지 해당 식품을 먹기 전에 정확하게 예측할 수 있는 알고리즘을 개발했다.
3. 알고리즘을 사용하여 우연히 당뇨병전기(糖尿病前期, prediabetic: 혈당이 당뇨병 수준은 아니나 정상보다는 높은 경우로 당뇨병으로 진행할 위험이 높음.—옮긴이)로 밝혀진 사람들에게 개별적으로 맞춤식단을 제공했는데, 식단은 사람마다 제각각 달랐으며, 주어진 식단을 따른 경우 대부분 혈당수치가 정상화되었다.

이는 우리가 알고 있던 영양에 대한 생각을 완전히 뒤집어 놓았고, 연구결과로 밝혀진 내용의 영향은 광범위했다. 일반적인 권장 식단은 섭취하는 '사람'이 아니라 '식품'을 중심으로 한다는 점에서 효과가 제한적일 수밖에 없다는 강력한 증거를 제시했기 때문이다.

우리는 과학의 새로운 지평을 열었으며, 이제 새로운 영양학 패러다임이 자리잡아야 한다고 생각한다. 바로 개인맞춤영양, 모두에게 맞춘 것이 아니라 개인에게 맞춘 영양에 집중해야 한다는 것이다. 광범위하고 엄격하게 진행된 우리의 연구가 이 개념을 뒷받침하고 있다. 이 개념은 익히 보아왔으나 입증하지 못했던 이론에 불과한 것이 아니다. 이 개념은 결국 주류 영양학을 형성하고, 정책에 반영될 수 있는 개념이기 때문에 중요하다. 새로운 영양과학의 서막이 열리고 있다. 우리는 여러분을 서막의 가장 앞자리로 안내하고자 한다.

우리의 연구결과가 여러분에게 미치는 의미 ◀◀◀

우리는 과학연구에 늘 열을 올린다. 우리의 정체성은 과학자 아니던가. 우리의 연구결과가 영양학에 영향을 끼치고, 공공정책에도 반영된다면 그건 분명 보람되고 신나는 일이다. 중요한 것은 이런 활동들이 사람들에게 어떤 의미가 있는가 하는 것이다.

이 책의 목적은 명확하다. 우리의 연구가 일상에서 실질적으로 도움이 되도록 방법을 제시하는 것이다. 이 연구를 자세히 소개하면서 현재의 식사권고안이나 다이어트 서적, 다이어트 정보가 왜 옳지 않으며 어떻게 잘못되었는지 짚어보고, 개인 차원에서 자신의 건강 증진과 다이어트를 위해 노력할 때 그러한 정보에 의존해서는 안 되는 이유를 보여줄 것이다. 이러한 정보가 어떻게 잘못되었는지 과학적 근거를 가지고 설명할 것이므로, 이 책을 읽어가면서 여러분은 실제로 한 가지 다이어트 방식 또는 한 가지 식사권고안이 왜 모두에게 최선의 방식이 될 수 없는지를 자연스럽게 납득하게 될 것이다.

우리는 여러분 자신이 어떤 식품을 먹을 수 있으며, 어떤 식품이 자신의 체중 감량이나 건강 유지에 해가 되는지를 정확하게 판단할 수 있는 식이계획을 제공할 것이다. 그 과정에서 얻은 정보는 현재의 식생활에 접목할 수도 있다. 가리는 것 없이 잘 먹는 사람이든, 구석기 다이어트나 저탄수화물식, 저지방식, 완전채식을 따르는 사람이든 여기에 나온 정보를 가지고 오직 나에게 맞는 방식으로 식사계획을 수립할 수 있다.

"탄수화물 식품 중 나에게 맞는 식품과 그렇지 않은 식품은 무엇인가?" 이 질문에 대한 답은 우리가 경험했던 것처럼 자신에게 맞춘 식단을 실천해보면 금방 찾을 수 있다.

예를 들면 시걸 박사는 테스트를 통해 자신에게는 저탄수화물식이 맞다는 것을 찾아낸 한편 아이스크림 등 자신이 섭취해도 괜찮은 탄수화물 음식이 있다는 것도 알게 되었다. 그는 먹고 싶었지만 해가 될까봐 참았던 음식들 중 이렇게 찾아낸 안전한 식품을 자신의 식단에 추가하고 체중 증가나 경기력 퇴행 같은 부작용 걱정 없이 즐길 수 있게 되었다. 엘리나브 박사는 빵은 피해야 하지만, 초밥은 혈당급상승을 일으킬 거라는 걱정 없이 원하는 만큼 먹을 수 있다.

여러분은 어떨 것 같은가? 아이스크림을 무제한으로 먹어도 될까? 바나나를 먹지 않으면 컨디션이 더 좋아질까? 여전히 버터 바른 토스트와 차를 즐길 수 있을까? 이제 곧 그 답을 알게 될 것이다.

이 책은 식품에 대한 생각과 가치관 및 식품에서 얻는 이득에 대한 새로운 사고방식을 갖게 해줄 것이며, 체중 감량과 건강을 위한 식사법을 실천할 수 있는 새로운 도구를 제공할 것이다. 누구에게나 좋은 음식, 나쁜 음식이라는 것은 존재하지 않는다. 내가 좋아하는 크루아상과 커피는 나에게는 더할 나위 없이 좋은 아침 식사지만, 볶은 채소를 곁들인 갈색빵은 그렇지 않다. 기름이 잔뜩 붙은 스테이크는 괜찮지만, 샐러드에 토마토를 넣으면 안 된다. 이 책에서 제시한 테스트를 통해 무엇을 먹고, 어떤 것을 먹지 말아야 하는지를 알게 된다면 꽤나 놀랄 것이다. 친구들이 효과를 본 다이어트 방법이 나에게는 왜 효과가 없었는지도 알게 될 것이고, 체중 감량 실패는 내 잘못이 아니라 잘못된 정보 때문이었다는 사실에 마음이 좀 가벼워질 수도 있다.

《내 몸에 딱 맞는 맞춤식단 혁명》은 과학적 접근 방식을 통해 영양에 대한 새로운 사고방식을 제시하며, 내가 가야 할 길을 판단하는 데 도움이 되는 실용적인 도구를 제공한다. 이 도구를 활용하면 누구나 자신의 건강과 정상체중을 회복할 수 있는 자신만의 식생활을 계획할 수 있다. 이 책에서 우리는 다음과 같은 것을 얻을 수 있다.

- 선진국에서 현재 겪고 있는 건강 위기를 설명해줄 과학적 근거

  현재 어떤 일이 벌어지고 있는지 설명하고, 실제로 벌어지는 현상을 입증하며, 그것이 우리의 삶에 어떤 영향을 끼치는지 보여준다.

- 자신이 알고 있다고 생각하는 지식과 그 지식이 틀린 이유

  영양과 건강한 식생활에 대한 보편적인 상식은 대부분 과학적 사실이라고 할 수 없으며, 많은 사람들에게 심지어 해가 되기도 한다. 이것이 진실인 이유와 보편적으로 잘못 알려진 사실은 무엇인지 제시한다.

• 중요한 것은 자신의 마이크로바이옴이라는 인식

정말 중요하다. 체내 생태계가 무엇이며, 그것이 왜 자신의 건강, 체중, 웰빙에 그렇게 중요한지를 정확하게 설명한다.

• 혈당의 작동 방식

혈당과 인슐린은 자신이 선택한 모든 음식과 운동과 스트레스 같은 생활 방식에 반응하는 복잡한 시스템을 갖고 있다. 이 시스템은 체중 감량과 대사건강에 대단히 중요한 혈당수치를 안정적으로 유지하게 해준다. 이 책에서는 혈당이 작용하는 방식과 혈당을 제대로 알지 못하면 왜 성인병 위험이 커지고 만성적인 질병으로 이어질 수 있는지, 건강을 향상시키는 데 그 지식을 어떻게 활용할 수 있는지 설명한다.

• 나에게 맞는 식사를 찾는 방법

자신이 좋아하는 음식에 어떤 반응이 나타나는지 알기 위해 직접 혈당을 측정하는 방법을 배울 수 있다. 우선 동네 약국이나 온라인에서 간단한 혈당측정기를 구할 수 있다. 측정기로 혈당을 추적할 수 있고, 우리가 만든 무료 앱에 기록하여 분석하면 그 음식이 자신에게 맞는 음식인지 아닌지를 정확하게 알 수 있다.

• 식이요법과 생활습관으로 혈당을 조절하는 법

어떤 음식에 대한 자신의 신체반응을 알게 되면 식단과 생활 방식 변화만으로 혈당반응을 조절할 수 있게 된다. 그 방법이 이 책에 소개되어 있다. 빵을 예로 들면, 하루 중 먹는 시간을 바꾼다든지, 양을 조절한다든지, 버터와 함께 먹는 등 간단한 식이 변주만으로 다시 즐겁게 빵을 즐길 수 있다.

• 나만의 맞춤식단을 구성하는 방법

혈당검사에서 알게 된 모든 정보와 이 책을 통해 습득한 지식을 토대로 자신의 몸, 선호도, 생활습관에 맞는 구체적이고도 목표가 뚜렷한 영양전략을 세울 수 있다. 굳이 다이어트 식단일 필요는 없다. 칼로리를 계산하거나 공복감을 참을 필요도 없다. 음식에 대한 자신의 반응을 바탕으로 합리적인 식단을 꾸릴 수 있다. 그 식단은 전적으로 자신에게 맞추어 구성하면 된다. 과거처럼 다이어트 규칙에 얽매여 고통받던 데서 해방되어 목표한 체중과 건강을 찾아가는 식단을 구성할 수 있다. 이제 자유다!

개인맞춤영양은 새로운 분야라 탐구하고 배울 것들이 많다. 우리는 이제 막 이 새로운 분야에 대한 위대한 탐험을 시작했기에 아직 모든 답을 찾은 것은 아니지만, 체중 감량과 건강 개선의 미래가 바로 여기에 있다. 이 개념을 받아들일 준비가 된 사람들은 완전히 새로운 식생활로 진입하는 문을 연 것이나 다름없다.

우리는 과학자이기 때문에 이 책의 모든 정보는 정교한 영양연구를 기반으로 발견한 확고한 과학적 근거를 가지고 있다. 그저 그런 과학적 추측이나 빈약하게 구성된 과학연구를 들이대지 않는 신뢰할 수 있는 정보이다. 한 번쯤은 읽어봤을 일부 다이어트 서적과 달리 우리는 뒷받침할 근거가 없는 것을 가지고 왈가왈부하지 않을 것이다. 우리가 연구해보지 않았고, 정확한 의견을 아직 갖지 못한 상태에서는 섣불리 답을 추측하지도 않았다.

우리는 과학이 베일을 벗겨줄 개인맞춤영양에 지대한 관심을 가지고 있다. 과학은 우리가 부지런히 달려들어야 할 많은 사안을 보여주고 있고, 우리의 식생활을 미래로 이끌어간다. 미래의 식생활에는 보편적으로 정해진 규칙이 따로 있지 않다. 확고한 데이터를 토대로 스스로 만들어내는 규칙만 있을 뿐이다. 그 데이터를 수집하는 방법이 바로 이 책의 내용이다. 이제 처음의 질문으로 돌아가보자.

"사람에게 최고의 식사는 무엇인가?"

결론적으로 이 질문은 옳은 질문이 아니었다. 대답을 찾아야 할 질문은 "나에게 맞는 최고의 식사는 무엇인가?"이다. 이제 나의 몸이 음식에 어떻게 반응하는지를 이해함으로써 더 많은 에너지를 얻고, 질병의 위험을 낮추고, 생각보다 훨씬 쉽게 체중을 감량할 수 있는 나만의 식사를 창출해내는 법을 스스로 터득할 수 있게 될 것이다.

• 1부 •

21세기 질병과 개인맞춤영양 솔루션

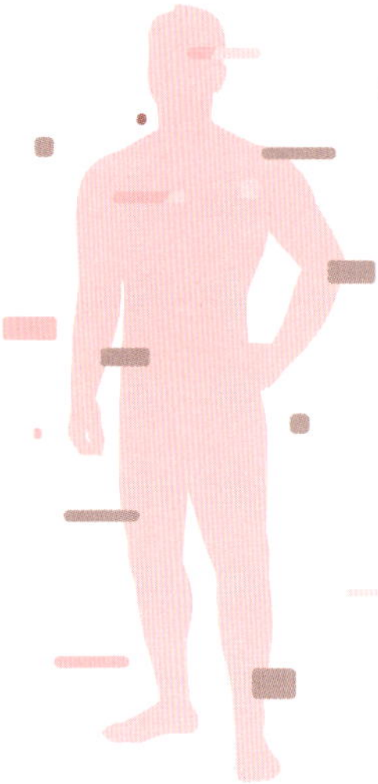

제1장

빵 이야기

"오늘은 또 뭘 먹지?"

매일 무엇을 먹을지에 대해 생각이 많은 사람이든 그렇지 않은 사람이든 어떤 음식을 선택하는 데에는 그만한 이유가 있을 것이다. 먼저, 맛이 중요한 기준일 수 있다. 당근은 좋아하지만 브로콜리는 싫어하고, 오트밀을 즐겨 먹지만 스크램블 에그는 영 못 먹겠고, 초코칩 쿠키는 절대 끊을 수 없지만 아몬드가 섞였다면 쳐다보지도 않는다. 그런가 하면 맛보다 건강을 먼저 생각하는 경우도 있다. 식품에 대한 일반적인 이야기들을 염두에 두고 과일과 채소를 많이 먹고, 지방이 많은 고기는 피하고, 정제 곡물보다는 통곡물을 선택할 수 있다. 또한 살을 빼거나 몸이 더 좋아지기를 원하거나 만성질환에서 벗어나기 위해 목적에 맞는 특정한 식이요법을 따를 수도 있다. 완전채식, 지중해식, 저지방식, 저탄수화물식 등등 여러 가지 선택이 있을 수 있다.

그러나 음식을 고를 때 대부분의 사람들은 '맛' 이상의 뭔가를 고려하게 된다. 체중, 건강, 활력, 운동수행능력 등 늘 걱정하고 있는 문제들이 있으니 말이다. 미국인의 75퍼센트는[1] 자신이 '건강한 식생활'을 추구하고 있다고 여긴다. 여러분도 그렇게 생각할 수 있다. 하지만 자신이 선택한 '건강한 식단'이 과연 생각하는 것만큼 건강에 좋은 것일까? 만성질환을 앓는 사람들이 고민하여 설계한 식단이나 자신의 식습관을 고려해 조절한 식사법이 최선이라고 확신할 수 있을까? 만약 건강을 위해 준비한 식단이 사실은 건강과 거리가 먼 것이라면 어떻겠는가?

자신이 선택한 음식이 체중 감량에 도움이 될 거라고 100퍼센트 확신하기는 힘들다. 음식이 자신의 기력, 질병 저항력, 식습관 등으로 인해 어떤 질병과 연관되어 있을 수 있다는 것 또한 확신할 수 없을 것이다. 즉 우리가 매일 선택한 음식들이 과연 의도한 효과가 있는지를 확인하는 것은 어렵다. 지금까지 매일매일 건강한 식단으로 생각하고 섭취했던 음식들이 실제로는 그다지 좋은 선택이 아닐 수도 있다면, 우리가 음식에 대해 알고 있었던 보편적인 사실들에 대한 신뢰가 송두리째 무너지게 될 수도 있을 것이다.

영양에 대한 연구를 하다 보니 많은 사람들로부터 과거 자신들이 시도했던 식단에 환멸을 느낀다는 이야기를 종종 듣게 된다. 이들은 자신에게 효과가 있는 식단은 아무것도 없다고 여기거나, 계획을 지켜내지 못하거나, 건강에 대한 그 어떤 약속에도 회의적이었다. 여러분도 공감한다면, 최근 우리가 연구에서 발견한 사실, 즉 어떤 것을 꼭 먹어야 하는지 또는 먹을 수 있는지에 대한 우리의 결론에 깊은 관심을 가져보는 것이 좋겠다.

우리의 연구는 식단과 그것이 건강에 미치는 영향에 대한 질문에서 시작되었고, 그 질문은 놀랍고 전례 없는 연구의 원동력이 되었다. 이제 우리의 연구와 그 결과들을 살펴보기 전에 먼저 짚어볼 이야기가 있다. 바로 빵에 대한 이야기다.

빵의 과거와 현재 ◂◂◂

빵은 거의 매일 먹거나 일주일에 최소 몇 차례는 먹는 음식이다. 빵을 먹는 이유는 그냥 좋아서일 수도 있고, 나한테 맞다는 생각 때문일 수도 있다. 몸에는 별로 유익하지 않다고 생각하면서도 큰 불만 없이 먹고 있을 수도 있다. 또는 먹고는 싶지만 꾹 참고 절대 안 먹는 사람도 있을 것이다. 빵은 그냥 전통 음식인 걸까? 빵의 인기가 다시 돌아올까? '일용할 양식'으로서 빵에 대한 생각이 어떤지 모르겠지만, 우리가 이 책에서 하고 싶은 질문은 바로 이것이다.

"빵은 나에게 이로운가 해로운가? 그리고 이러한 질문에 어떻게 확신을 갖고 대답할 수 있는가?"

먼저 빵은 동양권에서의 밥과 같은 의미로서, 지구상에서 가장 중요한 음식이다. 다음과 같은 사실을 생각해보자. 만여 년 동안 인류는 곡물을 가공하여 빵을 구워왔고, 오늘날 전 세계 수십억 명이 거의 매일 어떤 형태로든 빵을 먹는다(식빵, 플랫브레드, 피타, 베이글 등).[2] 빵은 인간이 소비하는 열량의 약 10퍼센트를 차지한다.[3] 대부분 저렴한 피타를 먹는 중동의 경우, 빵 소비가 1인 섭취 열량의 30퍼센트를 넘기도 한다. 빵을 좋아하든 싫어하든 또는 빵이 몸에 좋다고 생각하든 나쁘다고 생각하든, 어쨌든 빵의 보편성과 영향력은 부인할 수 없다.

빵을 만드는 데 가장 보편적으로 사용되는 곡물인 밀은 최근에 몇몇 인기 있는 건강 관련 책에서 빵이 건강에 해로울 수도 있다고 언급한 후 그 위상이 크게 떨어졌다. 하지만 밀 재배는 신석기 농업혁명의 핵심 사건이었고,[4] 밀은 현재 전 세계에서 가장 많이 재배되고 있는 곡물이다. 미국에서만 매년 무려 7억 5,000만 톤을 생산한다.[5]

빵을 어떻게 생각하든, 많은 사람들은 만 년 전이나 100년 전에 만들어진 빵과 오늘날 제조되는 빵은 상당히 다르다고 생각한다. 그 차이는 다음과 같은 사실로 쉽게 알 수 있다.

1. 수세기 동안 교배종이 만들어지면서 밀은 날씨와 병충해에 강한 작물이 되었다. 밀의 이러한 변화는 현재 밀로 만드는 모든 식품에 영향을 끼쳤다. 가장 대표적인 것이 빵이다. 또한 현대의 빵에는 글루텐(보리, 밀 등의 곡류에 존재하는 불용성 단백질—옮긴이)과 녹말의 함량이 높은데, 빵 만들기에 더 적합하도록 의도적으로 변화시켜온 결과이다.
2. 과거와 달리 오늘날에는 대부분 밀을 재배하는 데 화학비료와 농약을 사용한다.
3. 과거에는 밀과 여러 곡물들을 한 번 제분했기 때문에 상당한 양의 밀기울

과 미생물이 남아 있었다. 그래서 옛날 밀가루는 현대식 제빵에 주로 사용되는 정제된 흰 밀가루보다 섬유질, 비타민 B군, 철분, 마그네슘, 아연[6] 같은 영양분을 더 많이 함유하고 있었다.

4. 지금의 빵 발효기술은 과거와는 완전히 다르다. 오늘날에는 빵을 부풀릴 때 주로 제빵 이스트로 부풀리는데, 이런 방식을 사용하기 시작한 지는 대략 150년밖에 되지 않았다.[7] 천연 이스트(봉지를 뜯어 사용하는 것이 아니라 주변 공기에 존재하는 이스트)와 젖산, 아세트산 박테리아가 포함된 천연발효 배양분을 사용했던 전통 방식보다 반죽이 훨씬 빨리 부푼다.[8] 그래서 옛날 빵은 주변 환경의 영향을 받아 저마다 독특한 개성을 지니게 되었으며, 현대식 빵이 가지지 못한 유익균의 특성 또한 간직하게 되었다. 이런 옛날 빵에 가장 가까운 빵이 천연발효빵이다. 천연발효빵은 신체의 무기질 흡수를 쉽게 해준다는 연구결과도 나왔다.[9] 그런 한편 현대의 빵은 신체의 무기질 흡수율을 떨어뜨린다는 주장을 하는 연구도 있어 매우 흥미롭다.[10]

이러한 차이를 고려한다면 비타민이 풍부한 통곡물이 훨씬 많이 포함되어 있고, 천연발효시료가 사용된 옛날 빵이 건강에 훨씬 이롭다는 생각이 드는 것이 당연하다. 또한 정제 밀가루를 원료로 제빵용 이스트로 부풀린 저렴한 대량생산 빵은 장인정신으로 만들어진 통밀 천연발효빵에 비해 영양학적 가치가 떨어진다고 폄하할 수도 있다. 어떤 빵이든 또는 어떤 곡물로 만들어진 제품이든, 특히 밀, 호밀, 보리에서 발견되는 글루텐이라는 악명 높은 단백질이 포함된 곡물로 만든 것들은 다 건강에 해롭다고 믿는 사람들도 있다.

하지만 빵을 멀리하는 사람들이 옳다고만은 할 수 없다. 빵의 질이 옛날보다 떨어졌고, 빵을 멀리하는 식단이 유행이라 해도 빵은 보편적이고 대중적인 음식임에는 틀림없다. 먹으면 안 된다고 생각하지만, 단순히 빵을 좋아한다는 이유로 꺼림칙해 하면서도 계속 빵을 먹는 사람들도 많다. 샐러드가 건강에 더 좋은 선택이고, 샌드위치가 더 나은 아침 메뉴라고 생각하며, 달걀에 과일, 베이컨으로 구성한 아침 식사가 더 좋다고 생각하는 사람들이 많지만, 이들도 토스트를 먹는다. 그런가 하면 빵을 먹으려면 건강 빵을 먹어야 한다고 말하는 사람들도 있다. 즉 발아밀 혹은 통밀로 만들거나, 글루텐을 제거한 가루로 만든다든지, 자연적으로 발효한 빵이어야 한다는 것이다.

누구 말이 옳을까? 진실은 무엇일까? 빵 중에서도 더 나은 빵이 있는 것일까? 전 세계적인 빵의 시대가 이제는 사라지는 걸까?

과학자로서 이러한 질문에 대한 답을 찾기 위한 실험을 어떻게 설계해야 할지 많은 고민을 했다. 우리는 이 책에서도 다루게 될 영양에 관련된 많은 질문을 대상으로 연구를 수행했고, 그중에서도 가장 흥미로운 주제는 빵이었다. 우리가 다루는 질문은 다음과 같다.

1. 일반적으로 빵을 섭취하면 어떤 일이 일어나는가?
2. 공장에서 생산된 빵(일명 마트빵—옮긴이)을 먹으면 몸에서 어떤 일이 일어나며, 동일한 사람이 수제 통밀 천연발효빵을 같은 양으로 먹게 되면 어떤 일이 일어나는가?

3. 빵은 건강한 식품인가? 탄수화물이 풍부한 빵이 '혈당급상승'을 일으키고 비만과 당뇨병 발병을 증가시키는가?

우리의 연구는 현재까지 발표된 연구를 검토하는 것으로 시작되었다. 그러나 아무리 살펴봐도 빵에 관한 이러한 질문을 다룬 연구의 결과는 일관된 방향성을 보여주지 못했다.

빵에 관해 이미 알려진 내용 ◂◂◂

빵에 관한 연구 중 몇몇은 매우 흥미로웠다. 빵을 먹는 것이 연구가 진행되는 동안 모든 원인에 의한 사망의 위험을 낮추었다는[11] 연구결과도 있었다. 획기적인 발견처럼 들렸다. 빵을 먹으면 장수할 수 있다니! 하지만 이것은 단지 하나의 연구일 뿐이기 때문에 좀더 자료를 살펴보아야 했다. 다양한 관련 자료들을 여러 각도로 살펴보는 과정에서 발견한 또 다른 연구들은 빵을 먹는 것이 아래에 열거한 여러 질병위험과 건강 문제를 줄일 수 있다고 주장했다.

- 암[12]
- 심혈관계질환[13]
- 제2형 당뇨병[14]
- 대사증후군[15]

또한 혈당,[16] 콜레스테롤,[17] 혈압,[18] 염증,[19] 간기능[20] 개선 효과가 있었다.

그렇다고 지금 바로 주방으로 달려가 토스트를 만들거나 카페 직원에게 돌려보냈던 빵을 다시 가져오라고 하기 전에 이 이야기를 좀더 자세히 살펴보자. 이 연구들은 연구설계의 질과 증명에 대한 과학적 검증기준이 다양했다. 임상지표들로 측정한 빵의 긍정적 또는 부정적 효과에 대한 객관적이고 과학적인 결과들을 보여주지 못한 연구들이 대부분이었다.[21,22,23,24,25] 질병지표에 대한 유의미한 긍정효과를 전혀 보여주지 못했던 대규모 연구도 많았다.[26,27,28,29,30]

그럼 결론은 무엇인가? 빵이 좋다는 말인가 나쁘다는 말인가? 우리는 빵이 체내 마이크로바이옴(미생물총)에 영향을 끼칠 수도 있다는 생각을 했다. 마이크로바이옴의 상태와 건강 상태가 관련이 있기 때문이다. 마이크로바이옴은 장내 세균총을 말한다. 우리는 마이크로바이옴에 주목하고(제5장 참고), 여러 연구에서 어떤 내용이 밝혀졌는지 알고 싶었다.

사실 관련 연구가 그다지 많지 않았으나, 쥐를 대상으로 한 연구에 이런 내용이 있었다. 공장에서 빵을 대량생산할 때 질감을 부드럽게 만들고 신선한 맛을 내기 위해 사용하는 유화제가 장내 마이크로바이옴을 염증과 비만을 일으키는 방향으로 변화시켰다고 한다.[31] 쥐를 대상으로 한 연구 한 건만으로 빵이 나쁘다고 확정할 수는 없다. 그러나 이 결과는 향후 우리가 연구를 진행할 때 도움이 될 만한 분야였다.

천연발효빵에 관한 연구도 있었다. 천연발효빵이 무기질 흡수에 긍정적 영향을 줄 뿐만 아니라 포도당 대사를 개선하는 데 도움이 될 수 있다는 연구였다.[32] 하지만 전반적으로 천연발효빵에 관한 구체적인 정보들이 부족한 데다,[33] 그런 정보가 있다 하더라도, 천연발효빵은 빵을 굽는 환경의 독특한 세균과 곰팡이에 따라 너무나도 다양하기 때문에 그런 자료를 무작정 받아들일 수는 없었다. 천연발효빵의 어떤 특성이 긍정효과 또는 부정효과를 가지는지 가려내는 것은 정말 힘든 일이었다. 애석하게도 이 분야의 연구 역시 많지 않았다.

이렇게 보편적이고 널리 사랑받아온 음식에 대한 연구가 이토록 부족할 수 있다는 게 놀라울 지경이었다. 빵은 연구자들에게 미지의 분야였다. 그래서 우리가 나서기로 하고, 동료인 아브라함 레비Avraham Levy 교수와 함께 빵과 건강의 관계에서 빈 공간을 메꿔보자는 결심을 했다. 빵을 매우 좋아하는 아브라함 레비 교수는 바이츠만과학연구소의 밀 전문가이다.

빵에 관한 중재연구

우리는 〈빵에 관한 중재연구〉라고 연구명을 정하고, 통제된 환경에서 빵이 사람에게 어떤 영향을 끼치는지 살펴보기로 했다. 구체적으로 말하자면 대량생산된 빵과 수제 통밀 천연발효빵에 우리 몸이 어떤 반응을 보이는지 비교관찰하는 것이다. 이 실험으로 우리가 궁금했던 몇 개의 질문에 답을 구할 수 있고, 세계인의 사랑을 받는 빵의 영양학적 위상과 가치를 새로이 평가해볼 수 있을 것으로 기대했다.

우선 건강한 사람들로 피실험자 20명을 선택했다. 남자 9명과 임산부를 제외한 여성 11명이었는데, 연령대는 27~66세로 다양했다. 이들은 당시 특별한 식이요법을 따르고 있지 않았고, 연구 시작 전 3개월까지 어떠한 약물도 복용하지 않은 상태였으며, 당뇨병을 포함한 기타 질병력도 없었다.

그다음 이 참가자들을 두 그룹으로 나누어 일주일 동안 매일 한 그룹은 동네 마트에서 쉽게 살 수 있는 대량생산된 빵을 먹게 했고, 다른 그룹은 수제 통밀 천연발효빵을 먹게 했다. 두 그룹 모두 빵 말고는 밀로 만들어진 어떠한 제품도 먹지 않았고, 아침 식사로는 빵만 먹게 했으며, 점심과 저녁 때는 원하는 식사에 빵을 추가해서 먹게 했다.

일주일 후 두 참가자 그룹은 다시 일반식으로 돌아와 2주간의 휴식기를 가졌다.

마지막으로, 다시 일주일 동안 두 그룹에게 빵을 바꾸어 먹게 했다. 마트빵을 먹었던 그룹이 통밀 천연발효빵을 먹고, 다른 그룹은 천연발효빵에서 마트빵으로 바꾸어 먹었다. 연구에 참여하는 동안 피실험자가 섭취한 빵에 대한 반응을 보기 위해 우리는 임상 및 생화학적 측정을 여러 번 실시했고, 혈당, 염증반응, 영양소 흡수 등 기타 건강 관련 지표를 확보해두었다.

마트빵은 참가자 모두가 같은 빵을 먹도록 인기 있는 표준 흰 빵을 제공했다. 천연발효빵은 경험 많은 제분업자를 고용하여 신선한 경질 붉은 밀을 맷돌 방식으로 갈고, 크기가 큰 겨 부스러기만 제거할 수 있도록 밀가루를 체로 걸렀다. 제빵 장인(匠人)도 고용했다. 장인은 특별히 준비된 밀가루, 물, 소금, 숙성된 천연발효종sourdough starter 외 어떠한 첨가물도 사용하지 않고 빵을 만들었다. 반죽은 크기대로 잘라 모양을 만든 뒤 발효시켜 돌화덕에서 구웠다. 이 신선한 통밀 천연발효빵을 이틀 주기로 실험실에서 받아 피실험자에게 제공했다.

갓 구워진 빵의 향기가 너무 유혹적이어서 팀원들의 접근을 막기가 힘들었다. 음식이란 모름지기 눈으로 먹고 나면 이길 수 없는 싸움이 되고 말지 않던가! 두 번째 빵을 배달받은 후부터는 연구팀이 먹을 빵도 추가로 주문할 수밖에 없었다.

연구에 참여한 피실험자들은 매일 아침 대략 천연발효빵은 140그램, 마트빵은 113그램을 먹었다. 이것은 이들이 아침에 섭취하는 탄수화물의 양을 정확히 50그램으로 맞춘 양이다. 양을 동일하게 유지시킴으로써 탄수화물의 양이 교란변수가 되지 않도록 설계했다. 대신 다른 끼니에는 빵을 원하는 만큼 추가해서 먹으라는 지시를 받았다. 또한 실험기간 중 절반 동안은 아침 식사로 빵만 먹도록 했고, 나머지 절반의 아침 식사는 버터와 같이 먹도록 했다.

제공한 빵의 양은 터무니없이 많거나 사람들이 보통 먹는 수준을 넘지는 않았지만 피실험자들이 늘 먹던 양보다는 많았다. 실험에 참여하기 전 피실험자들이 빵에서 얻었던 칼로리는 약 11퍼센트였는데, 실험에서는 그 비중을 평균 25퍼센트 이상으로 끌어올렸다. 하지만 피실험자 모두의 총 섭취 칼로리는 종전과 다름없이 유지했다.

빵은 우리 몸에 어떤 영향을 주는가?

실험이 끝나자 분석할 데이터가 엄청나게 모였다. 제일 먼저 우리는 빵이 그 종류와 상관없이 일반적으로 혈당과 마이크로바이옴에 어떤 영향을 주었는지 살폈다. 아래 그림은 마이크로바이옴 결과이다. 각 클러스터는 한 사람의 마이크로바이옴을 나타낸다. 클러스터들은 그래프 상에서 퍼진 형태로 나타났는데, 이는 각 개인이 자신만의 독특한 마이크로바이옴 구성을 가지고 있기 때문이다. 사람마다 장내 세균 조성은 다르며, 그래프는 그것을 보여준다.

각 클러스터의 직선은 각자의 마이크로바이옴이 바뀐 경향을 나타낸다. 그래프에서 보다시피 패턴은 없다. 각자의 마이크로바이옴이 자기만의 방식으로 빵에 반응했다. 일부 클러스터는 유사하게 바뀌기도 했지만 동일한 것은 없다. 각 피실험자의 마이크로바이옴의 변화는 현재 존재하는 것이고, 측정도 가능했지만, 해당 피실험자의 전체 마이크로바이옴의 성질이 바뀌었다고 보기는 어려웠다. 빵이 마이크로바이옴에 영향을 주기는 하지만 유의한 수준으로 바꾸지는 못했다. 빵을 먹으면서 장내 세균을 바꿀 수는 있겠지만 다른 누군가의 장내 환경으로 완전히 전환하는 수준의 변화는 불가능하다는 말이다. 즉 사람은 자신의 '특정' 마이크로바이옴을 유지한다.

실험결과를 분석하는 과정에서 독특한 양상을 발견할 수 있었다. 우리가 이미 가지고 있던 데이터 중 장기적으로 빵을 먹어온 사람들의 데이터를 토대로 봤을 때, 연구 참가자의 마이크로바이옴이 일주일 만에

피실험자 20명의 장내 마이크로바이옴 구성

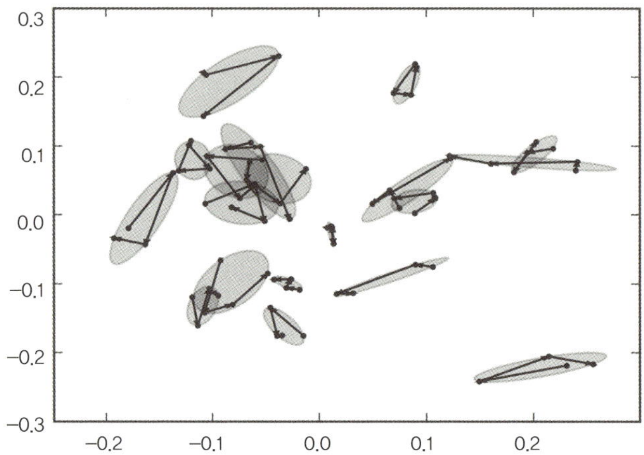

측정 단위는 별달리 없고 임의로 축에 표시했다. 그래프는 매우 복잡한 마이크로바이옴 구성을 수학적으로 표현했을 뿐이다. 마이크로바이옴은 수백 가지 종으로 구성되는데 2개의 축으로 도식화했다. 각 타원은 〈빵에 관한 중재연구〉 실험기간에 '1번 빵' 섭취 전후와 '2번 빵' 섭취 전후 피실험자의 표본 4개(점 4개)를 보여준다. 각 타원의 모든 점(즉 각 피실험자의 표본 전부)은 클러스터를 형성하고 있다. 이는 사람들이 연구와 빵 섭취 중재가 진행되는 동안 자신만의 득특한 마이크로바이옴을 유지했음을 보여준다.

오랫동안 많은 빵을 섭취해온 사람들의 마이크로바이옴으로 방향이 바뀐 것이다. 이 현상은 장기 식사 변화로 마이크로바이옴에 나타나는 영향을 단기 식사 변화만으로도 제대로 예측할 수 있음을 의미한다. 식사 방식을 오랫동안 유지할수록 자신의 마이크로바이옴은 그에 따라 적응하며 영구적으로 바뀐다. 그렇다면 이런 변화가 좋은 것일까 나쁜 것일까? 그 대답은 명확하지 않다.

이번 분석에서 얻은 주요 정보는 우리가 이미 알고 있는 것에 대한 확인이었다. 음식물 섭취에 따라 개개인의 마이크로바이옴이 변할 수 있었다. 그렇다면 어떤 음식이 마이크로바이옴을 어떻게 변화시키는지에 대한 정보를 정확히 분석하는 것은 매우 유용할 것이다. 어떤 마이크로바이옴 조성이 더 건강한지를 파악하고, 특정 음식으로 자신의 마이크로바이옴을 더 건강한 방향으로 바꾸는 방식을 알아낼 수 있기 때문이다. 만약 이러한 것들이 가능하다면, 우리는 음식물 섭취 방식을 바꿈으로써 자신의 마이크로바이옴을 바꿀 수 있고, 좀더 건강한 삶을 유지할 수 있을 것이다. 이것은 굉장히 흥미로운 연구 분야이자 새로운 정보였고, 개인맞춤식단을 개발하는 데 매우 중요한 발견이었다.

하지만 이 시점에서는 빵이 보편적으로 마이크로바이옴 상태를 개선하는지 퇴화시키는지 판정하기가 어려웠다. 명확한 결론을 내리기에는 실험결과가 너무나도 다양했다. 곧 알게 되겠지만, 이 다양한 결과 자체가 결국 우리가 내린 최종 결론의 핵심이 되었다.

마트빵 대 천연발효빵 ◀◀◀

다음 단계는 마트빵과 천연발효빵에 대해 사람들이 보인 반응을 분석하는 일이었다. 우리도 그랬지만 많은 사람들이 통밀 천연발효빵이 혈당, 무기질 흡수, 염증 및 여러 임상지표에서 마트빵보다는 좋은 영향을 미칠 것으로 기대한다.

그러나 예측은 빗나갔다. 이 연구에서 관찰했던 가장 놀라운 결과는 평균으로 봤을 때 마트빵과 통밀 천연발효빵의 신체반응에서는 유의한 차이가 없었다는 것이다. 살펴본 임상지표에서도, 마이크로바이옴의 특성도 마찬가지였다. 콜레스테롤, 공복혈당치, 혈압, 체중에서도 마찬가지였다. 전체 결과를 봤을 때 두 종류의 빵은 사실상 같았다. 우리 연구결과로만 본다면 모든 빵이 거의 유사했고, 어떤 종류의 빵을 섭취하든 상관이 없었다. 가장 좋아하는 빵을 선택해도 좋고, 가장 저렴한 빵을 선택해도 무방하다고 할 수 있었다.

하지만 이 결과를 도무지 이해할 수가 없었다. 뭔가 누락되지 않았나 싶었다. 수제 통밀 천연발효빵에는 대량생산된 마트빵보다 영양분이 훨씬 많이 함유되어 있고, 화학물질과 첨가제도 덜 들어가고, 유익한 천연발효균도 많다. 공장에서 대량생산되는 흰 빵은 보존제와 이스트로 부풀린 빵이다. 어떻게 이런 차이가 임상지표에 반영되지 않는가? 우리 연구가 장기간 진행되지는 않았지만 그래도 임상지표가 최소한 통밀 천연발효빵을 통해서는 유익한 방향으로, 마트빵에서는 부정적인 방향으로 움직이는 어떤 패턴을 발견할 것으로 믿었기 때문에 우리는 이 결과에 대해 쉽게 수긍하기가 어려웠다. 그래서 혹시 놓친 게 있는지, 오류가 있었는지 되짚어보기로 했다.

꼼꼼히 되짚다 보니 실제로 뭔가 놓친 것이 있었다. 바로 '평균'을 분석 대상으로 했다는 점이었다. 평균은 결과값의 범주를 보여주지는 못한다. 그래서 다시 피실험자 각각의 반응을 하나씩 살펴보았더니, 평균이라는 통계값은 빵의 가장 흥미로운 부분을 감추고 있었다. 이 두 종류의 빵에 대한 피실험자 각각의 반응이 상당히 달랐을 뿐더러 그 개인차는 예측이 불가능했고, 더 중요한 것은 실제로 개인에 따라 제각각 다른 수치가 나타났다는 점이다.

대량생산된 흰 빵과 통밀 천연발효빵에 개개인이 반응을 보인 방식 또한 흥미로웠다. 이들이 보여준 반응은 빵에 관한 그 어떤 일반적인 영양학 이론에도 일치하지 않았다. 이를테면 빵이 좋다, 나쁘다를 설명하는 그런 이론 말이다. 개인의 반응을 자세히 살펴보면 그 어떤 수치도 유의한 값으로 보이지 않았다.

세부 분석을 통해 우리는 예상한 대로 일부 피실험자에게는 통밀 천연발효빵이 몸에 유익했고, 마트빵은 그렇지 않았다는 사실을 알 수 있었다. 하지만 정반대의 경우도 있었다. 마트빵에 유익한 반응을 보이고, 통밀 천연발효빵에는 해로운 반응을 보인 피실험자도 분명히 있었다. 또 어떤 사람은 두 가지 빵에 극명하게 다른 반응을 보이기도 했고, 어떤 사람은 두 가지 빵 모두에 똑같이 반응하기도 했으며, 어떤 빵에도 별 반응을 보이지 않은 사람도 있었다. 따라서 이 실험결과로는 도저히 일반화한 결론을 내릴 수가 없었다!

연구결과가 예상과 다른 경우 연구자는 혼란스럽다. 우리 역시 망연자실했다. 그 데이터를 가지고 어떻게 해야 할지 가닥을 잡을 수가 없었다. 그러나 이 무작위적이고 갈피를 잡을 수 없는 데이터가 뚜렷하게 보여주는 것이 한 가지 있었다. 이 실험결과는 고정관념을 벗어난 새로운 개념, '개인맞춤영양'을 뒷받침해주고 있다는 사실이었다.

개인맞춤영양 효과

개인맞춤영양이란 탄수화물이 풍부한 빵 같은 음식을 먹었을 때 그 사람만의 방식으로 반응한다는 의미이다. 일반적으로는 어떤 음식을 먹을 때 그 음식의 탄수화물 함량, 비타민과 무기질 함량, 그 외 구성 재료의 품질이 인체에 영향을 주는 것으로 알려져 있다. 그러나 같은 음식을 먹었는데 섭취한 결과가 똑같지 않은 경우가 있었다. 즉 한 사람은 그 음식을 먹고 혈당이 급상승한 반면 다른 사람은 미미하게 상승한 경우였다. 여기서 주목해야 할 변수는 바로 그 음식을 섭취하는 '사람' 자신이었다.

그렇다면 우리가 알고 있던 영양학에 의구심이 들지 않을 수 없다. 여태까지 살아오면서 듣고 배워온 영양학적 지식에 따라 별다른 의심 없이 당연하게 몸에 좋다고 공인된 영양성분들을 따져가며 섭취해왔는데, 탄수화물 함량, 비타민과 무기질 함량, 기타 재료의 질이 일관되고 예측가능한 신체반응으로 이어지지 않는다면, 그런 영양소 함량과 성분 같은 것들이 중요하다고 볼 이유가 있을까? 그냥 우리가 원하는 것을 전부 먹을 수 있다는 의미가 아닐까?

이 질문에 대한 답은 일단 '아니오'이다. 반응을 예측할 수 없다고 해서 특정 음식에 대한 부정적인 반응이 없다는 말은 아니다. 그래서 아무 생각 없는 음식 섭취는 전혀 도움이 되지 않을뿐더러 해가 될 수도 있다. 그럼에도 최신 다이어트 식사법은 말할 것도 없고, 기존의 음식 섭취에 대한 상식으로는 어떤 음식이 나에게 좋고 나쁜지를 판별할 수 없다는 것이 우리가 발견한 내용이다.

누군가는 통밀 천연발효빵에 긍정적인 반응을 보일 수도 있고, 누군가는 부정적인 반응을 나타낼 수도 있는데, 나 자신이 어떤 반응을 보일지 알기 전까지는 통밀 천연발효빵을 안심하고 먹거나 전혀 먹지 않겠다고 결심하는 것은 조급한 결정일 수 있다. 자신의 식생활에 대해 가져왔던 생각이 본인에게 맞을 확률은 결국 절반의 확률일 수밖에 없으니까 말이다.

빵은 나에게 해로울까? 그럴 수도 있고, 아닐 수도 있다. 다른 사람이 제시한 식사 지침만으로는 그 답을 찾을 수 없다.

그렇다면 지금까지 우리가 찾아낸 것은 무엇인가? 〈빵에 관한 중재연구〉 프로젝트로 우리는 기존의 영양학적 지식에 완전히 어긋나는 기본 원칙 몇 가지를 확인할 수 있었다.

1. 빵은 꼭 나쁜 음식이 아니다. 그렇다고 좋은 음식도 아니다.
2. 내 몸의 지표, 특히 식후혈당반응을 측정하지 않고는 빵에 어떻게 반응하는지 확실하게 알 수 없다.

하지만 이것만으로는 충분하지 않았다. 우리는 데이터를 좀더 세분화하여 빵이 정확하게 각 피실험자의 임상지표 측정치를 어떻게 바꾸는지 보고 싶었다. 개인의 반응에 더 집중하여 관찰하기 위해 먼저 혈당반응을 보기로 했다. 혈당반응치는 개인차가 심하지만 식품이 건강에 미치는 즉각적인 영향을 판단하는 데는 우수한 지표이다. 식품을 섭취하면 혈당이 바로 바뀌는 데다 나이, 체중, 질병위험 및 질병 진행 상태, 콜레스테롤 수치, 혈압, 마이크로바이옴 구성 등의 여러 임상지표와 영향을 주고받기 때문에 대체로 신뢰할 수 있는 개인반응지표이다. 식품이 야기하는 만성적 혈당급상승은 건강에 해로우며 비만, 당뇨병, 심장병 등 여러 위험을 증대시키기 때문에 건강 상태와 질병위험을 추정하는 데 좋은 자료가 된다. 식후혈당치 상승 속도가 느리고 상승폭도 크지 않은 경우 질병의 위험도 낮고 진행을 늦추기도 한다. 이 책에서 우리는 식품에 대한 자신의 혈당반응을 측정하고 분석하는 방법을 자세히 다룰 것이다.

앞에서 언급했다시피 마트빵과 통밀 천연발효빵이 혈당에 미치는 영향은 큰 차이가 없었다. 하지만 자세히 관찰해본 결과 일부 피실험자는 빵 섭취 후 혈당상승이 완만했던 반면 일부는 급격한 혈당상승을 보였다. 이 현상은 완만한 혈당상승을 겪은 사람에게는 빵을 식단에 포함시켜도 안전하다는 뜻이지만, 혈당급상승을 겪은 사람에게 빵은 건강한 선택이 아니라는 뜻이다. 여기까지 읽고도 여러분은 아마 여전히 자신의 직관과 맞지 않는다고 느낄 것이다. 어떻게 빵이 나한테는 맞지 않고, 다른 사람한테는 맞는 음식일 수 있는가? 믿기 어렵겠지만 이것이 우리가 관찰한 결과이다.

좀더 흥미로운 것은 빵 종류 간의 차이였다. 통밀 천연발효빵과 대량생산된 흰 빵을 비교했을 때 개인 간의 혈당상승치 차이가 정말 대단했다. 마트빵 섭취 후의 혈당상승치가 천연발효빵으로 인한 혈당상승치보다 높게 나온 피실험자들도 있었고, 그 반대의 경우도 있었다.

마트빵과 천연발효빵에 정반대의 혈당반응을 보인 피실험자 두 명의 사례

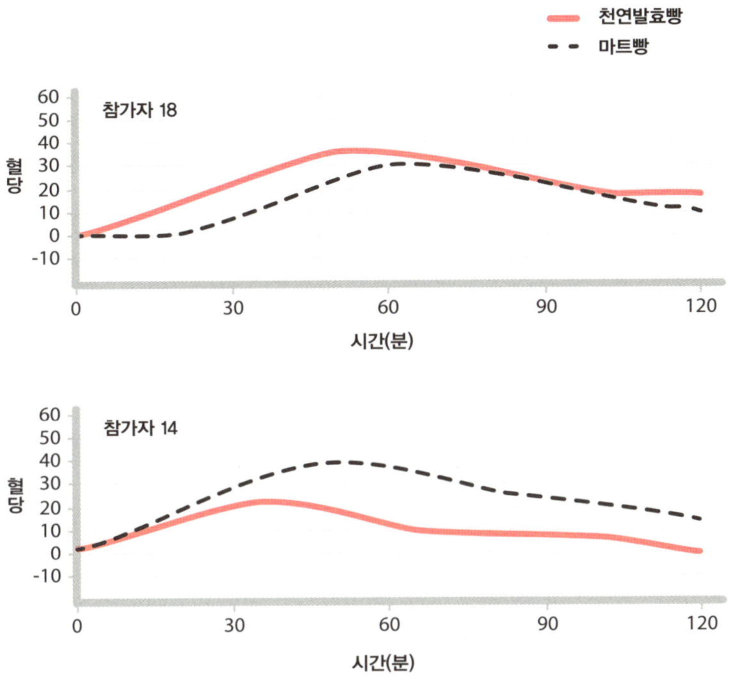

상단 참가자 18의 그래프는 마트빵보다 천연발효빵에 혈당이 더 많이 상승했음을 보여주고 있다.

위의 그래프를 보면 알기 쉽다. 두 명의 피실험자에게 나타난 천연발효빵과 마트빵에 대한 혈당반응 그래프이다. 이 그래프에서 보다시피 피실험자 두 명의 반응은 완전히 반대로 움직인다.

또 하나의 흥미로운 추세가 눈에 띄었다. 식사 내용이 복잡할수록 혈당반응의 변화도 크다는 점이었다. 예를 들면 마트빵만 섭취한 사람보다는 마트빵에 버터를 발라 섭취한 사람의 변동이 더 컸다. 천연발효빵은 통밀 함량과 발효제품이라는 특성상 더 복잡하다. 천연발효빵을 섭취한 사람들의 변동성은 마트빵에 버터를 발라 섭취한 사람들의 변동성보다 훨씬 컸다. 혈당반응의 변동성이 가장 크게 나타난 경우는 이 실험에서 가장 복잡한 형태의 식사였던 천연발효빵에 버터를 발라 섭취했을 때였다.

앞서 언급했던 〈피실험자 20명의 장내 마이크로바이옴 구성〉 그래프를 기억해보자. 피실험자들이 각각 자신만의 마이크로바이옴 조성을 가지고 있어 빵에 대한 반응이 제각각임을 보여준 그 정보가 이쯤에 와서 매우 유용하게 쓰였다. 마이크로바이옴 샘플 외 다른 정보 없이 그 정보로 개인이 두 종류의 빵에 어떻게 반응할지 예측할 수 있는 알고리즘을 만들 수 있었기 때문이다. 관련 기술이 더 향상될 미래에는 이 내용이 훨씬 더 유용해질 것이다(제5장에서 마이크로바이옴과 그 영향에 대해 살펴볼 것이다).

이 연구에서 우리는 재미있는 가설을 세울 수 있었다. 이 책의 중심이 되는 가설이자 향후 다른 연구와도 연계되고 이 책에서 다루게 될 결론에까지 이어지는 가설이다. 이 연구가 보여주는 가장 흥미로운 개념들은 다음과 같다.

- 빵은 건강 면에서 누구에게나 좋은 음식이라고 할 수는 없다. 어떤 경우에는 혈당급상승을 일으켜 빵을 자주 먹는 사람에게 비만, 당뇨병, 기타 건강 문제의 원인을 제공할 수도 있다. 그렇다고 해서 빵이 또 누구에게나 나쁜 음식이라고 할 수도 없다.

- 빵은 혈당 문제를 전혀 일으키지 않을 수도 있고, 누군가에게는 좋은 에너지원이 될 수도 있다.
- 마트빵을 무조건 '나쁜' 빵이라고 단정할 수는 없다. 마트빵이 더 잘 맞는 사람도 있고, 동시에 유익하지 않은 사람도 있다.
- 통밀 천연발효빵이 누구에게나 몸에 '좋은' 선택은 아니다. 물론 어떤 사람에게는 건강에 좋은 식품이다. 자신의 전반적인 건강과 안녕, 체중 조절, 질병 예방을 고려한다면 '모든 사람에게 똑같이 적용되는 보편적인 식사 규칙 같은 것은 없다'는 것을 인지하는 것이 매우 중요하다. 이것이 바로 이 책을 쓴 목적이기도 하다.

⁝ 천연발효빵을 선호했던 다니엘(Daniel A.)의 사례 ⁝

나는 바이츠만과학연구소의 대학원생이다. 내가 제일 좋아하는 음식은 빵이다. 어렸을 때는 빵 굽는 냄새가 견딜 수 없을 만큼 좋았다. 성인이 되고, 고급 빵을 찾아다는 것은 나와 가족을 위한 취미가 되었다. '건강에 신경을 많이 쓰는 타입'인 나는 동네에서 가장 멋진 빵집을 알게 된 뒤 단골이 되었다. 특히 수제 통밀빵을 좋아했는데, 퇴근길에 신선한 빵을 잔뜩 사는 일은 기분 좋은 일과가 되었다.

동네 슈퍼마켓에서 파는 대량생산된 흰 빵은 진짜 빵을 대체하는 저급하고 건강에 이롭지 못한 대체품이라고 생각해 절대 사지 않는다. 내가 아는 사람들도 대부분 그렇게 생각한다. 아들이 다니는 유치원에서 아이들 점심으로 흰 빵을 주었다는 사실을 알고 분노한 적도 있다.

수제 통밀빵의 우수성에 대한 확고한 신념이 있었던 나는 〈빵에 관한 중재 연구〉 프로젝트 이야기를 듣고 연구팀에 합류했다. 몇 주 동안 맛있는 수제 통밀 천연발효빵을 제공받았는데, 이 빵들은 정말 신선하고 건강에 이로운 재료들로 만들어졌다. 규칙상 몇 주 뒤에는 역겨운 마트빵을 씹어야 했지만 그 정도는 과학을 위한 희생이라고 여겼다.

그런데 결과를 받아본 날 나는 그만 뒤로 넘어갈 뻔했다. 마트빵을 섭취한 후의 혈당반응이 수제 통밀빵에 대한 혈당수치보다 훨씬 좋게 나온 것이다.

수제 통밀빵을 먹는 것이 건강한 선택이라고 확신해왔던 터라 결과가 잘못된 것이라고 믿고 싶었다. 하지만 '좋은' 빵을 먹은 모든 날에 나의 혈당기록은 일관된 모습을 보였다. 한 치의 의심 없이 믿었던 그 '좋은' 빵이 나의 혈당수치를 급격하게 끌어올렸고, 마트빵은 그렇지 않았다. 이 실험에 함께 참여했던 연구실의 내 동료는 나와 완전히 정반대의 결과를 받았다. 정녕 나의 믿음이 이렇게 잘못될 수가 있을까? 정의는 없단 말인가?

슬프게도 이 결과에 따라 나는 그토록 좋아했던 빵 섭취를 상당히 줄였다. 대신 다른 집착이 생겼다. '개인맞춤영양'이라는 개념에 완전히 빠진 것이다. 내 몸과 내 몸속의 장내 세균들이 어떻게 나를 더 놀래켰는지를 알고 싶어 미칠 지경이었다.

이 연구에 참여하기 전에는 의심의 여지 없이 우리의 건강을 규정하는 주요 요소는 식품 자체에 내재되어 있는 것이라고 믿고 있었는데, 그 생각은 부분적으로만 사실인 것으로 밝혀졌다. 결과를 특정 짓는 주요 인자는 사람이었다. 건강 상태, 체중, 연령, 자신만의 마이크로바이옴 같은 특성들이 다르기 때문에 사람의 혈당이 특정 식품에 특정한 방식으로 반응하는 것이다.

이 말은 현재의 식사 방식을 완전히 바꿔야 할 수도 있음을 의미한다. 자신에게 맞지 않다고 생각해서 기피했던 음식이 사실 전혀 해롭지 않은 음식일 수도 있고, 자신에게 좋다고 생각해서 억지로 넘겼던 음식이 사실은 건강에 해로울 수도 있다. 놀랍지 않은가? 이 책을 읽다 보면 알게 되겠지만 이 놀라움은 우리 연구에 참여한 많은 사람들이 겪었던 일이다. 그리고 이 깨달음은 사람들의 식생활을 바꿨을 뿐만 아니라 체중 감량 방식, 건강 상태, 나아가 삶까지도 변화시켰다.

이 책《내 몸에 딱 맞는 맞춤식단 혁명》을 통해 나만의 식사로 들어온 것을 환영한다. 우리는 급진적인 영양학적 패러다임을 소개하고자 한다. 이것은 음식을 선별하는 자신의 선택이 스스로에게 어떻게 영향을 미치는지에 대한 이야기이다. 일단 이해하고, 자신에게 어떤 식으로 적용할지를 알게 되면 여러분의 식생활은 지금까지와는 완전히 달라질 것이다.

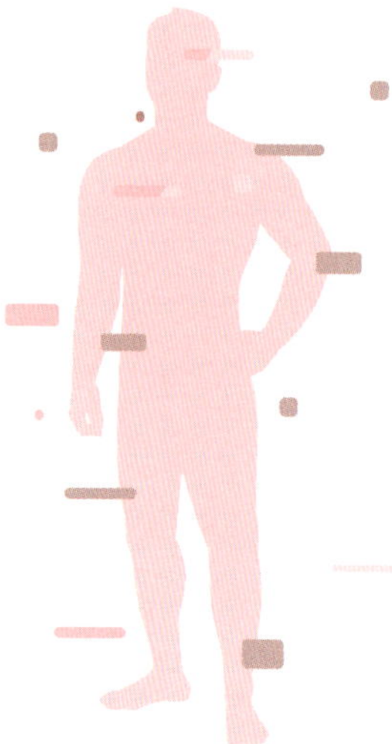

제2장

21세기의 건강 문제

40대 중반의 부부인 사라와 데이비드는 우리의 좋은 친구다. 둘 다 대학교육을 받은 이 부부는 건강 관련 잡지들을 구독하고, 텔레비전에서 건강 관련 프로그램을 즐겨 보곤 해서 건강에 대한 상식이 많은 편이다. 또 건강은 누구나 관심을 갖는 주제이다 보니 주변 친구들과 건강 관련 식품 정보나 식습관에 관한 대화도 자주 나눈다. 이 부부는 약간 과체중 상태이지만, 주변 사람들도 엇비슷하기 때문에 과체중이 특별한 문제라거나 건강과 관련된 어떤 징후라고 생각하지는 않는다.

그래도 몇 킬로그램이라도 빼려고 할 수 있는 노력을 다한다. 데이비드는 고혈압, 사라는 당뇨병 의심 소견이 있어서 이들은 소금, 지방, 당을 최대한 줄이려고 애쓴다. 간혹 피로감이 엄습할 때가 있긴 하지만 평소 자신들의 몸 상태가 썩 괜찮다고 여기고 있는 데다 주변의 친구들도 모두 같은 문제를 가지고 있기 때문에 자신들의 생활습관은 앞으로도 큰 문제를 일으키지 않을 거라 생각하며, 이대로 장수할 수 있기를 바랄 뿐이다.

이 부부는 거의 매일 아침 일찍 일어나 출근한다. 때때로 늦게까지 이메일 답장을 하거나 좋아하는 텔레비전 프로그램을 보느라 밤늦게 잠자리에 들 때도 마찬가지다. 아침에 일어나면 사라는 커피를 내려 인공감미료를 넣어 마신다. 설탕 섭취를 줄이고 있기 때문이다. 시리얼은 저지방 우유와 먹는다. 아침 식사로 통곡물이 적합하며 지방은 피해야 한다는 글을 읽었기 때문이다. 둘 다 섭취 칼로리와 지방의 양이 충분히 낮다는 데 만족하고 있다.

사라는 사무실 책상에서 점심을 해결한다. 치즈나 마요네즈를 얹지 않은 구운 닭고기 샌드위치와 포테이토칩을 조금 배달시켜 먹는다. 데이비드는 동료들과 외식을 한다. 초밥을 두 줄 정도 먹는데 나트륨 섭취를 절제하려고 간장은 찍지 않고, 무지방 드레싱을 올린 샐러드를 곁들인다. 둘 다 음료수는 다이어트 탄산음료를 마시면서 칼로리를 낮추고 설탕도 피한다.

저녁은 긴 하루를 보내고 퇴근해 집에서 함께 먹는다. 데이비드는 닭이나 생선을 굽거나 때로는 콩버거를 준비하고, 사라는 무지방 퀴노아 샐러드를 만든 뒤 와인을 한 병 딴다. 저녁을 먹은 후에는 텔레비전을 본다. 이 때쯤이면 사라는 달콤한 아이스크림이, 데이비드는 짭조름한 칩이 당기지만 혈압에 부담을 주지 않으려고 참는다.

데이비드는 종종 텔레비전 앞에서 잠이 들어버리지만, 사라는 늦게까지 깨어 집안을 정리하고 업무 관련 이메일을 처리한다. 그러다 보면 배고픈 상태로 잠자리에 들기 일쑤지만 '못된' 음식의 유혹에 굴복하지 않았다는 생각에 기분은 좋다. 다음 날 아침 몸무게가 한 500그램 정도 줄어 있기를 바라면서 말이다. 아침이면 깨자마자 체중을 재지만 내일 요가수업을 받고 난 뒤 다시 재야겠다고 생각하는 게 일상이다.

데이비드는 한밤중에 텔레비전이 웅웅거리는 소리에 잠을 깨고는 버터도 스프레드도 바르지 않은 맨빵 몇 조각을 집어먹는 것으로 배고픔을 달랜 뒤 침대에 누워 한 시간 동안 다시 잠드려고 애쓴다. 최소한 포테이토칩은 건드리지 않았다고 위안하면서 내일 너무 피곤하지 않으면 헬스장에 가서 운동을 해야겠다는 생각을 한다.

사라와 데이비드의 삶은 전형적인 현대인의 삶 그 자체이다. 이들은 지방과 설탕이 듬뿍 가미된 '기름지고 달짝지근한' 음식과 무지방, 저염 또는 인공감미료를 쓴 '담백한' 음식까지 광범위하게 식품을 선택할 수 있다. 둘 다 좋은 직장에서 일하며 경제력도 있고, 현대적 편의성을 갖춘 안락한 집도 있다. 필요할 땐 언제든 의료서비스를 받을 수 있고, 오락거리도 있으며, 친구와 가족들도 많다. 기술의 혜택을 받으며 일과 여가를 즐기고, 관심 있는 주제를 공부하기도 한다. 텔레비전과 컴퓨터가 여러 대 있고, 각각 스마트폰을 사용하며, 인터넷이 늘 연결되어 있어 생활, 건강, 체중 감량과 관련해 궁금한 건 즉각 인터넷에서 답을 찾을 수도 있다. 이들은 배울 만큼 배운 지성인이며, 모든 기회를 가지고 현대 사회에서 지혜롭게 잘 살아나가는 운 좋은 사람들이다.

그런데 왜 둘 다 심각한 성인병의 원인인 과체중 상태일까?

우리가 아는 건강 지식 ◀◀◀

엄청난 기회와 자원이 널려 있는 21세기를 사는 우리 대부분은 운이 좋다. 인류 역사상 인류의 탐구, 질문, 발견의 결과를 지금처럼 많이 알고 배웠던 시절은 없었으며, 이로 인한 혜택을 누리고 산 시대도 없었다. 인류가 처음으로 세상을 이해하려고 시도했던 이후로 세상은 꾸준히 진보해왔고, 원하는 만큼 많이 배울 수 있게 되었다. 바퀴의 발명에서 중력의 발견까지, 자동차 여행에서 우주여행에 이르기까지, 인류는 지식의 지평을 관찰하고, 발견하고, 혁신하며 넓혀나가고 있다.

건강과 수명은 현대의 인류가 엄청나게 진보시킨 주제이다. 인류는 자신에 대한 연구를 좋아하는 종(種)이며, 그 결과 더 좋은 영양, 더 나은 삶의 환경을 조성하고 약물요법이나 수술적 치료를 발전시킴으로써 질병과 부상을 치료해왔다. 비타민과 무기질이 무엇이며, 괴혈병, 구루병, 빈혈과 같은 질병을 예방하려면 무엇이 얼마나 필요한지 알고 있고, 칼슘이 뼈와 치아를 단단하게 하며 단백질은 근육과 여러 조직의 구성성분임을 알고 있다. 움직이기와 버티기 동작이 힘과 지구력을 키워준다는 사실, 계속 움직이고 스트레칭하고, 무거운 것을 들어올리면서 근육을 만들고 뼈를 강화할 수 있다는 사실도 알고 있다. 자동차의 안전띠, 총기류에 대한 경고 같은 것들이 사람의 목숨을 지켜주며, 여러 나라에서 관련 규정을 법으로 정하고 있다는 사실도 알고 있다.

인류는 수백만 명의 목숨을 앗아갔던[1] 감염을 예방하고 치료하기 위해 항생제를 사용할 줄 안다. 깨끗한 공공급수 체계도 가지고 있다. 의

사는 수술, 방사선치료, 화학요법, 최근에는 면역치료를 통해 암을 치료할 수 있다. 심장마비를 치료하기 위해 심장에 혈액을 공급하는 혈관을 고쳐서 심장이 계속 뛸 수 있게 함으로써 환자의 생명을 연장시키는 것까지 할 수 있다. 오늘날의 우리는 이 모든 것을 당연하게 받아들이지만, 우리의 할아버지 세대나 그 이전 세대는 이런 '호사로운 기술'의 혜택을 누릴 수 없었다.

인류는 인간의 뇌가 어떻게 작동하고 늙어가는지에 대한 놀라운 발견 을 하기도 했다. 신체는 소화관과 피부 및 무균 상태가 아닌 부위에 수십억에 달하는 세균을 숨기고 있으며, 이 세균은 숙주인 인간의 건강과 기능에 지대한 영향을 미치고 있다. 인간의 유전자 지도가 완성되었고, 한 사람의 DNA를 분석하는 기술 개발도 가속화되어 비용이 2001년 10억 달러에서 10년 만에 1,000달러 수준으로 백만 배나 저렴해졌다. 새로운 기술 혁신으로 생물학 연구자들은 단일 유전자 연구에서 전체 생물계의 유전자코드 연구로 학문의 영역을 넓히고 있다. 갈수록 점점 더 많은 혁신과 새로운 과학적 발견이 이루어지고 있다. 새로운 발견이 일상인 시대를 살아가는 즐거움이란 이루 말할 수 없을 정도이다.

하지만 이 모든 성과에는 어두운 이면이 있다. 인류가 거머쥔 성과와 모든 지식을 생각할 때, 건강 분야의 엄청난 진보에도 불구하고 비만이나 당뇨병 같은 대사질환이 전례 없이 전 세계적으로 급격히 증가하고 있다는 사실은 놀라운 일이 아닐 수 없다. 과학이 정말 많은 건강 문제들을 해결해왔지만, 오늘날 대사질환은 인류 역사상 결코 일어나지 않았던 엄청난 규모와 수준으로 위협하고 있다.

: 대사질환이란 무엇인가? :

대사질환은 인체가 음식을 통해 에너지를 만들어내는 일련의 과정에서 나타나는 기능이상과 관련된 모든 질환이다. 대사이상은 세포가 중요한 생화학적 반응을 수행하는 데 영향을 준다. 즉 단백질(아미노산), 탄수화물(당과 전분), 지질(지방산)의 '처리, 전달, 흡수'에 영향을 끼치는 것이다. 이는 결국 다양한 생화학적 불균형을 초래한다. 인슐린 저항성, 혈압 상승, 콜레스테롤 증가, 중성지방수치 증가 등이 그 예이다. 이런 증상은 비만, 당뇨병, 심혈관질환의 위험인자들이며 암,[2] 알츠하이머,[3] 파킨슨씨병,[4] 지방간[5] 등 여러 질환과도 관련 있다. 다시 말해 대사이상을 가진 사람은 조기 사망 및 삶의 질이 훼손될 위험에 있다. 인간의 건강과 관련된 그렇게 많은 문제들이 정복되고 있는 이 역사적인 순간에 말이다.

대사질환은 실질적인 위협으로 매우 흔히 발견된다. 현재 미국에 살고 있다면 통계적으로 볼 때 과체중이 될 가능성이 70퍼센트이며, 비만이 될 가능성은 40퍼센트에 달한다.[6] 비만이 증가하는 나라는 미국만이 아니다. 전 세계적으로 비만율이 1980년 이후 두 배나 증가했고, 2014년에는 세계 인구의 39퍼센트에 달하는 성인 19억 명이 과체중 상태인 것으로 밝혀졌다. 그중 6억 명은 비만이다. 실제로 세계 인구의 대부분은 영양 부족과 기근으로 인한 사망보다 과체중이나 비만으로 인한 사망이 훨씬 더 많은 나라에 살고 있다.[7]

우리가 당뇨병전기 상태일 가능성은 40퍼센트에 가깝고, 실제로 당뇨병 환자일 확률은 9퍼센트 이상이다. 이 수치는 2014년 이후 거의 두 배로 증가한 수치이다.[8] 당뇨병에 걸렸다 하더라도 수년간 진단조차 받

대사질환의 영향과 건강 악화

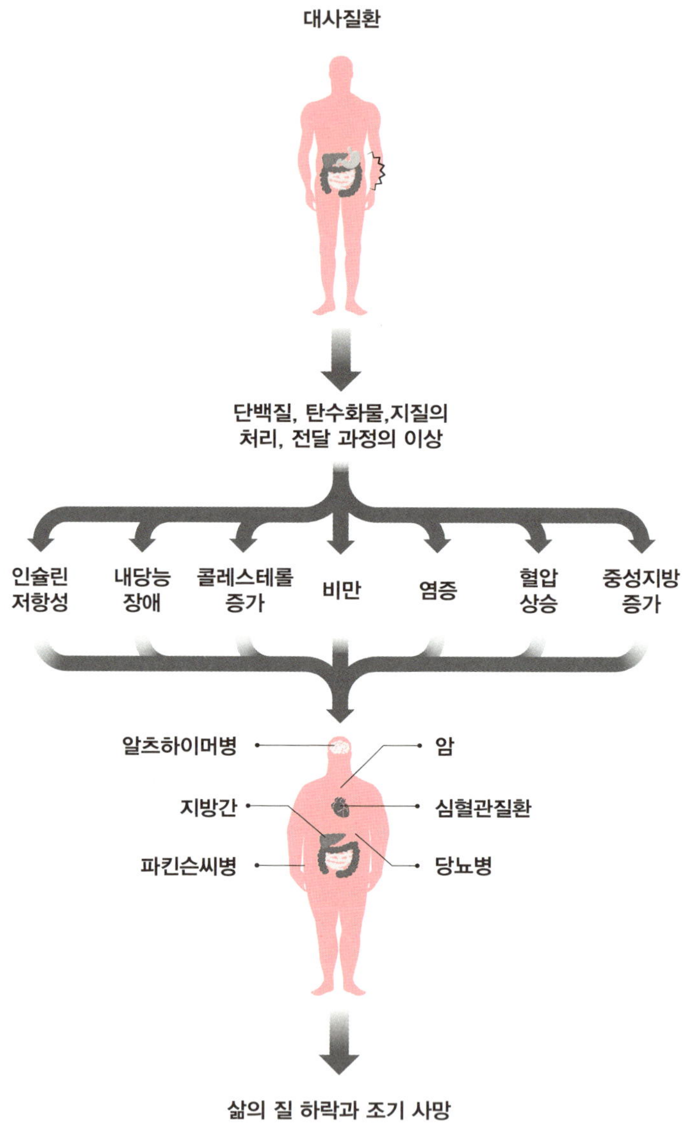

지 못한 채 방치될 수도 있다.[9] 선진국에 살고 있든 아니든 일반적으로 심장병으로 사망할 가능성이 가장 높다.[10] 대사증후군은 복부비만, 고콜레스테롤혈증, 고혈압, 당뇨병 등 여러 질환을 복합적으로 일컫는 말로서, 현재 미국에서 급속히 확산되어 2012년 이후 3분의 1 이상이 대사증후군을 겪고 있다.[11] 대사증후군은 심혈관질환 발생의 주요한 위험인자이다.

심혈관질환으로 인해 전 세계적으로 매년 1,730만 명이 사망한다. 심혈관질환으로 사망하지 않는다면, 다음 원인은 암이다. 2017년에 미국에서는 악성 경향이 낮은 두 종류의 피부암을 제외하고는 168만 8,780명이 암 진단을 처음 받았다.[12]

2010년에는 전 세계 인구 중 3,300만 명이 뇌졸중을 앓았고,[13] 비알콜성 지방간의 경우, 선진국에서는 바이러스성 간질환을 제치고 가장 흔한 간질환이 되었다.[14] 미국인 20퍼센트는 지방간 환자이며, 이 중 600만 명은 아이들이다![15]

신경학적 질환 역시 미국의 주요 걱정거리다. 2016년에 500만 명 이상의 미국인이 알츠하이머병을 앓고 있었고,[16] 100만 명은 파킨슨씨병 환자였으며, 매년 6만 건 정도가 늘어나고 있다.[17]

이것은 전례 없는 현상이며 매우 걱정스러운 상황이다. 1세기 전만 해도 사망의 주요 원인은 폐렴, 결핵, 설사병 혹은 장염이었다. 100년이 지난 지금 이 병들은 심장병, 암, 뇌졸중으로 대체되었다. 1958년, 미국에서 160만 명이 당뇨병 진단을 받았으나 현재 그 숫자는 2,190만 명으로 늘어났다.[18] 1960~2014년까지 미국 남성의 평균 체중은 75킬로그램에

비만

(20~74세 성인 대상)

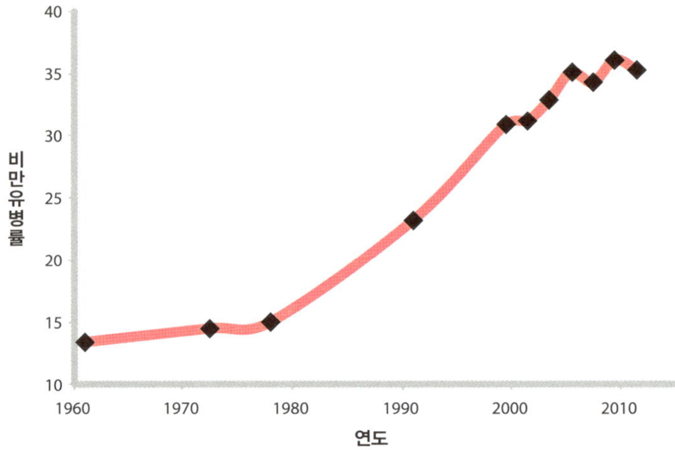

당뇨병

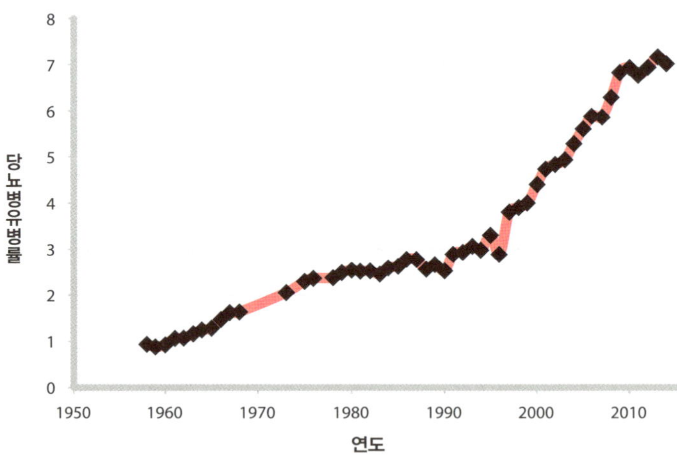

서 89킬로그램으로 증가했고, 여성의 평균 체중은 63.5킬로그램에서 76.6킬로그램으로 증가했다.[19,20]

방대한 지식이 축적되고 빠른 속도로 발전하는 고도의학의 시대에 사는 현대인들이 대사질환의 극적인 증가를 겪고 있다는 것은 비극일 뿐만 아니라 모순이다. 대사질환은 삶의 질을 심각하게 훼손할 수 있다. 하지만 의외로 생활 방식을 바꾸는 간단한 방법으로 예방할 수 있는 질환이기도 하다. 인간의 유전자와 환경요소 간의 상호작용이 건강에 변화를 일으킬 수 있는 잠재적 요인이 될 수는 있지만, 그렇다고 인간의 건강에 극적인 변화를 야기할 정도는 아니다.

1990년 이후 전 세계적으로 인간의 기대수명이 늘어난 게 사실이다. 감염병으로 인한 사망은 계속 줄어들고 있는데[21] 대사질환은 늘어난 것이 단순히 오래 살게 되었기 때문이라고 단언할 수는 없다. 왜냐하면 그 어느 시대보다 각 연령별 만성질환 건수가 늘어난 상태인 데다 80대 인구에게만 문제가 되는 것이 아니기 때문이다. 더 뼈아픈 사실은 다음 세대들도 이런 엄청난 위험에 처해 있다는 것이다. 미국에 거주하는 아동들 중 17퍼센트 이상은 현재 비만과 당뇨병, 고콜레스테롤, 지방간 등 비만 관련 문제로 고통받고 있다.

그동안 인류가 성취해낸 엄청난 의학적, 보건학적 성과와 발전에도 불구하고, 이를 역행하는 대사질환이 이토록 증가한 원인은 무엇일까?

사실 우리는 답을 알고 있다. 인류에게 그토록 유익했던 진보와 발전이 바로 이와 같은 21세기의 건강 문제도 초래했다고 믿는다. 진보란 변화를 의미한다. 좋은 쪽의 변화이기도 하고 나쁜 쪽의 변화이기도 하

12~19세 청소년 과체중 현황

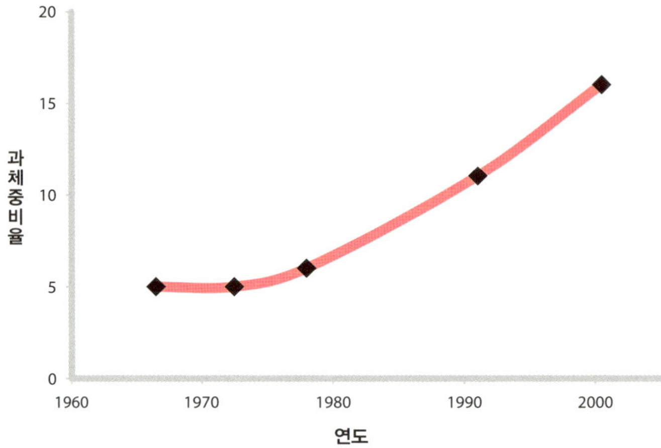

다. 우리가 사는 환경과 삶의 방식이 편리하게 바뀐 것도 과학, 기술, 산업의 진보 덕분이다. 우리는 그중 일부가 대사질환의 증가를 초래했다고 보고 이를 증명하고자 한다.

이 모든 안락함과 편리함은 건강 악화, 공해 증가, 식품 인공첨가물의 증가, 좌식 생활의 증가, 수면의 질 악화, 사회적 고립 증대를 초래하는 방향으로 우리를 이끌었다. 또한 과학의 해석이 잘못되었든, 거짓 과학 때문이든, 그릇된 정보가 인터넷을 통해 마구잡이로 확산되면서 사람들은 건강을 훼손하는 환경을 만들고, 잘못된 정보를 토대로 의사결정을 하게 되었다. 그러나 우리는 과학이 잘못한 것은 과학으로 바로잡을 수 있다고 믿는다. 문제를 살펴보고, 우리 앞의 장애가 무엇인지 더 깊이 이해한다면, 반드시 그 해결책을 찾을 수 있을 것이다.

: 당뇨병 위험에서 벗어난 가이(Guy R.)의 사례 :

나는 아내에게 바이츠만과학연구소의 맞춤영양 연구에 관해 듣고 등록하기로 했다. 과체중 상태이긴 했지만 다른 건강 문제가 있는지는 몰랐는데, 연구 진행 결과 혈당반응이 비정상적이라는 말을 들었고, 당뇨병전기 상태라는 걸 알게 되었다.

또한 피타빵과 쌀같이 내가 일상적으로 섭취했던 음식 중 많은 것들이 혈당급상승을 일으킨 반면, 맥주, 초콜릿, 후무스 같이 내가 좋아하는 음식들은 그렇지 않다는 것도 알게 되었다. 실험결과에 기초하여 구성한 메뉴를 받은 뒤 충실하게 실천했다. 놀랄 정도로 실천하기 쉬웠다. 아마 내가 좋아하는 식품 중 많은 것들을 그대로 즐길 수 있어서였을 것이다.

몇 주 지나지 않아 약 9킬로그램이 빠졌고, 정상체중이 되었다. 혈당검사에서도 정상수치를 확인했다. 당뇨병 위험에서 벗어난 것이다. 이 경험은 나의 식생활을 완전히 바꾸었고, 추정컨대 당뇨병으로 가는 길에서 나를 구하지 않았나 싶다.

21세기의 생활습관, 과연 새롭게 진화한 것인가?

우리는 과거를 그리워하지 않는다. 과학 발전의 최전선에 서 있다는 데 자부심을 갖고 있기 때문이다. 하지만 지난 시간들을 돌아보며 현대식 삶의 어떤 부분이 건강 문제를 일으켰는지를 구체적으로 연구해왔다. 우리 모두가 경험했던 생활 방식의 변화 중 식생활과 상관없는 변화를 살펴보면서 그러한 변화가 우리를 어떻게 변화시켰고, 이에 대해 우리는 어떻게 대응할 수 있을지를 생각해보기로 했다.

:: 수면 방식은 어떻게 바뀌었는가? ::

우리의 수면 방식은 과거와는 다르다. 현대인이 일하고 잠드는 방식은 조상들의 생활 방식과는 현격하게 다르기 때문이다. 옛날에는 햇빛이 비치는 동안에만 활동을 하고, 해가 진 다음에는 모닥불을 피워 놓고 있다가 긴 잠에 빠졌다. 그리고 다음 날 해가 뜨면 일어났다. 낮과 밤의 주기에 맞춘 이런 삶의 양상은 수백만 년 동안 지속되었고, 모든 생명체의 진화를 결정했다.

그러나 인류 역사로 보면 찰나 같은 시간에 불과할 최근 200년 만에 인류는 이전과는 비교도 할 수 없는 획기적인 변화를 가져왔다. 인간은 이제 전기불빛 아래 살기 시작했고, 먼 거리를 이동할 수 있게 되었다. 더 이상 자연광 주기에 의존하지 않게 된 것이다. 이 신속하고도 파격적인 변화는 인체의 세포와 장기에 내재된 자연 수면주기를 깨뜨려버렸고, 그 결과 인간의 생체리듬에 혼돈을 초래해 건강상의 문제를 불러왔다. 이 모든 것은 전기불빛으로부터 시작되었다.

옛날 옛적 밤의 불빛은 모닥불이나 촛불이 다였고, 암막커튼과 안대 없이 아침을 맞았다. 그러나 21세기에 사는 우리는 밤에도 대낮처럼 환하게 불을 밝혀두곤 한다. 조상들이 깊은 잠에 빠져 있을 동안 우리는 텔레비전 화면, 컴퓨터 화면, 스마트폰 화면을 쳐다보느라 잠들 수가 없다. 눈은 여전히 빛에 집중하고 있고, 뇌는 계속해서 일을 하거나 사회활동을 하는 상태로 있게 된다.

1879년에 전등이 발명된 이래 인간의 태양 의존도는 현저히 낮아졌다. 생물학적으로는 몰라도 문화적으로는 확실하다. 현대인은 이제 자

: 생체리듬이란 무엇인가? :

생체리듬이란 인간, 동물, 식물, 박테리아 등 모든 생명체의 내부 리듬 또는 수면·각성·식사 주기이다. 생물학적 리듬은 태양의 24시간 주기와 연결되어 있고, 빛에 대한 노출을 기반으로 움직인다. 인간과 동물은 주로 망막을 통해 빛을 감지하고,[22] 망막은 뇌에 신호를 보냄으로써 이 생체 '시계'에 영향을 준다.[23] 이것이 사람이 어두울 때 졸리고 밝으면 깨어나는 이유이며, 야행성 동물은 반대로 생활하게 된다.

놀랍게도 우리의 뇌에는 신체활동을 조절하는 '째깍거리는 시계'가 있다. 과거 20년 동안 과학은 인체의 모든 세포와 조직이 자체 생체시계에 따라 움직인다는 사실을 발견했다.[24] 인간은 생체시계의 움직임에 따라 수백만 년을 살아왔고, 하루의 시간대에 따라 세포와 조직의 여러 생체시계들이 완벽하게 조율되어 몸속 기관들이 그때그때 해야 하는 활동을 수행하도록 해왔던 것이다. 전체적으로 보면 중추에 해당하는 뇌시계와 수백만 개에 달하는 말초 시계들이 복합적으로 작용하여 생체리듬을 결정지어온 것이다.

생체리듬은 다양한 방식으로 우리에게 영향을 준다. 잠들고 깨어나라는 신호를 주는 내부 생화학적 반응에서부터 인간이 전체 사회를 구성해왔던 방식에 이르기까지 말이다. 현대인으로 살아가는 우리는 대부분 날이 밝으면 일어나서 출근하고, 해가 지면 잠자리에 들 생각을 하지 않는가? 생체리듬은 개인마다 다르고, 유전자와 행동을 통해 바뀔 수 있지만, 환경의 주요한 변화에 맞춰지기도 한다.

예를 들면 장거리 비행으로 낮과 밤이 달라져 습관을 갑자기 바꾸는 일은 생체리듬에 심한 교란을 일으키지만, 일정 시간이 지나면 신체는 새로운 환경에 적응하고, 이에 맞춰 다시 생체리듬 주기를 정상화한다. 이와 반대로 직장에서 밤근무를 하는 사람은 신체가 생체리듬을 조정할 수 없는 상태가 되기도 한다. 밤시간에 일한 대신 낮에 잠을 잔다고는 하지만, 이들은 이미 자연광 주기와 완전히 반대되는 환경에 노출된 상태이다. 우리 연구뿐만 아니라 다른 연구에서도 밝혀진 사실은, 생체리듬이 깨진 상태로 오랜 시간 지내게 될 경우 건강에 심각한 문제를 일으킬 수도 있다는 것이다.

연생체리듬에 맞추어 살지 않아도 된다. 주변 조명을 조절할 수 있는 힘을 갖게 되었기 때문이다. 역설적으로, 조명이 우리를 지배하게 된 것이기도 하다.

또한 장시간 비행기를 탈 경우, 몇 시간 안에 낮과 밤이 바뀌기도 하는데 시차 적응이 불편하기는 하지만 그런 대로 적응하며 지내게 된다. 그러나 장거리 비행이 잦은 사람들은 낮밤이 바뀐 교대근무자와 마찬가지로 건강상 생체리듬 교란과 관련된 위험에 노출된다.

전등불빛 아래 살게 되면서 확실히 많은 것을 얻기는 했다. 그중에서도 사회생활의 변화는 가장 흥미로운 부분일 것이다. 하지만 하루 중 언제라도 자신이 원할 때 원하는 일을 할 수 있게 된 편리함에는 대가가 따른다. 태양광이든 전기불빛이든 스크린에서 뿜어져 나오는 어떤 빛이든 빛은 멜라토닌melatonin 생성을 방해한다.[25]

: 뇌는 어떻게 나를 잠들게 하는가? :

멜라토닌은 뇌에 있는 송과체에서 분비되는 호르몬으로 수면주기를 조절하며 여러 신체기능 주기에도 관여한다. 뇌기능과 수면주기는 같은 신경전달 체계를 사용한다. 그래서 수면에 방해를 받으면, 인지능력과 대사기능에 영향을 끼친다.[26] 어떤 사람은 수면장애 해결책으로 멜라토닌 보충제를 먹기도 하는데, 이런 방법이 빛과 어둠에 자연스럽게 노출되었을 때와 같은 상태를 만들어낼 수 있는지에 대해서는 미지수이다.[27] 부분적으로 효과가 있을 수도 있지만 아직까지 확실한 과학적 근거는 없다.

이처럼 교대근무 등으로 낮밤이 바뀌거나 수면장애 등 생활 방식의 문제로 인해 우리 몸속에서 멜라토닌이 원활하게 생성되지 않으면 생체리듬은 엉망이 될 수 있다. 이는 호르몬 작동에 혼란을 초래하여 질병을 유발하고 신체 기능에 이상을 가져올 수 있다. 예를 들면 교대근무를 오래해온 의사, 간호사, 군인들이 겪는 생체리듬 혼란은 유방암 증가와 관련이 있다. 생체리듬 교란이 에스트로겐 생성과 에스트로겐 수용체 기능에 영향을 미쳤을 가능성이 높다.[28,29,30]

우울증, 치매 같은 질환이나 퇴행성신경질환 역시 수면주기 교란과[31] 긴밀한 관계가 있으며, 생체주기 혼란은 주요 우울장애와[32] 특정한 유형의 우울증[33] 발병률 증가와 관련되어 있다.

생체리듬이 무너진 상태에서는 면역력 저하 및 심혈관계질환, 여러 신체상의 문제들이[34] 발생할 수 있다. 만성적으로 수면주기가 무너진 상태로 생활하는 사람들은 비만, 당뇨병 및 관련 합병증[35,36] 발병 위험이 상당히 높다.

우리는 생체리듬의 혼란이 건강에 어떤 영향을 주는지 관심을 가지고, 좀더 면밀하게 살펴보기 위해 이에 대한 연구를 실시했다. 특히 이 연구에서 마이크로바이옴이 생체리듬 혼란에 어떤 반응을 하는지에 집중했다.[37] (마이크로바이옴과 장내 박테리아까지 포함하여 제5장에서 더 세부적으로 다룰 것이다.)

먼저 생쥐를 이용하여 심각한 시차 부적응 실험을 해보기로 했다. 낮과 밤이 바뀌도록 조명을 비추는 조건과 급식 시간을 바꾸어 생쥐의 생체리듬에 혼란을 유발했다. 동시에 실제로 시차 문제를 겪고 있는 사람들을 대상으로도 실험을 진행했다.

이 실험의 결과는 대단히 흥미로웠다. 나중에 이 연구결과들을 더 세부적으로 다루겠지만 가장 흥미로운 발견은 장내 세균들, 즉 마이크로바이옴이 자신만의 생체리듬을 따르고 있고, 이 리듬은 인체의 생체시계와 동기화되어 있다는 사실이었다. 다시 말해 사람은 자신의 생체리듬뿐만 아니라 동기화된 자신의 장내 박테리아의 생체리듬의 영향권 아래 살고 있다는 것이다.[38]

여기에 유전적 요소도 있다. 우리는 전에 이미 세포 안에 시계 기능을 담당하는 유전자가 있다는 사실을 발견한 바 있다. 그런데 만약 생쥐 실험에서 이러한 시계 유전자를 제거해버리면 생체리듬에, 특히 마이크로바이옴의 리듬에 과연 어떠한 변화가 나타나게 될지 몹시 궁금했다. 놀랍게도 생쥐에게서 시계 유전자를 제거해버리면 마이크로바이옴의 리듬도 사라졌다. 생체시계들은 여러 변수의 영향을 받기도 하고 건강에 다양한 방식으로 영향을 미치는 것으로 보인다.

따라서 사람의 생체리듬 교란은 마이크로바이옴을 구성하는 박테리아의 생체리듬에 혼란을 야기하며, 이는 인슐린 저항성 및 비만의 주요 원인으로 판단된다. 시차 문제를 겪는 사람이 낮밤이 바뀐 생활을 하는 교대근무자들과 유사한 혼란을 경험하는 것으로 보아, 생체리듬의 혼란은 그토록 많은 교대근무자들의 대사질환 발병의 원인이 되는 것으로 보인다.[39] 교대근무자들은 어디로 이동하지는 않지만 시차증후군을 겪는 사람들로서 아무래도 밤에 식사를 하게 되는데, 밤에 무언가를 먹는 것이 이런 혼란을 야기할 수 있다.

우리의 연구에서도 야행성이라 밤에 먹는 생쥐의 급식 시간을 낮으로 바꾸었을 때, 생쥐의 마이크로바이옴 리듬이 깨진다는 것을 알 수 있었다. 달리 말하면 마이크로바이옴의 숙주가 사람이든 생쥐든 간에 유전자와 생활습관(시차, 낮밤이 뒤바뀐 근무, 야간 식사)으로 인해 마이크로바이옴의 리듬에 영향을 줄 수 있고, 이들이 숙주의 생체리듬에 혼란을 야기할 수 있다는 것이다. 그리고 빛을 쬘 수 있는 일광시간에 이루어지는 체내 미생물의 정상활동에 이런 혼란이 발생할 경우, 숙주의 건강에 심각한 결과를 초래할 수 있다는 것이다.

생체리듬 교란이 신체에 초래할 수 있는 결과

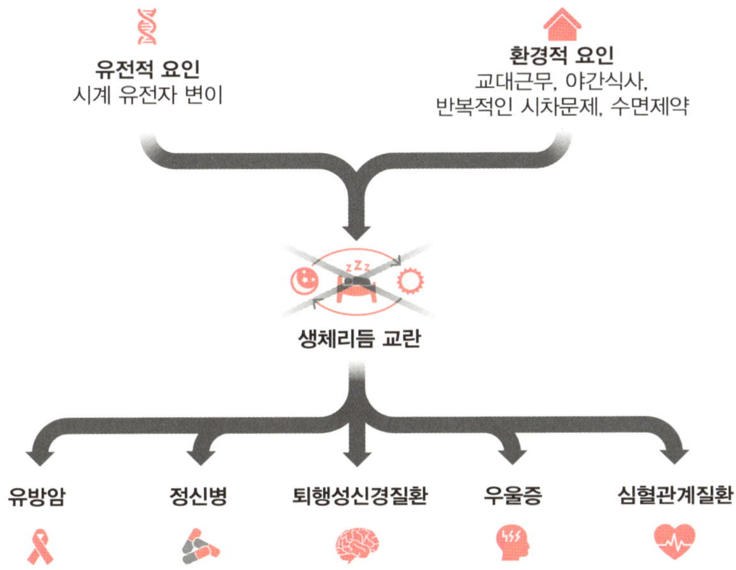

청색광(Blue-Light)의 문제

빛은 생체리듬에 혼란을 가져올 수 있는데, 특히 빛의 색깔에 따라 그 혼란의 정도가 달라질 수 있다. 전기가 대중화되기 전까지 빛이라고 할 수 있는 것은 태양과 불이 전부였다. 태양과 불은 적색광을 더 많이 가지고 있다.

21세기 현대인은 대부분 전구에서 나오는 빛에 노출되어 있으며, 컴퓨터 화면의 빛에 노출되는 시간이 점점 늘고 있다. 전구나 컴퓨터 화면에서 나오는 빛은 청색광이 많다. 미국인의 90퍼센트가 잠들기 전에 전자기기를 사용한다는 조사결과가 있다.[40] 청색광은 그 어떤 빛보다 멜라토닌 생성을 심하게 억제하기 때문에,[41] 전등과 전자기기 화면은 생체리듬을 심하게 교란한다.

촛불과 모닥불처럼 적색광이 많은 빛은 그와 같은 혼란효과가 없으며 청색광만큼 각성을 유도하지 않는다. 따라서 생체리듬 교란은 심하지 않다. 200년 전까지만 해도 우리의 조상들은 일몰 후에 촛불을 켜 놓고 책을 읽거나 불가에 모여 담소를 나누었다. 이런 생활은 현대인이 침대에 누워 문자를 보내거나, 인터넷 검색을 하거나, 전자책을 읽고, 텔레비전을 보는 것만큼 생체리듬을 방해하지는 않았을 것이다.

마지막으로 현대인이 얼마나 자주 다른 시간대를 오가며 이동하는지 생각해보자. 우리처럼 주기적으로 장거리 비행을 하는 사람들도 많고, 해외 여행자의 수도 눈에 띄게 늘었다. 2015년에 10억 명 이상이 해외여행을 했는데,[42] 1950년에는 그 수가 2,500만 명에 불과했다.[43] 이 말은 생체리듬에 부담을 주는 시차 혼란이 전 세계적으로 엄청나게 증가했음을 의미한다. 조사에 따르면 상습적인 시차 혼란은 기억력 및 인지 기능부터[44] 종양 발생과 진행까지[45] 다양한 신체적 메커니즘에 영향을 줄 수 있다.

그렇다면 우리가 밤근무를 해야 하거나 국경 또는 대륙을 오가는 이동을 해야 한다면 어떻게 해야 할까? 텔레비전, 컴퓨터, 스마트폰에 중독된 상태라면 어떻게 하겠는가? 이런 행위는 자신이 통제할 수 있는 것도 있고, 못하는 것도 있다. 그래도 태양의 주기에 맞춘 수면주기에서 멀어질수록 어떤 일이 발생하는지 알게 된다면, 자신의 질병위험을 이해하는 데 도움이 될 것이다.

어떤 행동을 선택할지는 전적으로 자신의 문제다. 생체리듬의 혼란을 초래하는 행동의 파괴력을 낮출 수 있다고 하는 치료법도 나와 있다. 하지만 이 치료법에 설득력 있는 증거는 아직 없다고 본다. 멜라토닌 보조제나 청색광 차단 화면과 안경 같은 '해결책'에 대해서도 들어봤을 것이다. 원하면 이런 방법들을 시도해볼 수는 있겠지만, 이 역시 아직 확증은 없다. 아마도 최선의 전략은 최대한 자연적인 리듬에 맞추는 삶으로 돌아가는 것이며, 자신이 하루의 일정을 어떻게 수행하는지 파악하면서 수면 방식과 수면 시간을 추적해보는 것이 아닐까.

:: 운동과 의자 중심의 생활 ::

운동을 늘린다면 더 많이 먹어도 될까? 아마도 그럴 수 있을 것이다. 문제는 오늘날 현대인은 일과 중 대부분을 움직이지 않고 생활한다는 것이다. 산업혁명 전에는 대부분의 일이 꽤 강도 높은 육체노동이었다. 기계가 등장하고 고도화되면서 이러한 육체노동을 기계가 대신하게 되었다. 그리고 컴퓨터가 등장했다.

출근해서 책상에 앉아 근무하기 전후로 하루 한 시간씩 운동을 한다고 해봐야 육체노동을 하는 데 필요한 물리적 힘의 수준과는 비교가 안 된다. 먹을거리를 찾아 사냥을 하거나, 쉴 곳을 만들거나, 물을 찾아 나서거나, 다른 사람을 만나기 위해 먼 거리를 걸을 때 필요한 활동량은 말할 것도 없다. 오늘날도 여전히 육체노동을 하는 인구는 많다. 만약 다른 조건들이 동일하다면 육체노동을 하는 사람들은 대사질환에 걸릴 위험이 비교적 덜할 것이다.

일반적으로 발전과 진보는 인류에게 큰 혜택을 주었다. 과거에는 구할 수 없었던 제품과 서비스를 쉽게 생산할 수 있게 되었고, 자동차나 비행기를 타고 큰 노력을 들이지 않고도 어디나 여행할 수 있게 되었다. 자연히 신체적 활동을 해야만 하는 사람들도 훨씬 줄었다. 일하는 환경도 과거보다는 훨씬 안전해졌다. 옛날 사람들은 열악한 작업환경에서 일하느라 다치는 일도 잦았고, 사고도 많이 당했다. 농부, 벌목공, 광부, 어부가 많았고, 제조업 종사자도 많았지만 어떠한 보호장치나 안전 시스템이 마련되는 일은 거의 없었다. 노동법과 아동노동 금지법이 생기고, 안전이 우선순위를 차지하게 된 건 비교적 최근의 일이다.[46] 바람직한 방향의 진전이다.

조사에 따르면 신체활동이 건강상 유익하다고는 하지만 격심한 육체노동은 심장질환을 일으킬 위험이 크다고 한다.[47] 격한 노동 역시 위험하기는 마찬가지인 셈이다.

오늘날 미국인의 대부분은 사무실에서 근무한다. 사무실은 신체활동이 최소화된 공간이다. 1970년에는 사무실에서 근무하는 미국인이 20퍼센트에 불과했고, 고된 신체활동을 하는 직업 종사자는 30퍼센트에 달했다. 30년 후 이 양상은 달라졌다. 미국 성인의 40퍼센트가 사무실에서 근무하는 직업을 갖고 있었고, 신체적으로 힘든 직업 종사자는 20퍼센트에 그쳤다.

최근의 연구는 너무 오래 앉아서 생활하는 것이 위험하다고 경고한다. 좌식생활을 '새로운 흡연'이라고까지[48] 부르고 있다. 앉아서 생활하는 사람이 많을수록 당뇨병, 심장병, 비만을 일으킬 가능성이 더 높아지고, 심지어 수명까지 짧아질 수 있다고 한다.

또한 현대인은 곳곳에 널려 있는 각종 화면을 쳐다보는 데 많은 시간을 쓰며 산다. 불과 20년 만에 화면의 양은 엄청나게 늘어났고, 사람들이 화면을 쳐다보는 데 쓰는 시간도 놀랍게 증가했다. 1989년에 컴퓨터를 보유하고 인터넷을 쓸 수 있는 가정은 15퍼센트에 불과했으나 2009년에 이 수치는 69퍼센트로 늘어났다.

오늘날의 우리에게 격무라는 말은 예전처럼 고된 육체노동을 한다는 의미가 아니라 출근해서 중간에 잠깐 점심을 먹고 컴퓨터 앞에 8시간 이상 앉아 있는 것을 의미한다. 우리 모두 더 움직여야 한다는 것을 알고 있지만 하루가 끝나면 우리는 텔레비전 앞에 자리잡거나 다시 컴퓨터 앞에 앉아 인터넷 공간을 돌아다니고 SNS 활동을 하거나 소파에 누워 스마트폰을 가지고 논다.

이토록 끊임없이 화면에 시간을 할애하는 것은 현대 문화의 심리학적 영향이라고 하지만 그 물리적인 결과는 자명하다. 앉아서 생활하는 삶은 건강상의 위험으로 이어진다.[49] 매일 앉아 있는 시간과 허리둘레 증가, 공복 중성지방 수치 증가, 인슐린 저항성 사이의 직접적인 상관관계를 보여주는 연구가 나와 있다.[50]

: "나는 유전적으로 살찌는 체질이라고!" :

누구나 각자의 유전자를 가지고 태어난다. 변이가 됐든 아니든 타고난 유전자는 변하지 않는다. 그렇다고 해서 유전자가 팔자도 아니고, 어떤 특정한 건강 상태와 반드시 일치하는 것도 아니다.

유전자는 어떤 질병이나 비만 같은 상태에 대한 위험요인이다. 유전자는 경향을 나타내지만 운명을 예측할 수는 없다. 수십 년 전만 해도 비만과 당뇨병이 전 세계에서 공통적으로 발견되는 질환은 아니었다. 사람의 유전자는 짧은 시간 내에 바뀌지도 않는다. 건강과 체중은 외부환경과 자신의 내부환경(마이크로바이옴), 후성유전학 또는 자신의 유전자가 환경에 의해 활성화되었는지의 여부, 어느 정도나 활성화되었는지 등 여러 요인이 결합하여 나온 궁극의 결과이다.

이러한 요인들은 서로 영향을 주고받으며 궁극적으로 사람의 체중, 건강, 어떤 질병의 발병 유무를 결정한다.

- 유전자는 질병위험에 영향을 미친다. DNA는 사람이 타고나는 유전자 변이와 유전자의 종류를 결정하며, 유전자 기능에 영향을 준다. 예를 들면 유당을 분해하는 효소를 생성하는 유전자 변이를 가지고 있다면 그 사람은 유당불내성을 가지게 된다. 하지만 그 사람이 유당을 거의 먹지 않는다면, 그 경향은 절대 나타나지 않는다.

- 유전자는 생각하는 것만큼은 아니어도 마이크로바이옴에 영향을 미친다. 최근 연구들을 보면 어떤 조건하에서 유전자는 마이크로바이옴의 조성을 결정짓는다고 한다. 예를 들면 일란성 쌍둥이는 이란성 쌍둥이보다 마이크로바이옴이 더 유사한 경향을 보인다.[51] 이란성 쌍둥이는 일반 형제자매들보다는 더 유사한 마이크로바이옴을 가지고 있고, 형제자매는 남남보다는 더 유사한 마이크로바이옴을 가지고 있다.
  하지만 이 현상을 들여다본 우리는 그 영향이 매우 미미하다는 사실에 상당히 놀랐다.

- 유전자는 후성유전에 영향을 미친다. 사람의 DNA에는 언제, 어디서, 어느 정도로 유전자가 활성화될 것인지를 결정하는 인체 프로그램이 코딩되어 있다는 것이 정설이다.

- 환경은 마이크로바이옴에 영향을 미친다. 연구에 따르면 환경의 일부인 식생활이 다르면 마이크로바이옴 구성도 다르다. 세균은 숙주인 사람이 먹은 음식에서 영양을 흡수한다. 따라서 섭취한 영양에 따라 마이크로바이옴의 구성이 달라질 수도 있다.

- 환경은 후성유전에 영향을 준다. 온도, 계절, 수면, 신체활동 같은 환경과 행동은 전부 유전자활동에 영향을 끼친다.

- 마이크로바이옴과 후성유전은 서로 영향을 주고받는다. 마이크로바이옴의 세균은 분자와 더 작은 분자인 대사산물을 생성하는데 이들은 유전자 활동에 영향을 준다. 따라서 유전자활동은 세균의 활동에 영향을 미치는 대사산물을 생성한다.

- 마이크로바이옴과 후성유전학적 현상은 대사질환 위험에 영향을 끼친다. 마이크로바이옴과 유전자가 생성하는 대사산물 간의 상호작용 역시 인체의 대사과정에 영향을 준다. 지방 저장, 지방 사용, 지방 분해 등 대사질환 위험을 높일 수 있는 대사과정이 포함된다.

대사질환과 관련된 여러 요소의 상호작용과 결과

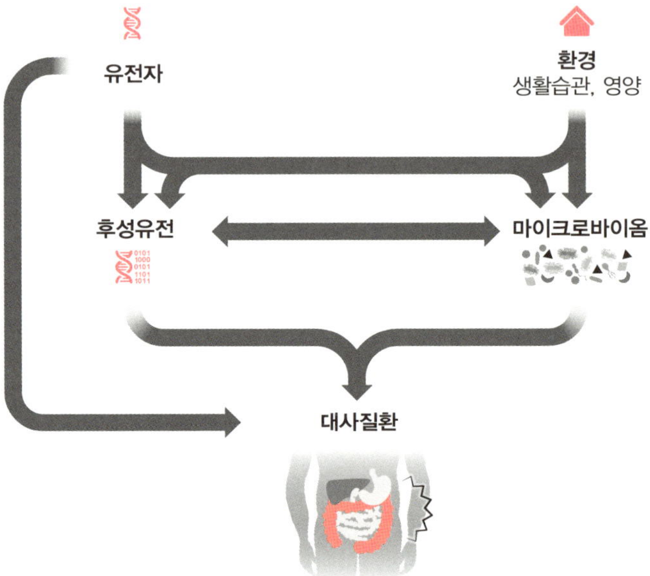

:: 싸고 흔하지만 과연 음식인가? ::

지금까지 우리는 아직 음식에 대한 이야기는 나누지 않았다. 다음 장에서 영양과 관련하여 잘못 알려진 사실들에 대해 다룰 것이다. 하지만 현재의 음식 체계가 얼마나 바뀌었는지도 살필 필요가 있다. 발전이라는 이름으로, 또 많은 인구를 효율적으로 저렴하게 먹인다는 미명하에 이루어진 변화 말이다. 대량 식품생산이 그것이다. 고수익을 보장하는 최첨단 시스템 덕분에 사람들에게 값싼 식품을 많이 제공할 수 있었지만, 이것은 식품의 품질과 순도의 악화로 이어졌고, 이는 여러 문헌에 잘 드러나 있다.

이 시스템의 특징은 효율성에 있다. 사람들은 더 이상 계절음식만 먹지 않아도 되며, 어느 지역에만 한정된 소위 로컬푸드에 의존하지도 않는다. 전 세계에서 들여온 음식과 제철이 아닌 식재료들, 플로리다 오렌지, 멕시코 아보카도, 남미 바나나, 이스라엘 방울토마토, 스페인 만다린오렌지 등을 동네 슈퍼에서 손쉽게 구할 수 있다.

오늘날 우리가 먹고 있는 음식 대부분은 그 지역에서 생산된 것이 아닐 가능성이 높다. 이제는 로컬푸드가 너무 귀해져서 슈퍼마켓이나 건강식품 전문점에서도 특권층만 구입할 수 있을 정도의 사치가 되어버렸다. 로컬푸드 위주로 먹으려고 해도 필요한 식재료를 100퍼센트 구하기는 어려워 목록을 파격적으로 줄여야 한다. 제철이 아닌, 그 지역에서 생산된 식재료가 아닌 음식들의 섭취량 변화에 대한 연구가 많지는 않지만, 우리의 식생활에 큰 영향을 미치는 중대한 변화임에는 틀림없으며, 이는 우리의 몸과 마이크로바이옴의 반응에도 영향을 주고 있다.

: 늘어난 섭취량 :

주로 앉아서 생활하는 대다수의 선진국 사람들은 이런 생활을 하는 데 필요한 것보다 훨씬 더 많은 열량을 섭취한다.[52] 전 세계적으로 섭취 열량의 변화를 살펴보면, 1964~1966년에는 1인당 평균 2,358칼로리를 섭취했는데 2015년에는 2,940칼로리로 증가했다. 선진국에서는 1964~1966년에 2,947칼로리를 섭취했고, 2015년에는 3,440칼로리까지 증가했다. 열량이라는 개념을 체중 변화와 직접 연결 짓는 것은 문제가 있지만 현대인은 매년 필요한 열량보다 거의 18만 칼로리를 더 먹고 있다.

대량 식품생산에서 또 하나의 중요한 측면은 식품 자체의 특성 변화이다. 수확량을 늘리고, 맛과 모양을 개선하고, 국경과 대륙 이동에 잘 견딜 수 있도록 만들기 위해 사람들은 이종교배와 여러 조작행위들을 해왔다. 이로 인해 사람들이 많이 찾는 식품의 대부분은 지난 100여 년 동안 다양한 방식으로 크게 변형되었다.

예를 들면 고기를 좀더 효율적으로 생산하기 위해 좁디 좁은 공장식 축사에서 동물 수백, 수천 마리를 동시에 사육하고 있다. 좁은 축사에서는 동물들이 감염되기 더 쉽기 때문에 질병과 사망을 예방하기 위해 항생제를 자주 투여한다. 항생제에 대한 대중의 압박 때문에 항생제 사용을 제한하고 있는 미국의 경우, 젖소의 우유 생산을 늘리고 근육을 키우기 위해 호르몬을 투여하기도 한다. 우유과 고기를 더 많이 생산할 목적으로 가축을 교배시키기 때문에 몇 세대 동안 선택적 교배를 하고 나면 동물들의 모습은 이전 세대들과 상당히 다른 외모를 갖게 된다. 오늘날의 젖소는 더 뚱뚱하고, 근육도 훨씬 크며, 착유기가 잘 장착되도록 유방이 크고 둔부가 높아진 모습이 되었다.

조작을 당하는 식품원은 동물만이 아니다. 옥수수, 콩, 밀과 같이 대량 재배가 쉬워 많이 찾는 식물성 식품들은 식품이 공급되는 곳이면 어디서나 볼 수 있는데, 오랫동안 의도적으로 녹말 수율을 늘리고, 껍질의 양은 줄이고, 단맛을 높이는 방식으로 교배해왔다.

이러한 식품은 고과당 옥수수 시럽, 밀전분, 콩단백 분리물로 분해되어 가공식품에 감미료, 증량제, 탄수화물, 단백질 형태로 첨가된다. 수확량을 극대화하기 위해 농약을 일상적으로 사용해 병충해에도 강해졌다. 이러한 변화는 유통기간이 길고, 맛도 좋아진 식품을 풍부하게 생산할 수 있도록 해주었다. 하지만 이런 수준의 식품 처리는 최근에 이루어진 것이라 이러한 변화가 사람의 건강에 어떤 영향을 미칠지는 완전히 밝혀지지 않았다.

사람들이 단백질, 탄수화물, 지방을 충분히 섭취하고, 너무 많이 먹지만 않는다면 재배나 성장과정 및 식품 제조과정에 가해지는 이러한 변화가 정말 문제가 되지 않는 걸까? 정답은 알 수 없다. 애석하게도 이러한 변화 각각의 단독 효과와 건강에 미치는 영향을 측정한 연구는 별로 없다. 하지만 이러한 변화는 사실 엄청난 변화이기 때문에, 그 잠재적 영향은 부정적 방향이든 긍정적 방향이든 상당하다고 할 수 있다.

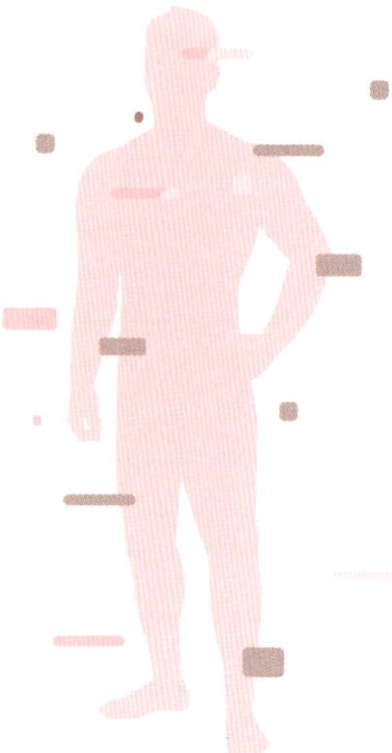

제3장

잘못된 정보고속도로

현대 세계에는 건강과 관련된 또 하나의 변화가 있다. 이것은 다른 여러 가지 발전과는 상당히 다른 모습인데, 너무나도 팽배해 있지만 눈에 잘 들어오지는 않는다. 우리는 이 문제를 인지하는 것이 중요하다고 생각해서 한 장 전체를 이 주제에 할애하기로 했다. 여러분이 다른 과학연구자료를 읽거나, 과학연구에 기반한 어떤 글이나 블로그를 보기 전에 지금 언급하려는 개념을 읽고 숙지하기를 바란다. '자신이 읽고, 보고, 알고 있다고 생각하는 것'을 다 믿지는 말아야 한다는 것이다.

현대 사회에서는 정보가 왕이라고는 하지만 잘못된 정보가 성을 점령하고 있다는 것이 더 정확한 표현일 것이다. 정보의 보급이 문제없이 이루어졌다고까지 말하지는 않겠지만, 오늘날과 같은 시대에는 그것이 국제뉴스든 정치, 지역 뉴스가 됐든 진실을 가려내기가 매우 힘들다.

우리의 초점인 영양학은 말할 것도 없다.

정보는 그 어느 때보다 차고 넘치며, 일반 지식 확장에 도움이 되었다. 예를 들면 환자는 자신의 상태에 대해서 옛날에 비해 훨씬 많이 알고 있다. 건강에 대해 사람들이 구할 수 있고, 접근할 수 있는 자료가 많기 때문이다. 하지만 너무 많은 사람들이 건강, 의료, 영양 정보를 인터넷에서 구하기 때문에, 인터넷상의 정보를 최대한 잘 평가하고 활용할 수 있는 방법을 아는 것이 중요해졌다.

우선 과학이 일을 하고 있다는 것을 알아야 한다. 과학자들은 건강, 질병, 영양에 대해 여러 측면으로 배우고, 이해하고, 알고 있는 사람들이다. 하지만 여전히 답을 찾지 못한 질문들도 있다. 과학은 끝이 없다. 그런데 유감스럽게도 아직 답을 못 찾은 질문들은 보도되지도 않고 당연히 인터넷에서 클릭할 수도 없다. 그러다 보니 과학이 실제보다 훨씬 확정적이고, 완벽하며, 광범위하게 적용할 수 있는 답을 가지고 있는 것처럼 보이는 경향이 있다. 이런 현상은 쉽게 찾아볼 수 있다. 학문이라는 것은 해당 연구주제에 한정된다. 사전에 정한 환경하에서, 정해둔 일정 기간에, 특정 집단의 사람이나 동물을 대상으로 한 연구에서 나온 결과는 전체 집단에 늘 일반화해서 적용할 수는 없다.

예를 들면 생쥐 실험은 인간의 어떤 과정을 들여다볼 수 있는 등불이 될 수도 있고, 아닐 수도 있다. 저지방 식단을 투여한 실험생쥐 한 집단이 체중이 줄었다고 해서, 모든 사람이 저지방 식단으로 체중을 줄일 수 있다는 의미는 아닌 것이다. 물론 어떤 사람들은 체중이 줄어들 수도 있다. 하지만 이런 유형의 연구가 진행되고 있다고 해서 우리가 모든 것을 안다고 확정할 수 있는 것은 아니다.

이런 이유로 대부분의 연구에는 한계를 설명하거나 '해당 이론은 더 많은 연구가 필요하다'라는 문구가 들어간다. 연구의 결론은 연구 범위보다는 훨씬 넓게 적용할 수 있고, 연구내용이 결론을 뒷받침하기 때문에 사실이라고 추정할 수는 있어도, 그렇다고 해서 '증명이 되었다. 증거가 있다'고는 할 수 없다.

: 관찰연구 대 중재연구 :

과학연구의 여러 유형에 대해 알게 되면, 결론 이면의 진실을 치밀하게 분석할 수 있게 된다. 연구는 크게 두 가지 유형으로 나눌 수 있다. 하나는 관찰연구(또는 역학연구)인데, 큰 집단을 대상으로 한다. 수백, 때로는 수천에 이르는 연구대상을 두고, 수개월, 수년, 심지어 수십 년 동안 장기간 진행된다. 이러한 연구는 흥미로운 경향들을 보여줄 수는 있지만, 교란변수가 워낙 많아서, 큰 집단을 대상으로 장기간 진행하는 연구의 특성상 단일변수의 효과를 짚어내기가 그만큼 어렵다.

다른 하나는 중재연구이다. 이런 연구가 훨씬 엄격하게 통제되어 있어, 인과관계(중재가 직접적으로 변화를 일으킨다)를 밝히기에 유리하다. 하지만 연구의 규모가 제한적이어서, 연구대상은 보통 10~20명에 불과하다. 드물게 100~200명 규모까지 가기도 하지만, 이 역시 작은 규모로 간주된다.

또한 중재연구는 보통 중재가 효과가 있다는 것을 보여줄 수 있도록 설계되어 있어, 해가 되는 효과에 관한 추정은 연구의 초점이 아니며, 제대로 통제되지도 않는다. 다시 말해 중재연구는 뭔가가 효과가 없다는 것보다는 효과가 있거나, 작용을 한다는 것을 보여주는 데 적합하며, 교란인자의 영향이 제한적이기는 하지만, 그 결과를 대규모 집단에 일반화해서 적용하기에는 무리가 있다.

연구의 규모가 작고 생쥐나 초파리같이 사람이 연구대상이 아닐수록 연구결과는 사람에게 일반화해서 적용할 수 있는 가능성이 낮다. 확실하게 결론을 내리기까지는 길고 복잡한 과정이 필요하다. 연구가 사람을 대상으로 대규모로 실시되지 않으면, 설사 그런 조건으로 실시된다 하더라도, 해당 연구는 오직 가설일 뿐 사실은 아니다. 하지만 사람들은 무엇을 어떻게 하라는 건지 기억할 수 있는 간단한 메시지와 규칙을 좋아하기 때문에 언론은 새로 발견된 내용을 알릴 때 잠정적인 연구결과를 사실인 양 만들고, 일반화시켜서 모두에게 적용될 수 있는 것처럼 포장한다. 이런 일이 어떤 방식으로 이루어지는지 살펴보자.

- 서둘러 마무리하는 연구들이 있다.

  대부분의 경우 연구자들은 보통 연구를 완료하고, 할 수 있는 최선을 다해 제대로 분석을 마쳤을 때에만 연구결과를 공개하려고 하지만, 어떤 경우에는 발표에 급급한 나머지 설익은 내용을 공개하기도 한다. 연구비 확보와 승진이 이러한 업적 발표에 달려 있는 경우가 많다. 전부 그런 것은 아니지만 과학적 작업은 익명으로 이루어지는 피어리뷰 (peer-review 동료 검토—옮긴이)를 거쳐야 한다.

- 논문 게재 과정이 모두 엄격하다고는 할 수 없다.

  연구자들은 과학저널에 자신의 연구를 논문으로 공개하고 연구과정과 결론을 설명한다. 과학저널들은 품질과 엄격한 편집 및 게재 정책에 있어서 서로 크게 차이가 나지만, 저널의 수준 차이에 대해서는 일반 언론이 그다지 크게 고려하지 않는 경우도 다반사이다.

• 보도자료는 출판된 연구를 단순화하거나 과잉해석할 수 있다.

연구 게재는 종종 대학의 홍보 수단이 되기도 하고 기부자를 끌어모으는 효과적인 방법이기도 하다. 연구결과가 일단 공개되면, 연구자가 속한 연구소나 대학은 보도자료를 낸다. 보통은 이 과정에서 기관의 홍보팀이 이야기를 간단명료하게 줄이고 돈이 될 만한 메시지를 넣으려 한다. 그렇게 하다 보면 정확성을 약간 희생하고, 과잉해석이라는 무리수를 두면서까지 결과를 일반화하고 단순화하고 싶은 유혹이 일기 마련이다.

• 언론은 이야깃거리가 될 만한 것들을 기사화한다.

기자는 보도자료를 받고 눈길을 끌 만한 기사제목을 뽑고, 좋은 읽을 거리로 만들기 위해 결과를 일반화한다. 기자들은 연구 원문을 읽지 않는 경우가 많으며, 보통 보도자료만을 보고 기사를 쓴다.

• 좋은 기사는 언론에서 빨리 퍼지고 그 과정에서 내용이 변질된다.

기사가 정말 흥미로워 보이면, 다른 기자들은 처음 보도했던 기자의 기사를 문구만 바꾸어 내보낸다. 논문 원본은 고사하고, 보도자료 원본조차 읽지 않고 베껴쓰는 것이다.

• 특히 대중이 민감하게 반응하는 영양에 대한 기사는 전염성이 강하다.

영양학 분야는 사람들의 주요 관심사이기 때문에, 이러한 '연쇄반응'은 단연코 두드러진다. 급기야 정확하지도 않은 사실이 연속적으로 헤드라인 기사가 되는 경우도 많다. 드문 경우이기는 하지만, 피어리뷰 과정과 논문 게재가 완료되기도 전에 보도자료가 나오면서 근거 없는 대중적 과잉반응을 불러일으키기도 한다.

전형적인 예는 시험관에서 아크릴아미드에 암을 일으키는 특성이 있을 수 있음을 보여준 연구에 관한 기사였다. 2002년에 이 기사는 언론을 타고 들불처럼 퍼져나가면서, 아크릴아미드를 함유한 프렌치프라이와 쌀 같은 평범한 식품이 암을 일으킬 수도 있다고 보도되었다. 이는 말도 안 되는 과장이었지만, 자극적인 제목을 단 기사는 삽시간에 퍼졌고 근거도 없는 내용이 엄청난 대중적 히스테리를 불러일으킨 사건이 되었다.

산업계의 관심 ◂◂◂

돈이 관여되면 어떤 것이 진실인지를 구분하기는 더 어려워진다. 한두 푼이 아닌 수십억 달러가 걸려 있다면 위험성은 더 커진다. 유감스럽게도 과학 분야에는 돈이 크게 연루되어 있고, 연구비가 기업에서 나오는 경우는 특히 더 그러하다. 돈 많은 기업이 과학자에게 연구비를 지급하고, 해당 기업의 제품에(식품, 의약품, 그 외 여러 가지) 관한 긍정적 결과를 기대하는 경우라면, 연구자는 후원 기업이 기대하는 결과를 도출해야 한다는 엄청난 부담을 갖게 된다.

1960년대 설탕산업그룹인 슈거리서치재단Sugar Research Foundation(지금은 설탕협회)이 하버드대 소속 과학자 세 명에게 '당분과 지방이 심장 건강에 미치는 영향에 대한 연구' 검토결과를 왜곡하여, 포화지방의 역할을 강조하고, 당분의 역할은 미약하게 보이도록 연구비를 제공했다는 보고서가 최근 화두가 되었다.[1] 이것은 순수한 연구비 제공이 아니라 회사의 이익을 위해 연구결과까지 왜곡해 사람들을 속이는 일이다.

이들이 검토한 자료는 《뉴잉글랜드 의학저널》에[2] 게재되었는데, 아니나 다를까 당분이 아닌 식이지방이 심장병의 주요 원인이라고 믿게 만들었고, 여전히 그렇게 알고 있는 사람이 많다. 식이지방이 단독으로 심장병에 관련이 있다는 증거는 충분하지 않은데도 말이다.

이 사건에 연루된 과학자는 마크 헤그스티드D. Mark Hegsted 박사였는데, 그는 나중에 미국 농무부 영양과장이 되었고, 이곳에서 미국 식사권고안의[3] 기초가 되는 최초의 보고서 초안을 작성하는 데 참여했다. 그런 보고서는 기업의 영향이 아니었다면 어떠한 형태로든 결코 존재하지 않았을 것이다.[4] 여러분이 만일 전 국민을 대상으로 올바른 식생활을 알려주는 문서를 작성하는데, 여러분이 권장하거나 권장하지 않는 식료품을 팔아서 많은 돈을 버는 사람들이 자문위원회에 떡하니 앉아 있다고 상상해보라. 어떤 결과가 나오겠는가.

연구에 대한 이러한 영향력 행사는 늘상 있는 일이다. 2015년에는 세계 최대 음료기업인 코카콜라가 과학자들과 손을 잡고 설탕은 비만과 관련이 없으며, 단지 충치에만 상당히 영향이 있다는 이야기를 퍼트렸다는 기사가 터졌다.[5] 또 다른 예로, 사탕을 먹는 아동이 사탕을 먹지 않는 아동보다 체중이 덜 나가는 경향이 있다는 수익성 관련 메시지를 담은 연구는 사탕 회사에서 돈을 댔다.[6]

모든 과학자는 자신의 연구에 투자한 사람들이 연구결과에 확실한 기득권을 갖는다는 것과 따라서 후원자의 이익에 최선으로 부합하는 기사거리가 될 만한 결론을 도출해야 한다는 부담이 있다는 것을 잘 알고 있다. 이 모든 것은 공중보건이 아니라 돈이 중심이 된다.

: 식품정치 :

식품정치에 흥미가 있거나 식품산업의 이해관계가 과학에 미치는 영향에 관심이 있다면 매리언 네슬(Marion Nestle)을 찾아보라. 그녀의 블로그와 저서(www.foodpolitics.com)에서 많은 정보를 구할 수 있을 것이다. 매리언은 식품산업이 지원한 연구가 어느 정도로 해당 산업에 이익이 될 궁극적인 명분을 던져주었는지를 추적하고 있다. 이 책을 쓰고 있는 순간에도 최신 업데이트가 올라왔는데, 156건이 해당 산업의 이익을 지원했고, 12건은 지원하지 않았음을 알 수 있다.[7] 이 사실이 그렇게 놀랄 일이 아닐지도 모르지만, 분명한 것은 이러한 행태가 과학에 대한 신뢰를 향상시키는 상황은 아니라는 점이다.

오류투성이 과학

마지막으로 과학적 결론의 신뢰성에 영향을 줄 수 있는 학술연구의 질에 대한 문제를 짚어보자. 언론과 산업의 압박이 아니더라도, 과학자는 항상 필요한 모든 정보를 가지지는 못하며, 인간이기 때문에 중요한 인자를 고려하지 못한 연구설계를 하는 경우도 있다. 종종 연구가 잘못될 수도 있고, 후속연구가 나와 자신의 연구결과가 잘못된 결론으로 밝혀지는 경우도 많다. 영양학의 속성상 모두에게 보편적으로 적용할 수 있도록 신뢰할 수 있는 결론을 가진 연구를 설계하기가 힘들기 때문에 영양학은 어렵다. 이에는 다음의 몇 가지 이유가 있다.

• 과학자는 경제적 지원 없이 연구를 수행할 수 없다.

누군가는 이들에게 경제적 지원을 해주어야 한다. 수만, 수십만 명이 참여하는 대규모 연구를 하길 원한다면, 연구자는 실제 연구를 너무 복잡하게 만들어서는 안 된다. 아니면 예산 때문에 연구진행을 못 할 수도 있다. 참가자 수는 곧 돈이다. 예산이 부족하면 연령, 성별, 체질량지수(BMI) 같은 것들만 측정할 수 있거나, 참가자들이 무엇을 먹었는지 스스로 기록하는 결과에 의존할 수밖에 없는데, 참가자가 많으면 많을수록 식단 기록 또한 부정확한 경우가 많다. 이처럼 측정이 제한된 연구는 보통 좋은 결과를 내기 어렵다.

예산을 맞추는 다른 방법은, 많은 변수를 연구하되 대상자를 줄이는 것이다. 이러한 유형의 연구는 저지방 대 저탄수화물 같이 식사 중재의 영향을 살필 수 있다. 하지만 피실험자의 수는 기껏해야 10~50명 이하로 제한된다. 이 방법 역시 결과는 그리 유용하지 않거나 다수의 사람에게 적용했을 경우를 보여주는 데 한계가 있다.

이러한 연구에서조차 진정한 식이섭취 실험을 위한 연구비는 주어지지 않는다. 연구자가 필요한 음식을 전부 제공해야 통제가 가능한데, 예산이 없으니 피실험자가 섭취하는 음식을 직접 통제할 수 없다는 말이다. 이런 연구에 참여하는 피실험자는 무엇을 어떻게 먹으라는 식사 지침은 받지만, 연구자의 감독 없이 스스로 알아서 먹어야 한다. 피실험자는 정확하게 식단을 어떻게 실천해야 하는지 모를 수도 있고, 지침을 따르지 않을 수도 있다. 피실험자가 실제로 얼마나 엄격하게 식단을 지켰는지 객관적으로 평가하는 수단이 없으면, 결론은 신뢰하기 어렵다.

• 식품은 복잡하다.

저지방 대 저탄수화물 식단에 대한 연구를 생각해보자. 피실험자들은 저지방 또는 저탄수화물 식사를 하라는 말을 들으면, 나름대로 그 지시사항에 맞는다고 생각하는 식사를 할 것이다. 하지만 식사의 탄수화물, 단백질, 지방이라는 3대 영양소(또는 다량영양소)는 완전하게 조절하기가 무척 어렵다. 채소에도 일부 지방과 탄수화물이 포함되어 있고, 통곡물에도 지방은 들어 있다. 고기에는 탄수화물이 없지만 소스나 양념이 들어간 고기에는 탄수화물이 포함된다. 저탄수화물, 저지방의 '저'는 대체 무엇을 의미하는 것일까?

연구자는 탄수화물이나 지방의 그램 수를 셀 수는 있겠지만, 사람들이 실제 섭취하는 양, 사람들이 섭취하고 있다고 연구자에게 전달하게 될 내용, 사람들이 적절하다고 생각하는 음식 같은 것을 항상 통제할 수는 없다. 통제가 가능하려면 피실험자들을 고립된 환경에 모아서 그들이 섭취하는 모든 것을 통제해야 한다. 하지만 그런 방식은 실생활을 반영하지도 못하고, 따라서 결과도 유용성이 떨어진다.

연구자는 실제로 그런 다량영양소를 완전히 분리할 수도 없다. 또한 어떤 연구는 일정 종류의 식품을 가지고만 결과를 낸다. 하지만 실제로 섭취한 음식을 보면, 문제가 나타나기도 한다. 예를 들면 수많은 생쥐 영양 실험에서 고지방 사료를 생쥐에게 급식하여 살을 찌게 만드는데, 보고할 때도 고지방 생쥐사료를 급식했다고 표기한다. 하지만 실제로 고지방 생쥐사료는 당분 함량도 매우 높다. 그렇다면 생쥐를 살찌게 만든 원인이 지방일까, 탄수화물인 당분일까? 이 정도의 생쥐사료 분석도 복잡하게 여겨지는데, 사람의 다양한 식사를 살핀다는 것은 얼마나 어려운 작업인지 상상할 수 있을 것이다.

- 건강과 체중은 복잡하다.

장기간에 걸쳐 건강에 영향을 미치는 수많은 요소들이 있다. 체중은 그중 한 가지이다. 건강 또는 체중에 대한 개별 구성성분의 영향을 분리하기란 불가능에 가깝도록 어렵다. 그렇다고 해서 무책임한 결론을 내릴 수도 없다. 예를 들면 저탄수화물 식단으로 체중 감량을 한 사람이 있다고 해도 감량 원인이 탄수화물 양을 줄였기 때문인지, 여러 요인이 복합적으로 작용한 결과인지 어떻게 알 수 있을까? 그리고 여기서 얻은 정보를 일반 대중에게도 다 적용할 수 있을까? 그렇게 할 수 없다. 이런 대답은 사실 알리고 싶지 않은 비밀이다.

그러나 사람들은 체중 감량에 도움이 되는 인자가 무엇인지를 알고 싶어 하고, 언론은 대중이 듣고 싶어 하는 것이 무엇인지를 안다. 앞에서 언급했다시피 언론은 가능성으로 제시되기는 했지만 연구를 통해 확정되지는 않은 내용을 일반화하거나 마치 사실인 양 가정하고 내보낸다. 과학자와 그들이 속한 기관 혹은 언론이 나서서 만든 이러한 오류투성이 결론은 곧잘 유행이 되고, 나아가 정부정책이 된다(제4장의 식품 피라미드 참고). 이는 공공보건을 위협하는 일이 아닐 수 없다.

- 과학은 진보한다.

과학은 숫자게임이 아니다. 오히려 과학을 예술의 한 형태로 보는 사람도 있다. 아인슈타인은 이렇게 말했다.

"문제가 답보다 훨씬 중요하다. 답은 단순한 수학 또는 실험기술의 문제에 불과할 수 있기 때문이다. 새로운 질문과 문제를 제기하고, 오래된 문제를 새로운 각도에서 생각하기 위해서는 창의적인 상상력이 필요하며, 이는 과학을 진정한 진보로 이끈다."[8]

용감한 누군가가 천동설에 감히 도전했고, 새롭고 더 진보한 과학적 테크닉을 동원하여 당시의 진리가 틀렸음을 알리기 전까지 과학이 한때 세계는 평평하고, 태양은 지구 주위를 공전한다는 것을 '증명'했던 적이 있었음을 누구나 알고 있다.

우리는 현재 지구가 둥글다는 것을 알지만, 과학자들이 한때 지구가 평평하다고 생각했던 것을 딱히 '실수'로 보지 않는다. 과학적 접근법은 명확하다. 데이터를 수집하고 그 데이터를 이용하여 모델을 구축한 뒤 데이터가 모델에 맞으면 그 모델이 가능하다고 말할 수 있다. 물론 다른 모델이 있고, 이 역시 수집한 데이터와 맞으면 그 모델도 가능하다고 말해야 한다. 모델과 데이터의 적합성이 떨어지면 모델을 바꾸든지, 우리의 해석을 바꿔야 한다. 과학은 데이터가 모델을 증명하는 선까지만 옳다. 언제든 새로운 데이터로 그 모델이 잘못되었음을 증명할 수 있다. 진보가 이루어지는 과정은 이러하다.

뭔가를 완전하고 확실하게 증명한다는 것은 매우 어렵다. 조지 박스George Box라는 유명한 통계학자는 이렇게 말했다.

"정확한 모델은 없다. 다만 쓸 만한 모델이 몇 개 있을 뿐이다."

우리가 만든 모든 모델은 어림짐작을 보여줄 뿐이지만 그럼에도 불구하고 우리에게 의미 있는 정보를 준다.

영양학도 마찬가지다. 인간의 영양에 대한 지식은 진화를 거듭하고 있고, 과거의 지식은 당시의 과학으로는 증명된 진실이었으나 이제는 더 이상 진실이 아님이 드러나고 있다. 과학이 틀렸다는 것이 아니다. 과학이 진보하고 진화했기 때문이다. 다시 말해서, 모델은 정밀하게 개선될 수 있다. 완전히 증명이 뒤집혀 폐기되는 것이 아니라 좀더 명확해지는 것이다. 과거의 데이터 또는 모델을 구축하는 능력으로는 한계를 지닌 어떤 공식을 만들어냈다면, 이제 새로운 데이터를 가지고 그 모델을 수정하고 개선하여 최신 데이터에 맞게 다듬을 수 있다. 우리는 과학이 불완전한 상태일 때에도 과학을 신뢰한다. 왜냐하면 우리가 아는 것을 토대로 항상 더 나아갈 여지가 있기 때문이다.

그러면 다시 질문으로 돌아가보자. 왜 모두에게 적용할 수 있는 완벽한 식단을 과학으로 찾아내지 못했는가? 채식, 저탄수화물식, 고지방식, 저지방식 등 서로 상충하는 듯 보이는 영양모델이 많지만 사실 그 모델에 개인의 유전자, 마이크로바이옴, 환경 등 개인을 활성변수로 추가하면 해결이 가능하다. 우리는 전부 효과가 있다고 주장하는 이러한 다수의 모델들이 실제로 결국에는 옳았다고 생각한다. 모델은 많지만 사람마다 각자에게 적용되는 모델이 있기 때문이다. 우리가 기존의 영양모델을 개선한다는 의미가 바로 여기에 있다.

지금까지 과학은 각각의 인체가 식품에 어떻게 또 어느 정도로 다른 반응을 보이는지 발견하지 못했다. 개인맞춤영양 모델은 기존 모델을 부정하는 것이 아니라 기존 모델이 불완전했다는 것을 보여준다. 아인슈타인은 뉴튼의 이론과 법칙을 부정한 것이 아니라 뉴튼의 법칙들이 특정 환경에서만 적용된다는 것을 보여주었다.

마찬가지로 우리는 모두에게 적용되는 단 하나의 식사법이 존재한다고 가정했던 기존의 영양모델이 특정 연구집단에는 적용될 수 있으나 좀 더 일반적인 과학 데이터와는 합치하지 않는다고 생각한다. 구체적으로 말하자면 동일한 식사를 한 여러 사람들이 각기 다른 반응을 보인다면, 이는 모두에게 적용되는 하나의 표준 식단이라는 것은 있을 수 없다는 것을 입증한다. 그래서 우리는 개인맞춤영양이 새로운 과학 데이터와 합치하는 영양학의 새로운 통합이론을 제시하고 있다고 본다.

우리는 신세계이자 아무도 가보지 않은 새로운 영역에 발을 들이면서 그 여정에 여러분을 합류시킬 생각에 들떠 있다. 한때 진리라고 여겼던 영양모델이 어떻게 수정되고, 뒤집어졌는지를 보여줄 작정이다. 이는 건강에 부정적인 영향을 주었던 과거의 식사법을 바꾸는 토대가 될 것이며, 향후 건강에 긍정적인 영향을 줄 식사법에 대한 확고한 약속이기도 하다. 우리는 현재 새로운 과학적 모델을 가지고 있으며, 그 모델을 이용하여 나만의 식단을 구성하는 방법과 지금 당장 자신의 건강과 삶을 개선하는 방법을 보여주고자 한다.

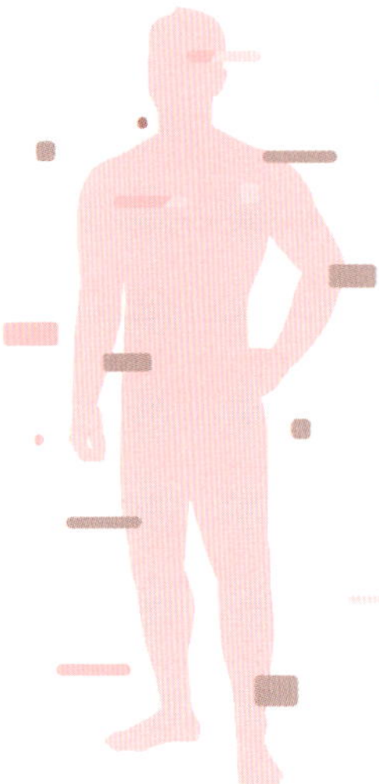

제4장

우리가 알고 있던 영양지식은 모두 틀렸다

건강한 식생활, 체중 감량 식사법 등 영양에 대해 자신이 알고 있던 전부가 잘못된 것이라는 말을 듣는다면 어떨까? 심지어 영양학을 공부하고 연구하는 과학자들조차 잘못 알고 있었던 거라고 말한다면?

시걸 박사의 이야기 ◂◂◂

나는 정상체중을 유지하며 살아오지는 못했다. 약 15년 동안 지금보다 18~22킬로그램이나 더 무거웠고, 체질량지수는 28~29정도였다. 나의 체격은 과체중으로 분류되긴 했지만 실상은 비만으로 분류되기 일보 직전이었다. 이스라엘에서 학부과정을 마치고 미국으로 건너가

스탠포드 박사과정, 록펠러에서 박사후과정을 밟을 때가 모두 이 시기에 해당되고, 바이츠만과학연구소에서 교수로 재직하던 초창기 몇 년까지도 포함된다.

이쯤되면 내가 원하는 대로 먹고, 권장 식단이나 일반 식생활 상식에는 관심을 두지 않았을 거라 생각할 수도 있겠지만, 사실 완전히 그 반대였다. 나는 건강에 굉장히 관심이 많았고, 최신 전문지식으로 무장하고 실천하는 노하우도 있었다. 왜냐하면 늘 건강 관련 논문을 숱하게 접했을 뿐만 아니라 당시 임상영양사였던 아내가 꼼꼼하게 건강을 챙기는 스타일이었기 때문이다. 아내는 보편적으로 알려진 식사권고안을 실천했고, 내 취향과는 상관없이 좋다는 음식을 먹게 했다.

당시 나의 식사는 미국당뇨병학회의 권고안에 맞춰져 있었고, 누가 봐도 상당히 건강한 식단이라고 할 만했다. 닭 위주로 육류를 매일 먹었으며, 주로 집에서 조리한 음식을 먹었고, 다이어트 탄산음료를 많이 마셨다. 과식은 하지 않았으며 주로 입맛에 맞춰 먹되 채소를 비롯하여 저지방 요거트, 저지방 유제품 등 저지방 음식들을 먹었다. 단것도 조금 먹기는 했지만 자주 먹지는 않았다. 단 음식의 경우 하루에 한 번 이상 먹는 일은 드물었고 양도 정해져 있었다. 열량에도 신경을 써서 견과류나 아보카도 등 고열량, 고지방 음식은 한정된 양만 먹었다. 달걀, 간 같은 콜레스테롤이 많은 음식도 조심했고, 과일은 매일 빠놓지 않고 두세 접시 정도 먹었다. 소금 섭취량도 제한했다. 신체활동은 지금보다는 훨씬 적었지만 친구들과 일주일에 한두 번 정도는 농구 같은 운동을 했다. 누가 봐도 건강한 삶의 전형을 살았다.

이토록 건강에 신경을 쓴 생활이었지만, 과체중은 여전히 나의 스트레스였고, 어떻게든 과체중을 해소해보려고 여러 방식의 다이어트를 시도했다. 그중 몇몇은 내 전담 영양사인 아내의 도움을 받아 매우 세밀하게 계획을 세웠다.

이런 다이어트의 대부분은 열량제한식이었고, 전략만 다를 뿐이었다. 지방 섭취를 최소화하는 방식도 해봤고, 5일 동안 주스만 마시는 디톡스 다이어트도 여러 번 시도했다. 성공도 해봤고, 실패도 해봤다. 하지만 체중이 감량된 후 시간이 지나면 항상 다시 제자리였다.

엘리나브 박사의 이야기 ◂◂◂

나는 가족력인 과체중과 거의 평생을 싸워 왔다. 이런 다이어트에서 저런 다이어트로 옮겨다녔고, 그러다가 다이어트에 성공한 적도 있었다. 대부분의 다이어트는 열량을 극도로 제한하는 방식이었다. 이런 방식으로 체중은 급속하게 뺄 수 있었지만, 내 생활 속에서 계속해나가기는 어려웠다. 열량제한 다이어트는 결코 오랫동안 지속할 수 없었다. 시간이 지나면서 식사 규칙은 조금씩 느슨해졌고, 결국 빠졌던 체중은 다시 제자리로 돌아왔으며, 오히려 더 늘기까지 했다.

다이어트를 하지 않을 때는 우리 모두 잘 알고 있는 '금과옥조 같은 표준' 권고안을 지키려고 노력했다. 지방 섭취를 줄이고, 과일과 채소를 많이 먹고, 당 섭취를 줄이는 등 누구나 아는 표준 식생활을 했다. 하지만 이 표준 식사의 규칙이 나와 잘 맞는다고 생각한 적은 없었다. 그러다 보니 결국 예전에 먹던 방식으로 돌아가곤 했다.

개인맞춤식단 프로젝트 진행단계 중 우리가 만든 알고리즘이 제대로 효과를 내는지 확인하는 과정에서 나는 기꺼이 첫 '실험 대상'이 되기로 했다. 당시 나는 여전히 과체중 상태여서 그다지 힘들 것도 없었고, 오히려 새로운 뭔가를 배울 수 있을 것이라고 생각했다. 예상한 대로 나의 혈당수치는 심지어 기상 직후 공복시에도 100mg/dL 근처로 '높은 정상'에 속했다(제6장에서 정상, 당뇨병전기, 당뇨병에 해당하는 범위를 자세히 살펴볼 것이다).

그리고 드디어 나의 실험주간이 시작되었다. 실험이 진행되는 동안 평소에 먹던 대로 먹었고, 빵, 초밥, 과일, 모든 종류의 채소 등 내가 건강에 좋다고 판단한 음식들을 먹으며 실험을 진행했다. 또한 버터 바른 빵, 아이스크림, 맥주, 구운 감자 등등 오랫동안 피하려고 애썼던 음식도 먹었다. 이렇게 다양한 음식에 내 몸이 어떤 반응을 보일지 정말 궁금했다.

실험주간이 끝나고 나는 빵이 내 혈당수치를 끔찍하게 상승시킨다는 사실에 깜짝 놀랐다. 몇몇 다른 음식도 마찬가지였는데, 감자, 후추, 심지어 사카린까지 모두 내 식사에 주로 등장하는 것들이었다. 커피를 엄청나게 마셔대는 나는 수년 동안 커피에 설탕 대신 사카린을 넣어 먹었고, 매일 다이어트 탄산음료를 1.5리터씩 들이켰다.

그런데 이보다 더 놀란 것은 혈당상승을 일으키지 않는 음식을 보고 나서였다. 버터 바른 빵에 아이스크림과 초밥을 먹고 맥주를 하루 한두 잔 이내로 적당히 마셨을 때, 내 혈당수치는 거의 바뀌지 않았다.

비판적인 과학자로서 나는 이러한 음식에 대한 반응값을 여러 번 확인 했으며 결과는 일관성이 있었다. 개인맞춤식단 프로젝트의 결론에 도달한 이후, 나는 이 결과를 바탕으로 나만의 식단을 꾸렸다. 빵과 사카린은 끊었고, 아이스크림과 맥주는 가끔 먹는다. 지난 3년, 그러니까 내가 기억하는 한 최장기간, 나는 좋아하는 음식을 포기하지 않으면서도 혈당수치와 체중을 관리할 수 있었다.

우리는 이 연구가 장기화되어 내가 실천한 식단 변화가 건강 증진과 체중 감량의 실제 이유라는 것을 통계적으로도 확실하게 입증할 수 있게 되기를 바란다. 그리고 다른 사람들도 나와 같이 즐거운 경험을 할 수 있기를 바란다.

잘못된 영양 정보의 확산 과정

표준 영양 정보가 옳고 모두에게 적용된다고 여겼던 건 우리만이 아니다. 모두가 어렸을 때부터 기본 영양 규칙을 배워왔고, 너무나도 강하게 각인되어 의문을 품을 생각조차 하지 못한 게 사실이다.

교실을 가득 채운 아이들이 미소를 띤 친절한 선생님의 설명을 듣고 있는 장면을 상상해보자. 교사는 단순하지만 색색깔로 그려진 음식 피라미드나 접시 그래프 포스터를 들고 만화처럼 그린 여러 음식을 보여준다. 아이들은 포스터 속 음식을 대부분 알고 있다. 스파게티, 시리얼,

밥, 빵, 크래커, 당근, 양상추, 사과와 포도, 우유 한 잔, 치즈 한 장, 칠면조, 스테이크, 생선,……. 포스터 속 음식은 튼튼해지고 건강해지기 위해 먹어야 하는 것들로 가득 차 있다.

교사는 피라미드를 짚어가며 명확하게 알려준다. "맨 아래층 피라미드에 있는 음식(곡물)은 가장 많이 먹어야 해요. 그리고 꼭대기에 있는 음식(식이성 지방과 첨가당)은 많이 먹으면 안 돼요."[1] 곡물은 충분히 먹고, 지방과 당 섭취는 줄여야 하며, 중간에 있는 음식(채소, 과일, 유제품)은 적당히 먹어도 된다. 우리는 그렇게 배웠다.

이 친절한 학교 수업에서부터 미국의 영양프로그램이 각인되기 시작한다. 더욱이 이 식사법이 미국 정부로부터 내려왔다는 사실에 완전히 설득된다. 어떤 이는 음식 피라미드를 배우기 전에 5대 음식 분류에 대해 배우기도 하고, 또 어떤 이는 음식 피라미드를 배운 후 음식 그림이 빠진 마이 플레이트MyPlate 그림을 보기도 하지만, 음식 피라미드의 식사 권고안은 수년 동안 그다지 바뀐 것 없이 유지되어 왔다.

정부에서 권고하는 식사법이었기 때문에 많은 사람들은 당연히 영양학을 기반으로 했을 것이라고 믿었고, 그대로 실천하면 건강을 유지할 수 있다고 생각했다. 집밥, 패스트푸드, 가공식품 가릴 것 없이 어디서 어떻게 먹든 규칙은 같았다. 식단에 빵이나 파스타 같은 곡물과 과일, 채소를 가장 많이 넣고, 치즈와 고기는 곡물류보다 조금 덜 넣고, 식이성 지방과 당은 아주 조금만 넣어야 한다는 규칙, 이것이 모든 사람을 위한 최선의 식사법이라고 믿었다.

다른 나라들도 이러한 미국식 권고안을 채택했다(미국은 음식 피라미드

개념을 스웨덴에서 가져왔다). 이스라엘의 보건부조차 미국식 권고안을 사용했다. 이 미국식 권고안의 영향력이 확산되어 전 세계로 퍼졌다는 데는 의문의 여지가 없다. 그런데 이 식사권고안이 과연 옳은가? 아니 좀 더 기본으로 돌아가서 이 권고안은 과학적 근거가 있는가?

일단 이 식사권고안은 그럴듯하게 들린다. 그렇지 않은가? 그리고 워낙 깊게 각인되어 있기 때문에 그 내용과 상반되는 이야기가 옳다고 들어도 여전히 곡물은 몸에 이롭고 지방은 해롭다고 생각한다. 이를 뒷받침하는 연구결과도 나오고, 저탄수화물식이나 구석기 다이어트로 식사 방식을 바꾸려고 시도하는 사람들이 많아졌음에도 불구하고 여전히 '아닌데……'라는 생각이 든다. 기존의 메시지가 우리 삶의 대부분을 지배할 정도로 각인되어 있기 때문이다.

저탄수화물 고지방식으로 체중을 감량하고, 혈당과 콜레스테롤 등 건강지표가 좋아졌다는 결과를 눈앞에 보여주어도 의문을 거두지 못한다. 내면에서 여전히 '건강에 해롭잖아? 지방은 안 되고, 통곡물이 좋은 거 몰라?'라고 속삭인다. 능동적인 저탄수화물식 지지자조차도 때로는 베이컨과 빵을 뺀 햄버거가 실제로는 건강을 해치는 짓이 아닌지 의구심을 갖기도 한다. 엄격한 저지방 완전채식주의자들은 기력이 딸리거나 고혈당 같은 모순적인 증거가 나타남에도 불구하고 자신의 식사법이 최선이라고 안도한다. 저지방식이 진리라고 알고 있기 때문이다.

그런데 과연 그럴까?

유감스럽지만 정답은 인생의 많은 답들이 그렇듯이 복합적이다. 개인맞춤식단의 개념을 테스트하기 위해 가장 먼저 해야 하는 일은 보편적으로 좋다거나 나쁘다고 알고 있던 모든 인식을 버리는 것이다. 지방, 당분, 곡물, 심지어 채소까지 좋다, 나쁘다는 판단을 유보해야만 진실을 발견할 수 있다. 이 모든 선입견을 한쪽으로 밀어두고, 이제 식사권고안을 살펴볼 시간이다. 이 권고안이 과연 정확하고, 확고한 과학적 근거를 가지고 있는지 확인해봐야 한다. 우리가 수십 년 동안 따라온 영양 관련 습관의 토대였으니 말이다.

결론부터 말하면 우리가 알고 있는 식사권고안은 정확하거나 확고한 과학적 근거를 가지고 있지 않다! 구체적으로 식사권고안을 만드는 과정에서 정부가 승인한 권장 식사 지침을 다른 식사 방식과 비교해봤다거나, 질병발생 또는 질병위험인자에 대한 정부 권고안의 영향을 엄격하게 평가한 무작위 대조연구가 전혀 없었다. 이런 연구가 있었다면 훨씬 확실하게 질문에 답할 수 있었겠지만, 그런 연구를 확인하기 전까지는 정부의 식사권고안은 모든 사람의 건강 증진에 도움이 된다고 말할 수 없다. 이 식사권고안은 누군가에게는 잘 맞아서 도움이 될 수도 있지만, 어떤 이에게는 전혀 도움이 되지 않으며, 심지어 누군가의 건강에는 해가 될 수도 있다.

개인의 건강 상태에 상관없이 누구나 곡물 권장 섭취량을 먹어야 하는 걸까? 누구나 육류 또는 유제품을 권장량에 맞추어 먹어야 하는 걸까? 모든 사람이 식사권고안에서 권장하는 만큼 당질과 오일을 제한할 필요가 있을까? 누구나 권장량대로 과일을 먹고, 그만큼의 많은 채소를 매일 먹어야 할까? 권장 식품을 먹더라도 그 양을 다르게 하면 어떻게 될까? 채소를 권장량보다 더 많이 먹고, 과일은 권장량보다 덜 먹는다면? 지방 또는 단백질, 곡물의 양을 바꿔도 되는 것일까?

우리는 이런 질문에 대한 답을 가지고 있지 않다. 이렇게 다양한 시나리오를 판단할 수 있는 근거가 전혀 없기 때문이다. 그런데도 왜 수많은 사람들이 그토록 오랫동안 마치 법이라도 되는 것처럼 이 권고안에 세뇌되어 있는 것일까?

정부의 식사권고안에 과학적 근거가 없다면, 도대체 어디서 왔단 말인가? 식사권고안의 개념 중 일부는 그다지 엄격하지 않거나, 식품산업계에서 재정지원을 했거나, (앞 장에서 논의했던 여러 측면에서) 범위가 제한적이고 신뢰성이 떨어지는 과학연구에서 비롯되었다. 또한 그 권고안을 설계했던 사람들 중에는 식품산업계의 대표자들이 포함되어 있었다. 국민들이 어떤 음식을 구매하고 먹느냐 하는 문제와 이들의 이익이 직결되어 있는 것이다. 당연히 이들은 자신들이 취급하는 음식이 정부의 식사권고안에 더 많이, 눈에 더 잘 띄게 표시되도록 로비했을 것이다. 앞에서 언급했듯이, 편향bias을 형성하는 가장 강력한 수단은 돈이기 때문이다.

여러 음식 카테고리가 왜, 어떻게 포함되거나 포함되지 않았는지에 대한 방대하고도 복잡한 역사까지 들추는 것은 이 책의 범위를 벗어난다. 이와 관련된 주제에 대해 더 알고 싶다면, 게리 토브스Gary Taubes의 《굿 칼로리 배드 칼로리Good Calories, Bad Calories》, 매리언 네슬의 《식품정치: 식품산업이 영양과 건강에 끼치는 영향Food Politics》, 데니스 밍거Denise Minger의 《음식 피라미드로 인한 죽음Death by Food Pyramid》 같은 책을 읽어 보면 도움이 될 것이다.

: 당뇨병전기였던 스티븐(Steven A.)의 사례 :

가정의학 전문의이자 당뇨병전기였던 나는 미국심장학회의 식사 지침을 실천했고, 내 환자들에게도 권했다. 나는 작은 마을에 살고 있는데, 환자의 50퍼센트 이상은 대사증후군을 겪고 있다. 비만, 비정상적인 혈당수치, 고지혈증 같은 증상들이다. 그동안 내가 처방한 식사법에서 긍정적인 장기 반응을 거의 보지 못했지만, 이 식사법이 최선이라고 듣고 배웠기에 그 정보를 아무 생각 없이 전파했던 것이다.

수년 동안 나는 환자들이 권장 식사 규칙을 실천하지 못하는 것을 내 탓으로 생각했다. 그러다 나도 체중을 줄여야 한다는 것을 깨닫고 환자에게 권해왔던 식사법을 시도했더니 비로소 문제가 무엇이었는지 알게 되었다. 나 자신 역시 건강을 개선하지도 못했고, 체중을 줄이지도 못했을 뿐만 아니라 그 식사 '규칙'이란 것을 지키는 게 엄청나게 어렵다는 것을 알게 되었다.

개인맞춤식단 프로젝트에 대한 글을 읽으면서 호기심이 생겼다. 동료들도 이 프로젝트에 대해 이런저런 얘기를 했다. 나는 이 프로젝트에서 내 환자들뿐만 아니라 나 자신에게도 유용한 정보를 구할 수 있을지 궁금해졌다. 내가 스스로 해보기로 결심한 뒤 근처 마트에서 저렴한 혈당측정기를 구입해 여러 음식에 대한 나의 반응을 시험하기 시작했다.

나는 심지어 의사이기까지 한 내 자신이 내 몸에 대해 그토록 무지했다는 사실에 깜짝 놀랐다! 내가 정말 좋아하는 음식이자 보양식으로 생각했던 미네스트론 수프(야채와 파스타를 넣은 이탈리아식 수프—옮긴이)를 먹고는 혈당이 치솟은 반면 종종 즐겼던 빵은 그렇지 않았다. 오렌지를 먹었더니 혈당은 지붕을 뚫을 기세로 상승했고, 사과는 괜찮았다. 사실 나는 이와는 정반대의 결과를 예상했었다.

궁금증이 폭발했다. 사람들이 저마다 다른 음식에 달리 반응한다는 건강의 기본적이고 근본적인 측면에 지금까지 어떻게 이렇게 맹목적으로 무지할 수 있었단 말인가? 이렇게 중요한 발견을 한 과학자들에게 감사의 말씀을 전하며 곧 개인맞춤식단이 모든 사람에게 전파될 수 있기를 바란다. 그렇게 되면 나는 이곳 미국에서 내 환자들에게 개인맞춤식단을 처방할 것이다.

여기서 우리가 반드시 알아야 할 것들이 있다. 비록 식품정치가 오랫동안 혼란을 일으키는 연막을 피우고 잘못된 정보로 사람들을 오도해 왔지만, 그것을 비판하는 데서 머무르면 안 된다는 것이다. 즉 식품정치를 넘어 우리는 이제 건강한 사람은 실제로 어떻게 먹는지, 얼마나 건강한지를 보아야 한다는 것이다. 그렇게 할 수 있다면 건강한 사람을 만들어내는 믿을 수 없을 정도로 다양한 식사법이 눈에 들어올 것이다. 극단적인 식사법도 있다. 어떤 아프리카 사람들은 전분을 주식으로 먹는 반면, 이누이트족은 지방을 주로 섭취한다. 전 세계의 문화권에 따라 그보다는 온건한 식사법의 사례가 훨씬 많다. 몇몇 사례는 성공한 것 같아 보인다. 프랑스인들은 지방을 상당히 많이 먹지만 심장병 발병률은 매우 낮다. 반면 그다지 성공적이지 않은 사례도 있다. 핀란드의 경우 마찬가지로 사람들이 상당한 양의 지방을 섭취하지만 심장병 발병률이 세계에서 가장 높은 나라에 속한다.

: 당뇨병 진단을 받은 레이첼(Rachel K.)의 사례 :

나는 몇 년 전 당뇨병 진단을 받았다. 영양사는 특정 유형의 복합탄수화물만 먹으라고 권고했다. 그러다 바이츠만과학연구소의 연구에 참여하고 나서 영양사가 권했던 현미는 섭취할 때마다 혈당이 치솟는다는 사실을 알게 되었다. 정말 충격이었다. 자연히 내가 권고받은 나머지 음식에 대해서도 의문이 생겼다. 이제는 내가 먹는 음식에 대해 훨씬 잘 알게 되었고, 혈당의 급상승을 일으키지 않는 음식을 먹기로 결심했다. 나로서는 큰 변화였다. 내 혈당수치는 안정화되었고, 투약 중이던 당뇨병 약도 상당히 줄일 수 있었다. 정말 고마운 일이다!

지금까지 그 어떤 식사법도 모든 사람에게 보편적으로 유효하다고 확인된 사례는 없었다. 이것이 진실이다. 누군가는 지중해 식단, 구석기 다이어트, 아시아 식단, 완전채식 등이 최고라고 말할지도 모른다. 물론 이 모든 식사법은 나름의 장점이 있고, 그 사실을 보여주는 각각의 연구 프로젝트들도 있다. 하지만 이러한 식사법을 가지고 개인의 특성에 맞게 개인맞춤식을 시행하는 것은 한 번도 연구된 적이 없었다. 이 식사법들이 누군가에게는 심지어 많은 사람들에게 확실하게 효과를 보이기도 하지만, 이 식사법 중 그 어떤 것도 모든 사람들에게 유효하지는 않다.

전통적인 식문화를 가진 나라에서 서구식 식생활권으로 이동하면 대부분 체중이 늘거나 건강상의 문제가 생긴다고 한다.[2,3,4] 음식 칼럼니스트 마이클 폴런Michael Pollan은 자신의 책 《식품을 지지하며In Defense of Food》에서 이렇게 말했다.

"인간이라는 동물은 놀랄 만큼 광범위하고 다양한 음식에 적응되어 있어, 그만큼 다양한 식사법으로 잘 살아갈 수 있다. 하지만 서구식 식사법은 그것을 어떻게 정의하든 거기에 포함되지 않는다."

연구결과 비만의 관점에서 보면 특히 미국식 식사법은 '서구식 식사법' 중에서도 최악의 형태로 간주된다.[5] 이렇게 된 이유는 미국식 식사라는 것이 전통적인 음식을 활용해 발전해왔거나 과학에 의한 결과물이 아니라 정치와 이익의 산물이기 때문일 것이다.

우리가 과학적 근거가 없는 건강 정보에 대해 원칙적인 의구심을 품기만 했더라도, 그 오랜 시간 말도 안 되는 음식 피라미드나 그 이후에 나온 모형, 구석구석 전파되었던 식사권고안 등이 그토록 확산되지는 않았을 것이다. 조사결과 사람들은 특히 식사권고안이 연방정부에서 나왔기 때문에 믿고 따르려는 경향이 있었다고 한다.

예를 들면 2012년에 미국심장학회와 미국당뇨병학회는 공동으로 체중 조절과 건강을 위해서는 당분이 가미된 탄산음료 대신 인공감미료가 첨가된 다이어트 탄산음료를 먹어야 한다고 권고했다. 하지만 우리 연구까지 포함한 연구결과, 이와 반대로 인공감미료가 체중 감소와 건강에 부정적인 영향을 끼친다는 사실이 명확해졌다. 그럼에도 불구하고 다음 그림에서 보다시피 다이어트 탄산음료 생산량이 꾸준히 증가해왔다.[6,7] 탄산음료 생산량은 이 통계에서 소비량을 유추한다.

미국의 연간 다이어트 탄산음료 생산량 추이
(1인당 350ml짜리 캔 기준)

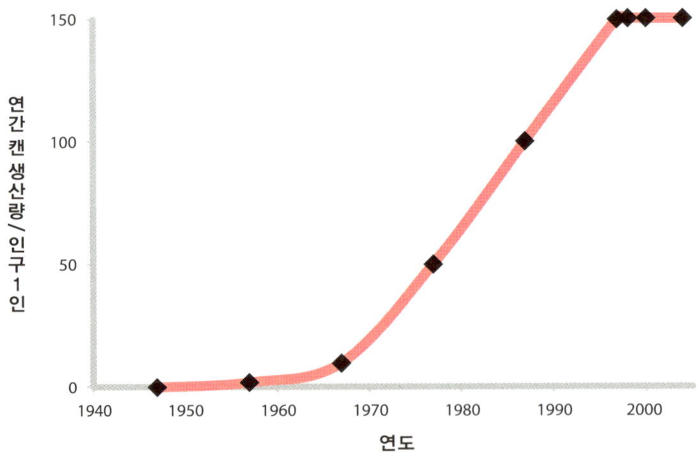

다른 사례도 있다. 1977년에 정부 차원에서 지방이 해롭고, 곡물이 유익하다는 발표가 나오자, 사람들은 지방 섭취를 줄였고, 곡물 섭취량을 늘렸다. 1971~2006년까지 비만율 증가 추이를 보면, 남성 비만은 11.9퍼센트에서 33.4퍼센트로 늘었고, 여성 비만은 16.6퍼센트에서 36.5퍼센트로 늘었다. 탄수화물에서 취하는 에너지(열량) 비중이 44퍼센트에서 48.7퍼센트로, 지방에서 취하는 에너지 비중은 36.6퍼센트에서 33.7퍼센트로 감소했으며, 단백질에서는 16.5퍼센트에서 15.7퍼센트로 역시 감소했다.

이 숫자만 보면 큰 변화가 아닌 것 같지만, 이 수치는 일 단위의 변화이다. 일 단위 변화가 축적된 월 단위, 연 단위 변화를 생각하면 엄청난

20~39세 성인 남성의 다량영양소 섭취량 변화 추이

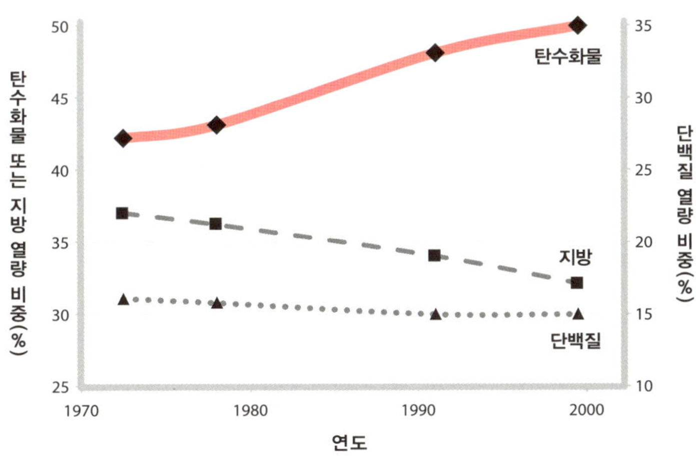

변화이다. 하루에 2,000칼로리를 섭취하는 사람이 매일 탄수화물의 열량을 5퍼센트 더하면 하루에 100칼로리가 늘어난 셈이며, 매월 3,000칼로리가 더해지고, 매년 3만 6,000칼로리가 더해진 셈이 된다. 정상체중, 과체중, 비만 집단 모두에서 동일한 경향을 보였으며, 전체 에너지섭취량(열량) 또한 세 체중그룹(정상체중, 과체중, 비만) 모두에서 상당히 증가했다.[8]

사람들은 과학적 근거가 없어도, 과학으로 확실하게 증명될 수 없는 여러 종류의 현상이 있다고 믿는다. 유령, 외계인과의 조우, 빅풋, 중병(重病)을 '낫게'한다는 전인치료법holistic cure 그리고 보편적인 섭취 규칙들 말이다. 이런 생각은 대부분 심리적으로 유용하거나 재미있거나 최소한 해가 되지 않는 선이어야 한다. 과학적 근거가 미약할 뿐 진짜일 수도 있다. 아직 증명이 되지 않았을 뿐 어딘가에 외계인이 있을지도 모르지 않는가?

과학이 해야 할 일은 여전히 많다. 사실 과학이 아직 발견하지 못했거나 증명해내지 못한 것들이 너무나도 많기 때문이다. 그런데도 대다수의 사람들이 과학적으로 입증되지도 않은 특정 식생활을 교리처럼 믿으며 따르고 있다. 설탕이 무해하다거나 인공감미료가 체중 감량에 도움이 된다거나 고지방 식사는 심장병을 일으킨다는 등의 이야기 말이다. 하지만 그러한 믿음이 과학적으로 모순된 것이라면, 최소한 과학이 의문을 제기하거나 이러한 믿음 때문에 건강과 장수에 심각한 문제가 생긴다면, 그 믿음은 문제가 된다. 심지어 그것은 개인의 차원을 넘어 공중보건을 위협할 수도 있다.

건강에 관련된 조언을 받아들이는 과정에도 똑같은 현상이 조금 축소된 방식으로 나타난다. 누군가 자신이 읽거나 들었던 건강 관련 조언에 대해 그것이 진실인지 또는 자신에게는 진실인지를 따져보지도 않고 따르기로 결정하고 이를 오랫동안 실천하면 자신의 건강을 스스로 해치는 꼴이 될지도 모른다. 현재 자신이 실천하는 다이어트나 좋다고 여기며 먹고 있는 음식이 자신도 모르는 사이에 본인을 해치고 있을 수도 있다. 그 반대의 효과를 기대하고 선택한 방식 때문에 스스로 질병과 비만의 위험을 높이고 있을 수도 있다는 것이다.

유감스럽게도 많은 사람들이 이런 상황을 겪고 있다. 영양에 관하여 무언가를 읽고는 정보의 진위를 보여주는 증거가 없는데도 그 내용을 믿고 따르기 때문에 발생한 일이다. 이들은 그 어떤 검증도 없이 소문을 내고, 주변 사람들은 또 그것을 믿는다. 곧 모든 사람들이 주스만 마시면서 굶고, 과일을 피하고, 글루텐을 제거한다. 하지만 효과를 뒷받침하는 입증된 사실은 없다. 이처럼 검증되지 않은 정보를 바탕으로 한 식생활의 변화가 과거 수십년 동안 보아왔던 대사질환 증가의 주요 원인이라고 볼 수 있다.

그래서 새로운 영양 패러다임을 구축하기 전에 우리는 신념인 양 믿었던 기존의 영양 관련 정보를 살펴보고, 이 정보들이 왜 과학적 근거가 부족한지, 또 얼마나 잘못된 정보인지를 보여주면서 그 모순을 해결하는 작업을 해야 한다.

상식 1: 칼로리는 칼로리다 ◀◀◀

기술용어인 열량, 즉 칼로리라는 말은 식단계획을 할 때 자주 등장하는데, 사실은 킬로칼로리를 지칭하는 말이다. 킬로칼로리는 물 1킬로그램의 온도를 1도 올리는 데 필요한 에너지이다. 과거에는 음식의 칼로리를 판단하기 위해 물에 잠긴 밀폐된 환경에서 음식을 태웠고, 물 온도가 얼마나 올라갔는지 측정했다. 지금은 전문가가 단백질 1그램, 탄수화물 1그램, 지방 1그램의 알려진 열량(각각 4, 4, 9)을 사용하여 음식 칼로리를 계산한다. 여러 음식들의 다량영양소 함량(해당 음식의 단백질, 탄수화물, 지방의 양)을 보고 산수를 하는 방식이다. 칼로리 안내 또는 칼로리 계산 웹사이트나 앱에 나와 있는 음식 칼로리는 모두 이 방식으로 계산한 수치들이다.

열량 계산은 체중 감량 방법에 흔히 등장하는 방식인데, 쉽게 말해 100칼로리를 먹고 100칼로리를 태우면 적어도 체중은 늘지 않는다는 것을 기본 가정으로 한다. 하지만 어떤 음식 1인분에 들어 있는 열량을 평가하는 방식은 인체가 그만큼의 열량을 흡수하고 사용하는 방식과는 사뭇 다르다. 사실 "먹은 열량을 소진하라calories in, calories out!"는 방식이 아직도 체중 감량 방법으로 사용되고는 있지만, 모든 칼로리가 인체 내에서 똑같이 운용된다는 이 과도하게 단순화한 개념은 과학적으로 틀렸다고 밝혀졌다.

예를 들면 한 무작위 임상시험에서 피실험자들이 고지방식 또는 저탄수화물식을 했을 때 체중 감량과 대사증후군의 여러 측면에서(혈당, 콜레스테롤 수치) 유사한 개선효과를 보였다. 이 연구에서 가장 흥미로웠던 부분은 고지방 식단 그룹이 저지방 식단 그룹보다 훨씬 많은 열량을 섭취했다는 사실이었다.[9] 섭취 음식과 상관없이 열량이라는 것이 그렇게 단순히 작용한다면, 저지방 식단을 접한 사람들이 더 큰 폭으로 체중이 감량되었어야 하지만 결과는 그렇지 않았다. 이것은 체중 감량을 하고자 할 때 열량을 줄이는 방식으로만 접근하는 데 대해 의문을 제기하는 많은 연구 중 하나이다.

인체가 음식을 처리하는 방식은 사람마다 각자 다르고, 같은 음식으로부터도 사람에 따라 매우 다양한 양의 에너지를 추출한다. 이는 개인의 건강 상태, 나이, 체중, 체지방량과 근육량, 소화기관의 상태 등이 모두 관여하기 때문에 일어나는 일이며, 어떤 소화효소가 효과적으로 생성되었는지도 영향을 끼친다. 사람마다 소화에 필요한 에너지의 양도 다르고, 효율성도 다르다. 따라서 단순한 칼로리 계산으로는 이 모든 개인적 변수들을 설명할 수 없다.

마이크로바이옴 구성 역시 에너지 추출에 영향을 미친다. 사람은 각각 자신만의 마이크로바이옴 환경(제5장 참고)을 가지고 있기 때문에 섭취한 음식에서 뽑아내는 에너지 역시 사람마다 각각 다를 것이라는 가정이 합당하다.

예를 들면 섭취 음식물에서 에너지를 추출하는 기능은 비만인 사람의 마이크로바이옴이 마른 사람보다 활성화되어 있다고 알려져 있다. 비만인 사람은 마른 사람보다 음식에서 에너지(열량)를 훨씬 많이 얻어낸다. 이는 생쥐 실험으로 입증된 바 있다.[10]

따라서 열량이란 큰 그림의 일부일 뿐이다. 매 끼니마다 많은 음식(많은 열량)을 섭취함으로써 몸에 필요한 에너지보다 많은 에너지를 섭취하면 체중 증가로 이어질 가능성이 높다. 하지만 한 번의 과식으로 체중이 늘어나 그 상태가 유지되는 것은 아니다. 열량이 체중 증가, 체중 감소 또는 건강 상태를 결정하는 유일한 요인은 아니다.

: 영양: 나에게 필요한 것 :

영양은 복잡하다. 단순하다면 무엇을 먹을지 고민할 필요가 없을 것이다. 영양이 복잡한 주제이기는 하지만 인체에 무엇이 필요한지는 잘 밝혀져 있다. 어떤 식사법을 따르든지 식단에 반드시 포함되어야 하는 것들이 있다.

- 지방: 비타민 흡수를 돕고, 에너지를 낸다. 혈당이 없으면 인체는 힘들지만 지방에서 에너지를 얻어낼 수 있다.
- 염분: 혈액 전해질 균형을 유지한다.
- 단백질: 세포와 근육의 성장과 회복에 필요하다.
- 섬유질: 소화계의 순조로운 기능을 유지한다.
- 비타민과 무기질: 세포 손상 복구, 뼈 생성, 장기 기능 지원 등 인체 내 수백 가지 기능을 돕는다.

탄수화물이 위 목록에 들어 있지 않다는 사실에 놀랄 수도 있다. 우리 몸은 탄수화물에서 에너지를 얻기 위해 포도당으로 쉽게 전환할 수 있지만, 탄수화물이 꼭 필요한 것은 아니다. 문화권에 따라 지방과 단백질을 주로 섭취하고 탄수화물은 소량만 섭취하거나 전혀 먹지 않기도 한다. 이런 식사법을 실천하는 것은 어렵기는 하다. 탄수화물 섭취가 어려운 환경에서 생존하기 위해 애쓰는 상황이 아니라면 굳이 이렇게 살 필요는 없을 것이다. 하지만 분명히 생리학적으로는 가능한 일이다.

상식 2: 모든 지방은 해롭다 ◂◂◂

지방이 나쁘다는 것은 가장 보편화된 영양학적 오해로서 최근 몇 년 동안 인류의 건강에 가장 부정적인 영향을 끼쳤다. '지방을 많이 섭취하면 뚱뚱해진다'는 생각은 전혀 사실이 아니다. 최대한 양보해서 말하더라도, 항상 그런 것은 아니다. 오히려 섭취 칼로리가 같다면 지방 섭취 비율이 탄수화물 섭취 비율보다 높을수록 체중이 줄어들 가능성이 훨씬 높아진다. 다시 말하지만 지방이 해롭다는 이야기는 항상 사실이라고 할 수는 없으며 평균적으로 봤을 때 지방은 체중 감량의 최종 승자라고 할 수 있다.

최근 유행하는 저탄수화물식과 구석기 다이어트는 지방에 대한 사람들의 생각을 바꾸는 계기가 되었다. 적어도 탄수화물에 대해서 다시 생각해보는 계기가 되었다. 지방을 너무 많이 섭취하면 체중이 증가할 것이며, 특히 심장병 같은 질병의 위험이 증가할 것이라고 믿는 사람들은 여전히 많다. 미국심장학회도 그렇게 말하고 있다. 영양사들도 고객들에게 그렇게 말한다. 슈퍼마켓은 지방이 나쁘다는 개념을 강조하며, 식품회사는 무지방 제품을 자랑스럽게 내놓는다. 사람들은 일반 우유 대신 저지방 음료 또는 무지방 우유를 선택한다. 길거리에서 아무나 붙잡고 지방이 많은 소갈비와 퀴노아샐러드 중 건강에 더 좋은 것이 무엇이냐고 물으면 대부분 퀴노아샐러드를 선택할 것이다. 실제로는 소갈비를 먹는다 하더라도 말이다. 이러한 문화적 환경이 조성되면서 '지방은 나쁘다'는 신념은 더욱 강화되었다.

지방이 해롭다는 생각은 우리 문화에 깊이 박혀 있어서 그와 반대되는 증거를 읽어도 그 내용을 인정하기는 힘들어 한다. 지방의 유해성을 반박하는 증거는 아주 많지만 도무지 진실로 받아들여지지 않는 것이다. 어릴 때부터 '지방은 나쁘다'는 메시지를 계속 들어왔기 때문에 세뇌되어 버린 개념이라 바꾸기도 어렵다. 심지어 저탄수화물 중심의 식생활을 실천하고 있는 사람들조차도 자신들의 식사법에 불안감을 느낀다고 토로한다. '정말 저 고기와 버터를 전부 먹어도 괜찮을까? 혹시 그 대가를 치뤄야 하는 때가 오는 건 아닐까?'라고 말이다.

진실은 '모든 지방이 해롭다'고 말하는 것은 틀렸다는 것이다. 이는 과도한 단순화이자 확실하게 입증된 바도 없다. '지방이 해롭다'고 말하는 듯한 연구도 있지만, 연구논문을 꼼꼼히 읽어 보면 열량이 높다거나 당 함량이 높은 다른 요인들이 포함되어 있음을 알게 된다. 또한 지방의 역할만을 파악할 수 있도록 지방을 구성성분으로서 충분히 격리하지도 못했다.

지방에 대한 많은 연구는 생쥐나 쥐를 대상으로 했기 때문에 인간을 대상으로 신뢰성 있는 유추를 하기는 어렵다. 2007년 저명한 과학저널에 게재된 고지방식에 대한 생쥐나 쥐를 이용한 연구를 정리한 논문 내용을 살펴보면, 실험에 사용한 고지방식 사료는 라드lard(돼지비계를 정제하여 하얗게 굳힌 것—옮긴이) 60퍼센트, 설탕 20퍼센트, 우유 단백질 20퍼센트로 구성되어 있다. 따라서 정확하게 지방의 역할을 보여주었다고 할 수 없다. 이 사료는 당과 단백질 함량 역시 높아 생쥐에게는 정크푸드junk food이다.[11] 지방이 생쥐의 인지적 문제나 비만 또는 다른 건강 문제를 일으켰다고 말하는 것은 그러한 문제의 원인이 설탕 또는 우유 단백질일 수도 있다는 사실을 무시하는 것이다.

또한 이 연구의 대조군 생쥐에게는 콩단백으로만 만든 표준 생쥐사료를 급식했다. 따라서 콩류에 포함된 식물성 에스트로겐이 대조군의 실험결과를 왜곡했을 수도 있다. 그러나 이보다 훨씬 중요한 사실을 지적해야 한다. 지방의 역할을 제대로 격리하여 관찰하기 위해서는 식단을 설계할 때 대조군의 식단이 지방 함량을 차등 조제한 '고지방'식이어야 했다. 위 실험에서는 식단의 나머지 부분이 동일하지 않았기 때문에 결과는 더욱 의심스럽다.

이 연구는 테스트하고자 한 식단의 구성성분을 제대로 격리하지 못한 설계였기에 과학적으로 신뢰할 수 없다. 지방에 대한 신뢰할 만한 결론을 이끌어내기에는 너무나 많은 복합요인들이 존재한다. 아이들이 학교에서 영양 수업을 받을 때, 성인들이 천편일률적인 식생활 권고안을 접할 때, 앞에서 본 것과 같은 연구의 복잡성과 한계에 대한 정보는 제공되지 않는다. 그동안 우리는 그저 지방이 해롭다는 단순한 메시지에 설득당했을 뿐이다.

상황을 더 복잡하게 만드는 것은 지방도 종류가 많다는 사실이다. 사실 '지방은 해롭다' 또는 '저지방이 좋다'고 말할 때 그 지방이 어떤 지방을 말하는 것인지 바로 알아듣는 사람은 거의 없을 것이다. 따라서 지방에 대해 언급할 때는 그것이 어떤 종류의 지방을 말하는 것인지 밝히지 않으면 말이 되지 않는다. 베이컨 속 지방은 카놀라유, 감자튀김, 냉압착 올리브오일, 코코넛오일 속 지방과 글자도 다르고 생화학적으로도 같은 지방이 아니다.

예를 들면 인공 트랜스지방(액상 지방을 고체상 지방으로 굳히는 처리를 한 지방)이 건강에 치명적이라는 증거는 충분하다.[12] 포화지방산, 단일 불포화지방산, 고도 불포화지방산이 많은 스테이크, 올리브오일 또는 견과류와 씨앗류에 있어서 지방의 효과는 다르다. 연구에 따르면 여러 종류의 천연지방은 질병위험도가 서로 다르다.[13,14]

한 연구에서는 라드(장쇄 포화지방산)나 올리브오일(단일 불포화지방산)을 쥐에게 급식했을 때 대사에 부정적으로 작용했다고 한다(비만과 인슐린 저항성). 하지만 코코넛오일과 생선기름(대부분 고도 불포화 식물성지방과 중쇄 포화지방산)을 급식한 쥐에게는 부정적인 영향이 없었다.[15] 다른 연구에서는 연구가 진행되는 동안 포화지방이 사망, 심혈관질환, 허혈성 뇌졸중 또는 제2형 당뇨병과 연관되어 있다는 어떠한 증거도 없었고, 가공 트랜스지방은 이 모든 상태와 관련이 있다고 밝혀졌다.[16] 현재 미국 식품의약국(FDA)은 트랜스지방 음식을 제한하고 있다.

지방 위주의 식사법은 다양한 효과를 나타낸다. 이러한 식사법은 나쁜 영향보다는 긍정적 효과가 있다는 연구가 수없이 많다. 사람을 대상으로 저탄수화물식(고지방식으로 가정할 수 있다)과 저지방식(고탄수화물식으로 가정할 수 있다)을 비교연구한 대부분의 연구는 체중 감량 효과나 심장병 위험에 대한 결과를 보여주는데, 저탄수화물식은 연구에 따라서 최소한 저지방식과 유사한 효과가 있거나 훨씬 효과가 높다는 결과를 보여준다.[17] 고지방식이 심장질환과[18] 관계가 있다는 증거는 거의 없다. 반면 저탄수화물식과 지중해식(둘 다 전형적으로 지방 비율이 높다)이 체중 감량과 인슐린 저항성 개선, 공복혈당치 개선에 훨씬 효과가 좋을 수 있다는 걸 보여주는 연구는 상당히 많다.[19]

이러한 경향을 살펴보고자 할 때는 메타분석으로 보는 것이 도움이 된다. 메타분석은 다수의 다른 연구에서 나온 결과를 분석하여 광범위한 자료를 기반으로 결론을 내는 방식이다. 메타분석은 매우 장기간에 걸쳐 나온 방대한 통계치를 기반으로 하기 때문에 단일연구보다는 더 좋은 관점을 제시한다.

연구 분야에서 흔히 인용되는 장기연구 사례는 간호사 건강연구$_{NHS}$[20]와 프레이밍햄 심장연구$_{FHS}$[21]이다. 이 두 연구에는 장기간에 많은 사람을 대상으로 수집한 방대한 자료가 포함되어 있기 때문이다. 많은 연구에서 지방 비중이 높은 저탄수화물식의 체중 감량 효과가 저지방식의 효과보다 훨씬 높았으며, HDL콜레스테롤(심장질환 위험을 낮춰주는 것으로 알려진 좋은 콜레스테롤) 증가, 중성지방 감소(중성지방이 많으면 심장질환 위험이 있을 수 있다), 심장질환 감소 등 심장병 관련 위험요소를 개선한다는 결과를 보여주었다.[22,23]

역학 연구자들은 지방 섭취와 심장병 발병 사이에서 신뢰할 만한 관계를 찾아내지 못했다. 따라서 지방은 생각만큼 나쁘지 않다. 미국심장학회같이 영향력 있는 조직에서 말하는 지방 섭취를 줄이라는 조언은 선별해서 이해해야 한다. 다행히 최근 미국심장학회는 권고안을 수정하여 일부 지방 섭취를 권장하고, 포화지방, 트랜스지방, 나트륨, 적색육(붉은 고기), 단 음식, 가당 음료수 사용을 절제하라고 권고한다. 또한 최근의 연구를 반영해 비열대성 식물유[24]를 강조하고 있다. 이 주제에 대해서는 여전히 상반된 결과가 존재하지만, 이러한 변화는 식품산업계의 반발과 현재의 과학연구 속도를 따라가지 못한다는 한계에도 불구하고 천천히, 조금씩 이들의 태도가 변화하고 있다는 것을 보여준다.

그렇다고 해서 지방을 놓고 모든 사람에게 유효하다는 절대선언을 하는 것 역시 너무 단순한 행동이다. 지방은 어떤 사람에게는 해로울 수도 있다. 어떤 종류의 지방은 염증, 세포의 산화스트레스, 인슐린 저항성,[25] 심장병, 인지능력 저하[26]를 불러온다는 증거가 있다. 또한 초저지방식으로 심장병 진행을 막을 수 있다는 증거도 있다.[27] 다시 말해두지만 모든 사람에게 유효하다는 의미는 아니다.

: 소금 한두 자밤 :

많은 사람들이 소금이 많이 들어간 음식을 먹을 때 꺼림칙하게 느끼곤 한다. 소금이 혈압을 올리는 원인이라서 뇌졸중과 심근경색의 위험이 높아진다고 생각하기 때문이다. 하지만 혈압에 미치는 나트륨의 영향에 관한 58개의 연구를 메타분석한 결과에 따르면 건강한 사람에게 나트륨 섭취가 혈압에 미치는 영향은 미미하다.[28]

사실 소금은 정상적인 세포 기능에 매우 중요하기 때문에 신체는 혈액과 세포 안팎의 나트륨 수준을 조절하는 광범위한 메커니즘을 가지고 있다. 나트륨 수치가 너무 높아지면 세포는 소금을 배출하며, 나트륨 수치가 너무 낮아지면 혈액에서 소금을 더 많이 받아들이려 한다. 이 과정은 수십억 년간 진화해왔으며, 복잡한 신체 내에서 작동하고 있다. 어떤 사람은 다른 사람보다 소금에 더 민감하게 반응할 수도 있지만, 그렇다고 해서 이 나트륨이라는 필수 무기질을 놓고 섭취 규칙을 일방적으로 정해버려서는 안 된다.

위 내용 중 어떤 것도 '지방은 항상 나쁘다'는 의미는 아니며, '지방은 항상 유익하다'는 의미도 아니다. 따라서 대부분의 연구를 종합해보면 다음과 같이 말할 수 있다. 지방은 일반적으로 대부분의 사람(혹은 쥐 또는 생쥐)에게 부정적인 영향을 주지 않지만 어떤 종류는 과잉섭취하는 경우 일부 사람(혹은 쥐 또는 생쥐)에게 부정적 영향을 나타낼 수도 있다. 이 결론이 다소 혼란스럽게 들릴 수도 있을 것이다. 하지만 이런 관점이 왜 정확하고 현명한지 곧 알게 될 것이다.

상식 3: 고탄수화물/저지방식은 해롭다

고지방식이 무조건 해롭다는 것을 보여주는 확정적인 연구는 전혀 없다. 마찬가지로 고탄수화물식이 무조건 나쁘다는 것을 보여주는 확정적인 연구도 전혀 없다. 대부분의 음식에는 탄수화물이 조금씩은 포함되어 있다. 설탕, 과일, 곡물, 전분이 많은 채소, 심지어 전분이 없는 채소조차도 탄수화물을 함유하고 있다. 체중 감량과 질병 예방을 중심으로 봤을 때 저지방식의 우수함을 보여주는 연구보다는 저탄수화물식의 우수함을 보여주는 연구가 더 많다는 것이 우리의 의견이다.

그렇다고 해서 탄수화물이 나쁘다는 의미는 아니다. 다만 어떤 사람은 탄수화물에서 얻는 열량 비중이 높으면 체중 감량과 질병 예방 효과를 볼 수 없다는 정도의 의미이다. 설사 대다수의 사람에게 좋은 결과를 가져다주지 못한다고 하더라도, 모든 사람에게 같은 영향이 미치는 것은 아니다. 어떤 연구에든 다수의 피실험자에 대한 영향과 다수가 반응하는 방식에서 벗어나는 반응을 보이는 예외적인 피실험자가 있기 마련이다. 그것은 설계가 잘된 저탄수화물식 연구든 저지방식 연구든 모두 마찬가지다.

저탄수화물식의 장점을 보여주는 연구가 더 많긴 하지만, 저지방식의 장점을 보여주는 연구도 분명히 존재한다. 특히 미국 표준 식단 또는 '당뇨식' 같은 구체적인 식단과 비교하면 명확한 장점이 있다. 이러한 연구들 중 일부 결과에서는 고탄수화물식이 체중 감량과 여러 가지 건강지표 개선에 도움이 된다고 나와 있다. 특히 고탄수화물 저지방식이 맞는 사람들에게서 어떻게 심장질환 진행을 막았는지를 보여주는 설득력 있는 증거가 있다. 체중 감량만 놓고 보면 고탄수화물식은 많은 사람들에게 빠른 효과를 주지는 못하지만 이 식사법이 잘 맞는 사람들도 있다.

훨씬 더 중요하게 기억해야 할 점은 탄수화물의 종류를 구분하지 않고 하나의 범주로 보면 어쨌든 탄수화물이 풍부한 음식이 해가 된다는 확실한 증거는 없다는 사실이다. 정제당(精製糖)과 정제 곡물이 건강에 부정적인 영향을 미친다는 주장은 할 수 있다. 하지만 통곡물, 과일, 채소와 같이 많은 영양소와 섬유질을 함유한 음식까지 탄수화물이라는 범주로 고려하면, 탄수화물이 해가 된다는 주장을 증명하기는 훨씬 어렵다.

저지방식 연구에 엄청나게 많은 과학적 오류가 있었고, 고지방식 연구도 마찬가지라는 점은 실로 유감이다. 예를 들면 저지방식이라는 것은 저열량식일 수도 있고, 저지방식일 수도 있다. 체중 감량이나 건강 개선에 도움을 주는 것이 저지방식인가, 저열량식인가? 이 두 방식을 분리하지 못한다면 연구결과를 도출한 원인이 어떤 방식인지 또는 결과가 저지방과 저열량 두 방식의 결합작용인지 확실하게 결론을 내릴 수 없을 것이다.

그러나 우리가 지적했다시피, 저지방/고탄수화물식을 저탄수화물/고지방식과 비교연구했을 때 많은 연구들이 상당히 유사한 결과를 보여준다. 일부 연구에서는 당뇨병 환자 또는 당불내성 환자에게는 저지방 또는 고탄수화물식이 고지방식보다 체중 감량, 혈당 안정, 심장 건강에 더 효과가 있다고 한다.[29,30] 하지만 앞부분에서 언급한 다른 많은 연구들은 이와 반대의 결론을 보여준다.

일부 연구에서 그랬듯이 저탄수화물식이 부각되었을 때, 12개월 후 차이는 거의 같았으며, 어떤 경우에는 저탄수화물식을 한 사람들의 콜레스테롤 수치(특히 '나쁜' LDL콜레스테롤)가 상승되었다.[31] 고탄수화물/저지방식을 진행한 사람들이 오히려 체중 감량 효과와 콜레스테롤, 중성지방, 혈압 개선 효과를 경험한 경우도 있었다. 반대로 고탄수화물/저지방 식이를 진행한 사람들에게서 건강지표 개선 상황은 유지되었지만 3년이 지난 후 몸무게가 이전보다 더 늘었다는 사례도 있다.[32]

저탄수화물식이 고탄수화물/저지방식보다 체중 감량에 훨씬 효과가 있다는 연구들은 진정한 저지방식을 이용하지 않은 경우가 많다. 이들은 지방 섭취를 약 30퍼센트로 제한했는데, 이는 미국 표준식의 지방 함량과 비슷하다(미국 표준식은 일반적으로 탄수화물 50퍼센트, 단백질 15퍼센트, 지방 35퍼센트를 포함하는 것으로 본다). 그래서 이 결과는 저지방식이 진정한 저지방식이었을 상황보다는 설득력이 떨어진다.

여러 연구를 분석한 한 논문에서 '놀라운 증거'를 보여준 바 있었다. 초저지방식(지방이 총 섭취 열량의 15퍼센트 이하)이 포화지방, 식이성 콜레스테롤, 체중을 감소시켰다는 것이다.[33] 다른 연구에서는 포화지방을 다가불포화지방polyunsaturated fat으로 대체했을 때 콜레스테롤 수치가 어느 정도 개선되었고, 지방을 과감하게 줄였을 때에는 더 극적으로 개선되었다.[34]

탄수화물의 형태는 어떤가? 과일, 채소, 곡물, 설탕, 옥수수 시럽은 모두 고탄수화물 음식들이지만 연구에서는 식이성 섬유질을 많이 섭취하면 비만과 당뇨병의 위험이 감소된다는 것이 입증되었다.[35] 하지만 설탕 섭취를 늘리면 심장질환으로 인해 사망할 위험이 증가하며,[36] 옥수수 시럽 형태의 정제 탄수화물 섭취가 늘어나면 당뇨병 위험도 증가한다.[37]

한 연구는 기존의 연구들을 종합적으로 검토한 뒤 다음의 결론을 보여주었다. 관찰연구를 토대로 했을 때 통밀음식 섭취는 특히 심장병, 당뇨병, 암 등의 질병위험 감소뿐만 아니라 체중 관리와 소화기 건강과도 관련이 있다는 보고도 있다. 하지만 다른 연구에서는 이 효과가 입증되지 않았다.[38] 당 섭취의 유해성을 입증하는 연구는 꽤 있다. 채소나 과일이 사람의 건강에 유해하다는 증거는 거의 없지만(채소와 과일에는 우리 몸을 보호하는 물질이 함유되어 있다.), 설탕과 흰 밀가루 같은 정제된 곡물은 심장병으로 사망할 위험을 높이고,[39] 당뇨병을 유발하며,[40,41] 암세포에 영양을 제공하는 등 건강에 부정적인 영향을 미친다는 증거는 차고 넘친다. 당과 암의 관계는 오래된 이론으로, 최근 암 예방과 완치 분야 연구주제로 다시 부각 되고 있으며, 암세포 대사과정 중 혈당과 인슐린의 역할이 다시 조명받고 있다.[42]

알다시피 탄수화물은 복잡하다. 과학적 문헌에 따르면 핵심은 다음과 같다. 고지방/저탄수화물식은 많은 사람들의 체중과 건강지표를 개선할 수 있으며, 고탄수화물/저지방식 역시 체중과 건강지표 개선 차원에서 몸에 맞는 사람들이 있다. 여기서 두 식사법 각각에 대한 증거가 있다는 말은 다시 말하면 두 식사법의 효능에 대한 절대적 증거가 없다는 말도 된다. 이 모든 것은 결국 우리 연구의 이론으로 귀결된다. 평균을 보면 눈으로 확인할 수 있는 경향이 있기는 하지만, 여러 연구에서 드러난 이토록 종잡을 수 없는 변동성에 대한 답은 개인차에 있다고 봐야 한다. 저탄수화물식이 맞는 사람도 있고, 고탄수화물식이 맞는 사람도 있다.

그러나 만약 이 모든 다량영양소 조절이 아무 의미가 없다면 어떻게 될까? 우리 연구를 근거로 생각해보면 특별히 저지방식 또는 저탄수화물식이 꼭 필요한 사람은 없는 것으로 보인다. 이러한 연구들은 대개 실험 참가자의 숫자가 적기 때문에, 어떤 다량영양소가 어떤 결과와 연관이 있고 어떤 식사 전략이 우세한지에 대해서는 실험 참가자의 개인적 특성 때문에 상대적으로 무작위적인 결과로 이어졌을 가능성이 크다. 어떤 연구에서는 A가 우세한 것으로 보일 수 있고, 다른 연구에서는 B가 우세한 것으로 나타날 수 있다. 이는 규모가 작은 연구에 참여한 사람들의 음식 반응이 모두 다르기 때문일 뿐이다. 오히려 사람들은 자신에게 어떤 탄수화물, 어떤 지방, 어떤 단백질이 가장 좋은지 아는 것이 더 중요하다.

: 식이성 콜레스테롤은 유해한가? :

몇 해 전에 달걀위원회Egg Board가 달걀 섭취는 안전하다는 메시지를 전하기 위해 자금을 지원한 홍보 캠페인이 있었다. 달걀은 콜레스테롤 함량 때문에 수년간 호불호가 갈린 음식이었다. 물론 달걀이 식이성 콜레스테롤을 제공하는 유일한 음식은 아니다. 동물성 음식 대부분은 콜레스테롤을 포함하고 있고, 콜레스테롤은 신체 특히 뇌의 중요한 구성성분임에도 불구하고 의사들 특히 심장전문의들은 환자들에게 식이성 콜레스테롤에 대한 경고를 하는 데 많은 공을 들인다.

여전히 식이성 콜레스테롤은 유해하고 따라서 달걀과 동물성 음식 섭취를 제한해야 한다고 믿는 사람들이 많지만, 이 생각은 이미 오래전에 그렇지 않다는 것이 밝혀졌다. 음식으로 섭취하는 콜레스테롤이 혈중 콜레스테롤에 영향을 준다는 증거는 없다. 신체는 콜레스테롤을 생성하고 수치를 조절한다. 그리고 이 과정은 먹는 콜레스테롤과는 상관이 없다. 달걀, 스테이크, 새우가 싫어서 안 먹는다면 몰라도, 혈청 콜레스테롤 수치에 대한 걱정 때문에 안 먹는 것은 이유가 안 된다.[43]

상식 4: 다이어트를 하면 효과가 있다

일반적으로 열량제한 방식 다이어트나 다량영양소 섭취(저탄수화물 또는 저지방) 조절 방식의 다이어트는 단기적인 효과는 있다. 효과가 있다는 것은 체중이 줄어들거나 컨디션이 나아졌다는 것이다. 그러나 줄어든 체중이 계속 유지되었던가? 나아진 컨디션이 지속되었는가? 아쉽게도 다이어트식은 전혀 효과가 없다는 증거들이 있다. 초반에는 체중이 좀 줄어도 곧 다시 돌아오고 만다.

아래 그래프는 초저열량식, 일반식(일반식은 영양사가 제시하는 표준 식단을 포함한 어떤 식단도 가능하다), 운동을 수반한 식이요법을 수행한 사람들의 체중 감량 결과를 보여주는데, 세 가지 방법 모두 초반에는 체중이 감량되었다. 하지만 셋 다 빠진 체중이 다시 회복되었다. 그다지 기분 좋은 소식은 아니다.

대부분의 체중 감량 전략은 초반에는 극적인 효과를 보여주지만, 몇 개월이 지나면 그 효과는 사라진다. 초저열량식같이 음식 섭취량을 극단적으로 줄이면 초반의 효과는 아주 극적이지만 대부분 원상태로 돌아온다.

최소 1년간 체중관리 중재를 받은 한 피실험자의 평균 체중 감량치

80건의 연구를 검토한 결과임[N=26,455명; 18,199명 완료(69%)]

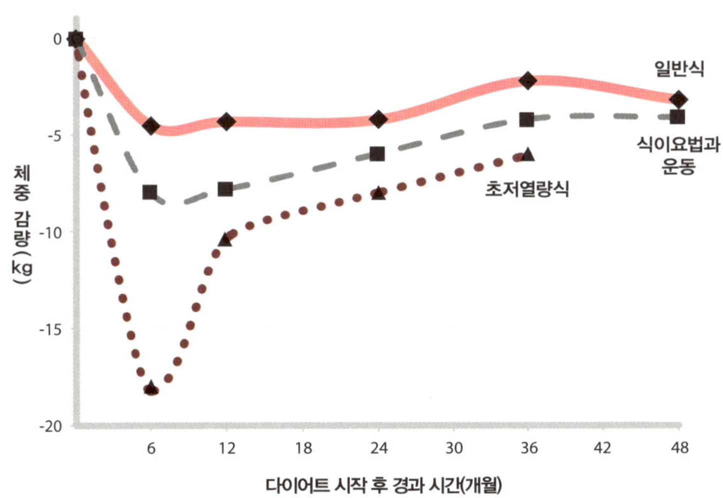

〈다이어트 리얼리티쇼The Biggest Loser〉의 참가자들을 대상으로 한 유명한 연구를 보자. 쇼 출연 당시 운동과 열량제한을 통해 체중 감량에 성공했지만 이런 식의 체중 감량은 신체의 대사율을 감소시켰고, 6년 후에도 이들의 대사율은 너무 낮았다. 그 때문에 이들은 과체중이 아니면서 비슷한 몸무게를 가진 사람들과 같은 양의 칼로리를 먹을 수 없었다.[44](연구에서는 이 현상을 '대사적응지속현상Persistent metabolic adaptation'이라 불렀다.)

다른 많은 연구에서는 다이어트가 체중 감소가 아니라 체중 증가로 귀결될 것임을 암시하는 일관된 신호를 보여주고 있다.[45,46] 다이어트는 청소년기 체중 증가의 중요한 전조였다.[47] 폭식 및 여러 섭식장애 역시 다이어트 횟수와 비례했다.[48]

우리는 최근 상당히 극적인 연구결과를 발표했다. 다이어트를 하는 사람의 마이크로바이옴은 과체중 상태를 '기억'하기 때문에 체중 감량 이후에도 마른 사람의 마이크로바이옴으로 바뀌지 않는다는 것을 증명한 것이다. 그래서 우리 몸은 다이어트 이후 체중이 다시 회복되는 방향으로 가려 하고, 자연히 음식 섭취 후 일어나는 반응에 영향을 준다(제5장 참고).

다이어트에 대해 또 하나 잘못 알려진 사실은, 사람들이 다이어트 지침을 제대로 따르지 않아서 실패한다는 것이다. 어느 정도는 사실일 수도 있다. 하지만 우리의 경험과 연구를 기준으로 봤을 때 많은 경우 사람들은 다이어트 지침을 제대로 따르지만 그 다이어트가 자신에게 효과가 없거나 궁극적으로는 체중 증가를 초래한다고 본다.

많은 사람들이 유행을 좇아 이 다이어트에서 저 다이어트로 옮겨가며 자신에게 맞는 다이어트법을 찾는다. 하지만 어떤 것이 확실히 효과가 있을까? 결과는 그 사람에게 달려 있다. 다이어트를 얼마나 잘 견디는지, 다이어트의 권고안을 얼마나 잘 따르는지, 얼마나 오랫동안 다이어트를 지속하는지, 스스로 시도한 생활습관의 변화가 자신에게 효과적인지 아닌지 여부는 모두 개인에게 달려 있다.

또 다른 문제는 수많은 다이어트가 제대로 정의되어 있지 않다는 점이다. 예를 들면 똑같이 '저탄수화물' 또는 '저지방' 식사를 하면서도 여전히 가공음식을 주로 섭취하며 영양가 있는 음식은 거의 먹지 않을 수도 있고, 영양이 풍부한 음식을 섭취하는 훌륭한 선택을 할 수도 있다. 엄밀하게는 채식을 하면서 마카로니와 치즈를 매일 먹기도 하고, 채식 쿠키나 감자튀김으로 살 수도 있다. 아니면 채식 또는 완전채식을 하지만 채소와 더불어 가공이 거의 안 된 통곡물, 냉압착 오일, 유기농 과일 등 섬유질과 단백질이 풍부한 식물성 음식을 곁들이기도 한다.

마찬가지로 엄밀하게는 구석기 다이어트를 하지만 기름기 많은 싸구려 고기와 가공 코코넛으로 만든 사탕만 먹는 사람도 있고, 앳킨스 다이어트(저탄수화물 다이어트, 일명 '황제 다이어트'—옮긴이)를 하면서 주로 베이컨에 빵 없는 햄버거와 치즈를 먹는 사람도 있다. 그 밖에도 나름대로 다이어트를 하지만 전분이 많은 음식을 피하고, 영양가 높은 채소와 소량의 고품질 동물성 단백질을 먹는 사람도 있다.

특정 음식군을 배제하는 방식으로 어떤 다이어트의 다량영양소에 대한 전제를 나름대로 정할 수도 있다. 예를 들면 구석기 다이어트는 전반적으로 '저탄수화물'식으로 간주되지만 전분이 많은 채소류와 과일을 포함시키면 탄수화물 비중이 높아질 수 있다. 채식은 보통 '저지방'식으로 간주되지만 식물성 유지, 견과류, 아보카도의 비중을 높이면 '고지방'식이 될 수도 있다. 결국 모든 것은 어떤 음식을 선택하느냐에 달려 있기 때문에 다이어트 방식의 이름이 무엇이든 체중 감량 전략으로는 의미가 없다.

마지막으로 그리고 가장 중요한 것은 어떤 다이어트 전략은 누군가에게는 효과가 있지만, 누군가에게는 맞지 않는다는 자명한 사실에 주목하는 것이다. 누군가는 지방을 주요 연료로 잘 사용하지만, 누군가는 그렇지 못하다. 어떤 사람은 식물성 음식이 잘 맞고, 어떤 사람은 상당히 많은 양의 동물성 단백질이 포함된 다이어트를 하면서 상태도 좋아지고 체중도 큰 폭으로 줄어든다. 어떤 사람은 많이 먹을 필요를 못 느끼고, 어떤 사람은 식욕이 왕성하여 많은 열량을 섭취하지만 몸무게는 늘지 않는다.

다음의 그래프 수치를 보면 이를 알 수 있는데, 피실험자를 대상으로 두 개의 다이어트를 실험한 결과, 평균치는 비슷하지만 개별 효과는 달랐다. 첫 번째 다이어트는 모든 사람에게 전혀 효과가 없었다. 두 번째 다이어트에서는 효과를 본 사람도 있지만, 오히려 체중이 늘어난 사람도 있었다. 그런데 어떤 다이어트가 나에게 맞을지 알 수 있는 방법이 없다. 그렇다면 굳이 스스로를 괴롭힐 필요가 있을까?

평균치 효과는 비슷하지만 개인별 효과는 매우 다른 두 가지 종류의 다이어트

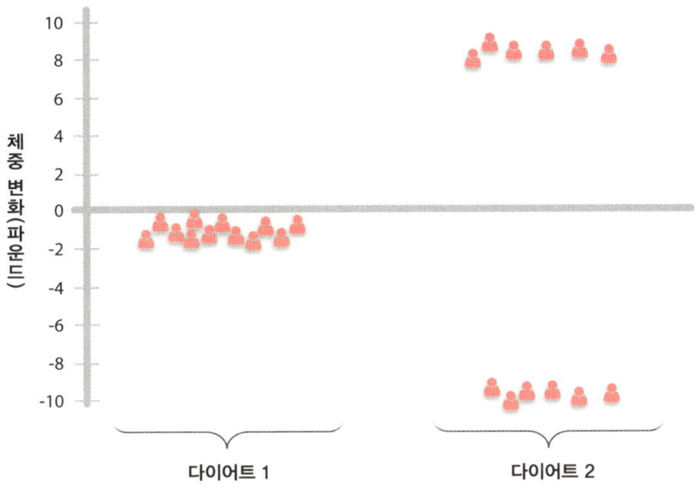

⋮ 비만이 유전인 태미(Tami E.)의 사례 ⋮

나는 두 아이의 엄마로 아이들에게 최선을 다해 균형 잡힌 건강식을 먹이려고 노력해왔다. 몇 시간 동안 인터넷에서 정보를 찾기도 하고, 친구와 의논하기도 하면서 초등학교 2학년인 딸과 유치원생인 아들의 점심을 준비한다. 아이들은 행복하고, 건강하며, 활발하다.

그런데 우리 가족들과 딸아이 반의 많은 친구들처럼 여덟 살짜리 딸은 과체중 상태이다. 남편과 나는 이를 유전이라고 생각했다. 하지만 우리 가족 중 최근 두 세대만 비만 문제를 겪고 있다. 아동 비만은 성인 비만과 관련이 깊다는 뉴스를 접하고 나는 근심이 깊어졌다. 가만있어서는 안 될 것 같았다. 전(前) 영부인 미셸 오바마조차도 이 문제가 심각하다고 하지 않았던가!

문제는 무엇을 어떻게 해야 할지 모른다는 데 있었다. 딸아이는 영양학적 규칙에 맞춘 식사를 잘 따르고 있고, 성격도 활발해 축구부에서 활동한다. 이 어린 아이에게 다이어트를 시키는 건 어쩐지 옳은 선택이 아닌 것 같았다.

그러다가 뉴스를 통해 개인맞춤식단에 대한 소식을 접했는데, 딱 감이 왔다. 가정용 혈당측정기를 가지고 음식에 대한 나의 혈당을 측정하기 시작했다. 그리고 음식에 대한 나의 반응이 내가 예상했던 것과 전혀 달라 깜짝 놀랐다. 커피는 혈당을 치솟게 했으나 오트밀쿠키는 그렇지 않았다. 바나나를 먹고는 혈당이 급상승했으나 토마토는 괜찮았다. 많은 사람들이 토마토를 먹고 난 후 혈당이 상승한다는 걸 읽은 적이 있는데 말이다. 나와 우리 가족의 건강한 식생활에 대한 기존의 생각이 눈앞에서 무너졌다.

그러자 몸에 좋다고 생각했던 음식이 나에게는 맞지 않는다면, 아마 내 가족에게도 맞지 않을 수 있겠다는 생각이 들었다. 나는 이 방법을 사용해 우리 가족의 식생활을 어떻게 개선할 수 있을지 정말 알고 싶었다.

이러한 영양학적 오해가 보여주는 것은 영양 정보가 흥미롭기는 하지만 일반화된 영양 규칙이 보편적인 효과가 있을 수 '없다'는 점이다. 탄탄하고 확고한 과학적 정보들이 서로 상충한다면, 그것은 식사법이나 음식 때문이 아니다. 과학으로 만병통치약 같은 하나의 다이어트법을 찾고자 하지만 가능하지 않은 이유는, 사람들이 각각 다른 음식에 저마다 자기만의 방식으로 반응하기 때문이다. 모든 사람에게 유효한 다이어트 전략이란 존재하지 않는다.

하지만 좋은 소식이기도 하다. 이 말은 다이어트를 반복해왔던 사람들에게 희망이 있다는 말이기 때문이다. 다이어트가 효과가 없었던 이유는 그 사람에게 맞지 않는 방법이었기 때문이다. 음식반응과 개인맞춤식단이야말로 '건강과 체중 감량을 위해 무엇을 먹어야 하는가'라는 문제에 대한 답이다. 대부분의 다이어트는 음식과 영양소에 대한 잘못된 관점으로 이 문제를 풀려고 한다.

다이어트 문제를 해결하기 위해서는 개인을 봐야 하고, 먹는 것에 대해 개인마다 독특한 반응을 일으키게 하는 것이 무엇인지를 살펴야 한다. 그러기 위해서 자신의 내부에서 어떤 일이 일어나는지 깊숙하게 들여다볼 필요가 있다. 이를 통해 음식에 대한 자신의 반응이 왜 그렇게 나타나는지 더 잘 이해할 수 있을 것이다.

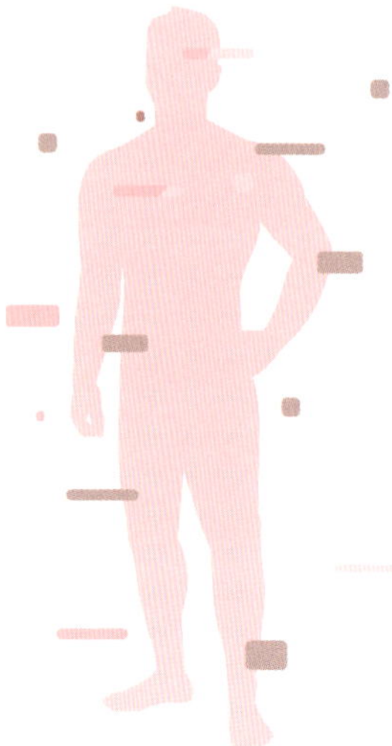

제5장

장 속에 존재하는 우주, 왜 중요한가?

1883년 메리 맬런Mary Mallon이라는 15살 소녀가 아일랜드에서 미국으로 이민왔다. 여러 집을 돌아다니며 갖가지 집안일을 돌보는 일을 했던 소녀는 1906년 찰스 헨리 워렌Charles Henry Warren이라는 뉴욕 금융계 거부의 요리사로 취직했다. 찰스 워렌은 뉴욕 롱아일랜드의 노스쇼에 있는 오이스터베이에 집을 빌렸다. 그해 여름이 지나고 초가을에 들어설 즈음 이 집에서 일하던 11명의 직원 중 6명이 장티푸스에 걸렸다. 당시 장티푸스는 치사율이 10퍼센트에 이르렀다. 그래서 장티푸스 환자가 6명이나 되었다는 사실은 크게 우려되는 상황이었다.

워렌가는 서둘러서 조지 소퍼George Soper라는 위생관리 전문가를 고용했다. 꼼꼼하게 장티푸스의 원인을 탐색하던 소퍼는 처음에 민물조개를 원인으로 지목했다. 그러나 민물조개를 먹은 모든 사람이 감염된 것은 아니었다. 최종적으로 그가 발견한 진실과 조사결과는 1906년《미국의사협회 저널JAMA: Journal of the American Medical Association》에 게재되었다. 그 내용에 따르면 장티푸스를 약하게 앓았던 메리 맬런이 미국 공식기록상 최초의 장티푸스균Salmonella typhi의 잠복성보균자였다.

메리는 감염의 원인으로 지목되었으나 인정하지 않았다. 자신이 그 병을 앓고 있다고 느낄 만한 증상이 거의 없었기 때문이다. 그녀가 지목되었을 때에도 아픈 상태가 아니었다. 메리는 자신에게 책임이 있다는 말을 도무지 믿을 수도 받아들일 수도 없었다. 하지만 소퍼는 확신했다. 그는 메리 맬런이 그 집에 오기 전 여덟 가구에서 요리사로 일을 했고, 그중 일곱 가족이 장티푸스에 감염되었다는 사실을 발견했다. 총 22명이 감염되었고, 그중 일부는 사망했다.

장티푸스는 그해 뉴욕에 창궐해 약 3,000명이 감염되었다. 메리 맬런이 장티푸스 감염의 주된 원인으로 지목되었다. 항생제가 없던 시절이라(항생제는 1948년 전에는 없었다) 상황은 심각했다. 소퍼는 뉴욕 보건당국과 경찰이 나서 메리 맬런이 분변검사를 받도록 해야 한다고 확신에 차서 주장했다. 이에 동의할 수 없었던 메리는 달아났지만 결국 붙잡혔고, 당국은 메리의 샘플을 확보했다. 샘플을 검사해본 결과 예상했던 대로 장티푸스균 양성반응이 나왔고, 메리는 노스브라더 섬의 한 병원 근처 건물에 격리되었다. 메리는 보건당국을 상대로 소송을 제기했지만 패배했고, 2년 동안 감금조치를 당했다.

병원에서는 다양한 방법으로 메리의 치료를 시도했다. 의료진은 완하제(緩下劑), 맥주효모, 요로소독제인 유로트로핀을 사용하여 치료했지만 아무것도 효과가 없었다. 심지어 담낭에 균이 잠복하여 지속적으로 균을 내보내고 있다고 의심했기 때문에 메리의 담낭을 제거하고 싶어 했으나, 메리는 수술에 동의하지 않았다. 2년 동안 163회에 걸친 분변검사에서 양성 반응이 나온 횟수는 120번이었다.

하지만 유감스럽게도 아무도 그녀에게 당시의 상황을 자세하게 설명해주지 않았다. 그래서 메리는 자신이 납치된 것이라 여기며 풀어줄 것을 완강히 주장했다. 1910년 그녀를 딱하게 여긴 신임 보건국장 덕분에 메리는 이후 요리사로 일하지 않겠다는 조건으로 감금에서 풀려날 수 있었다. 하지만 메리는 이 약속을 지키지 않았다. 풀려나자마자 자신의 이름을 메리 브라운으로 바꾸고, 맨해튼의 슬로안 산과병원에 요리사로 취직했다. 그리고 이곳에서 단 3개월 만에 의사, 간호사, 직원 등 25명을 감염시켰고, 그중 두 명은 사망했다.

메리는 이제 '장티푸스 메리'로 불렸고, 뉴스 카툰에까지 등장하여 전 국민에게 비난의 포화를 받았다. 악명의 대명사 된 메리는 다시 노스브라더 섬의 시설에 격리되었고, 1938년 사망할 때까지 26년을 사실상 고립되어 살았다.

메리 맬런이 사망할 당시까지 뉴욕 보건당국은 장티푸스 잠복성보균자로 여겨지는 400명을 더 발견했다. 하지만 유일하게 메리 맬런만 강제 격리되었다. 어쨌든 '장티푸스 메리'는 모두 합쳐서 감염 125명과 사망 5명의 원인이었다.[1]

메리 맬런의 일화는 슬픈 이야기지만 시사하는 바가 있다. 장내 세균이 자신의 삶과 건강뿐만 아니라 주변의 건강에도 강력한 영향을 미친다는 사실이다. 장내 세균 중 어떤 것들은 자신에게 해를 끼칠 수도 있고, 주변에 해가 될 수도 있다. 대부분의 세균은 유익균이며 숙주와 조화롭게 살아간다. 장내 세균은 유전적으로 우리의 일부분은 아니다. 단지 우리와 평생을 같이할 뿐이다. 숙주는 이러한 마이크로바이옴을 유익균의 성장을 촉진하고 유해균의 성장은 제한하는 방식으로 보살필 수 있다.

: 세균, 나쁜 놈들 전성시대 :

1900년대 초반에는 장티푸스 감염 사례가 수만 건에 달했다. 그에 비해 지금은 위생상태 개선 덕분에 장티푸스가 그리 흔한 질병이 아니다. 미국에서는 장티푸스 발병이 연간 400건이 채 되지 않는다. 발병하는 환자들도 대부분 멕시코, 남미, 인도 등 저개발 지역을 여행했던 사람들이다.[2]

장티푸스는 이제 이슈라고 할 것도 없다. 지금 우리는 다른 세균들과 싸우고 있다. 가장 전염성이 강한 악명 높은 균은 클로스트리듐 디피실(C. diff)로서 입원 환자들에게서 주로 볼 수 있는 심각한 소화기 감염을 일으킨다. 증상은 설사, 극심한 복통, 발열을 동반하며 심한 경우 사망에 이르기도 한다.

2011년 미국에서만 이 균이 원인으로 밝혀진 사망이 2만 9,000건이었고, 환자가 사망하지 않는다 하더라도 삶의 질을 극도로 훼손시킨다. 크론씨병이나 다른 염증성 장질환, 직장암 환자와 같이 대장에 병이 있는 사람들, 노인, 광범위 항생제를 사용하는 사람들은 특히 클로스트리듐 디피실 균에 감염될 위험이 크다. 하지만 클로스트리듐 디피실 균 감염은 누구에게나 발생할 수 있다. 항생제로 치료는 가능하지만 내성이 생겨 어떠한 치료제도 듣지 않는 경우도 있다. 과학계는 클로스트리듐 디피실 균 문제에 대한 더 나은 치료법을 찾기 위해 적극적으로 움직이고 있다.

나의 장 속에 누가 살고 있을까?

장에는 40조에 달하는 미생물 세포 개체가 입주해 있고, 미생물 종의 숫자는 1,000개에 달한다. 사실 장내 세균의 세포수는 대략 사람의 총 세포수와 맞먹는 정도다. 세포수로만 따진다면 인간은 겨우 30조 개의 세포로 이루어진[3] 반쪽 인간에 불과하다.[4]

장내 미생물은 대부분 세균으로 구성되어 있지만, 바이러스, 곰팡이, 기생충과 자체 DNA를 가진 기타 미세한 생명체도 포함되어 있다. 이들의 유전자는 사람의 유전자 수보다 200배나 많다.[5] 다 합치면 대략 2만 5,000개의 인간 유전자와 500만 개에 달하는 세균 유전자가 우리 몸 속에 존재한다.

과학자들은 오랫동안 인간 유전자를 연구해왔지만, 인간이 보유한 다양한 유전물질의 약 1퍼센트밖에 되지 않는다. 다른 미생물 유전자들이 무엇을 하는지 인간은 아직 알지 못한다. 그야말로 흥미진진한 연구 분야인 것이다. 사실 많은 인간 유전자가 무엇을 하는지도 아직 파악되지 않았지만 연구자들은 꽤 오랫동안 지속적으로 연구해오고 있다. 그리고 수백만에 달하는 체내 세균 유전자의 속성과 영향에 대한 연구는 이제 막 걸음마 단계이다.

미생물은 피부, 입, 장, 호흡기, 비뇨생식기 등 외부 세계와 어떤 방식으로든 닿아 있는 우리 몸의 안팎에 함께 존재한다. 이 시스템을 마이크로바이옴이라고 한다. 사람은 이러한 신체 부분에 마이크로바이옴을 가지고 있다.

마이크로바이옴이 알려지게 된 것은 1990년대 말이다.[6] 체내 마이크로바이옴 중에서 장내 마이크로바이옴이 가장 다양하고, 복잡하며, 생리학적으로 중요하다고 할 수 있다. 반대로 혈액 계통과 내부 장기에 해당하는 신체 내부에는 미생물이 없으며, 있다고 해도 미미한 수준이다. 상처나 감염을 통해 미생물이 침투하지 않는 한 일반적으로 무균 상태로 유지된다.

: 분변 속의 세균종 :

최근 DNA 염기서열화(DNA Sequencing)의 발전과 함께 마이크로바이옴연구를 시작할 수 있었다. 마이크로바이옴 내의 세균을 분석할 수 있는 유전물질을 구할 수 있는 것은 분변 샘플, 즉 똥이다. 이는 분변의 고형분 중 상당량이 박테리아, 즉 세균이기 때문이다.

마이크로바이옴 내의 세균은 인간의 일생 동안 재생, 성장, 사멸의 과정을 겪는다. 하루 동안 사람의 장내 미생물 중 10퍼센트는 분변과 함께 버려진다. 따라서 분변연구는 장내 세균의 유전물질에 접근하는 좋은 방법이며, 어떤 순간의 장내 마이크로바이옴 성분을 판단하는 데 도움이 된다.

일반적으로 분변은 물 75퍼센트, 고형분 25퍼센트로 구성된다. 고형분의 내용은 다음과 같다.

- 소화되지 않는 섬유질과 고형화된 소화액(30퍼센트)
- 유익균과 유해균(30퍼센트)
- 지방(10~20퍼센트)
- 무기물(10~20퍼센트)
- 단백질(2~3퍼센트)

마이크로바이옴의 발견

미생물이 인체의 구성성분이라는 과학적 증거는 1880년대에 처음으로 등장했다. 오스트리아의 소아과 의사였던 테오도르 에셰리히Theodor Escherich가 건강한 아동과 설사병에 감염된 아동의 장내균총에서 어떤 유형의 세균을 관찰했던 것이다(발견자의 이름을 따서 학명은 Escherichia coli로 명명되었고, 흔히 대장균으로 불린다).

노벨상 수상자이자 현대 면역학의 창시자이기도 한 일리야 메치니코프Élie Metchnikoff는 초창기 마이크로바이옴 전문가였다. 19세기 후반 어느 날 그는 초창기 광학현미경으로 따끈따끈한 분변 샘플을 들여다보고 깜짝 놀랐다. 샘플에 살아 있는 세균들이 우글거리고 있었기 때문이었다. 메치니코프는 자신이 관찰한 '또 하나의 세계'가 인류의 삶에 근본적으로 중요한 부분이라는 것을 깨달았다. 그는 매일 시큼한 우유를 마시기 시작했는데, 자신의 장내균총이 좋은 방향으로 변화할 수도 있다고 믿었기 때문이다. 심지어 〈생명연장의 꿈Prolongation of Life-Optimistic Studies〉이라는 논문도 발표했는데, 그는 이 논문에서 미생물이 인간의 수명을 연장시킬 수 있다고 추론했다.

당시에는 메치니코프가 관찰했던 미생물을 연구할 수 있는 수단이 없었고, 미생물학 분야 학자들은 '유해한' 질병의 원인이 되는 세균연구에 매달리느라 다른 것을 돌아볼 겨를이 없었다. 마이크로바이옴은 1990년대 후반이 될 때까지 거의 한 세기 동안 인체 또는 건강 유지의 중요한 부분으로 인식되지 못했다.

과학자들이 고급 유전자 연구기법을 가지고 이러한 세균을 광범위하게 연구할 수 있게 된 지는 겨우 10년 정도밖에 되지 않았다. 장내 세균들은 '까탈'스러워서 번성하고 성장하기 위해서는 매우 까다로운 조건이 필요하기 때문에, 인체 외부에서는 사실 살 수가 없다. 예를 들어 일부 균은 완전 혐기성이라 대기 중 정상 산소 농도만으로도 죽어버린다. 연구목적으로 이 균들을 체외에서 성장시킬 수 있는 방법이 없었다. 2006~2007년경 DNA 염기서열화 기술이 발전하면서 분변 샘플에서 장 내용물 전체를 파악하고 서열화할 수 있게 되어 내부 균총을 파악할 수 있었고, 연구목적으로 미생물을 배양할 필요도 없게 되었다.

덕분에 미생물은 연구 분야의 총아로 떠올랐고, 최근 마이크로바이옴에 관한 새로운 연구가 폭발적으로 증가했다(아래 그림 참고).

과학 분야에서 마이크로바이옴 관련 논문 편수

출처: 펍메드(PubMed)

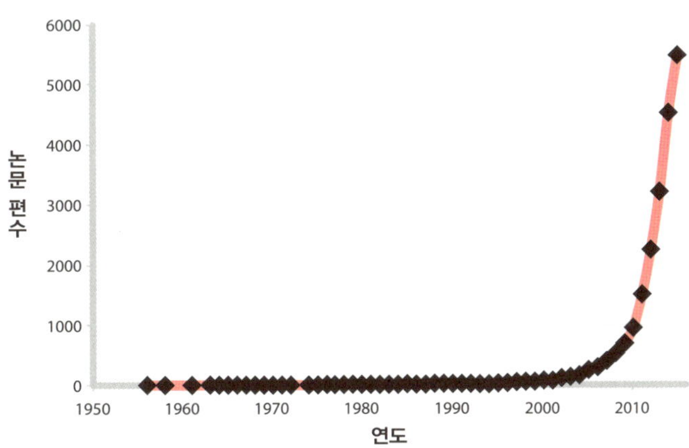

우리도 마이크로바이옴이 영향을 주는 여러 핵심 분야에 관한 발견을 했고, 연구결과를 공개했다. 이처럼 활발하게 성장하는 분야인 마이크로바이옴의 여러 측면, 질적인 부분, 기능, 영향에 대해 많은 과학자들이 연구하고 있다.

연구에서 가장 흥미로운 부분은 마이크로바이옴과 흔한 질병과의 단순 연관관계를 밝히는 것이 아니라 마이크로바이옴이 원인이 되는 측면을 밝히기 시작했다는 점이다. 다시 말해 무엇이 마이크로바이옴에 직접적인 영향을 미치고, 마이크로바이옴이 어떤 현상의 원인이 되는지를 연구하고 있다. 인간 유전학에서도 이와 유사한 진전이 있다. 단순 연관관계만 보는 것이 아니라 인과관계를 파악하고 있는 것이다.

유전학과 마이크로바이옴의 흥미로운 차이는 우리가 우리의 유전자를 바꿀 수는 없지만 우리의 마이크로바이옴은 바꿀 수 있다는 데 있다. 연구자들은 치료의 수단으로 인간 건강의 주요 요소를 어떻게 바꿀 수 있는지 발견해가고 있다.

장내 마이크로바이옴이 하는 일 ◀◀◀

자신의 몸이 균으로 가득 차 있다고 생각하면 유쾌하진 않지만, 인간은 균들과 공생관계 속에서 살고 있으며 이러한 미생물은 인간의 삶을 향상시킬 수 있는 많은 일들을 하고 있으므로 안심해도 좋다. 마이크로바이옴은 우리에게 아래와 같은 것들을 제공해준다.

• 에너지

사람의 에너지 중 10~20퍼센트는 섭취한 식품을 신체가 분해해서 확보한 결과가 아니라, 균이 분해한 결과다. 사람의 마이크로바이옴은 소화효소와 신체에 필요한 비타민을 생성한다. 또한 사람이 섭취한 식품에서 에너지를 얼마나 추출할지를 정하는 역할을 한다.[7,8]

• 필수 비타민

마이크로바이옴은 우리 몸에 꼭 필요하지만 스스로 생성하지 못하는 비타민 K(메나퀴논), 비타민 B_{12}(코발라민), 비타민 B_9(엽산), 비타민 B_2(리보플라빈)[9] 등 필수 비타민을 생성한다.

비타민 B_{12}는 특히 건강한 신경세포를 유지하고 신체의 유전 재료인 DNA와 RNA의 생산을 돕는 데 중요하다. 식품 내 비타민 B_{12}는 조개, 갑각류, 쇠고기 등 거의 동물성 식품에서만 얻을 수 있으나, 채식인들이 건강한 마이크로바이옴을 보유하고 있고 비피더스균과 젖산균을 많이 가지고 있다면 비타민 B_{12}의 결핍은 없을 것이다. 가장 유명한 비타민 B_{12} 생성균은 락토바실러스 루테리Lactobacillus reuteri 균으로 사람의 장에 흔히 존재하며 마이크로바이옴을 구성하는 균이다.[10]

엽산으로 불리기도 하는 비타민 B_9도 매우 중요하다. 주로 익히지 않고, 냉동시키지 않은 신선한 상태의 채소에서 발견되며, 비타민 B_{12}와 마찬가지로 엽산은 장내 젖산균과 비피더스균이 생성할 수 있다.[11]

• 면역

마이크로바이옴은 사람의 면역계 조절을 돕는다.[12] 사실 건강한 면역계를 생성하는 데는 마이크로바이옴이 반드시 필요하다. 마이크로바이옴은 외부침입자를 식별하는 데 도움을 주며 인체가 (자가면역질환처럼) 스스로를 공격하지 않도록 한다.

마이크로바이옴은 또한 병원체를 막는 장벽을 생성하고, 어떤 물질에는 알레르기 반응이 생기고, 어떤 물질에는 알레르기가 생기지 않을지를 결정한다.[13]

• 건강

인간의 마이크로바이옴은 인간 숙주의 건강 상태를 좋은 상태 또는 나쁜 상태로 움직일 수 있다. 지난 10년간 마이크로바이옴과 건강의 관계에 대한 이해가 깊어졌으며, 마이크로바이옴과 여러 증상과의 관계가 밝혀진 상태다. 비만,[14,15] 자가면역질환,[16,17,18,19,20,21,22] 천식, 알레르기, 우울증,[23,24] 기타 정신질환,[25,26] 크론씨병과 궤양성대장염 같은 염증성 장질환, 신경퇴행neurodegeneration,[27,28,29] 암, 혈관병[30,31] 같은 증상들 말이다. 마이크로바이옴을 이용해 어떻게 이와 같은 질환들을 극복할 수 있을지 그 방법에 대한 많은 연구가 이루어지고 있다.

• 영유아 건강

올리고당으로 불리는 모계 마이크로바이옴의 균이 모유를 통해 아기에게 전달되며, 건강하게 영아 마이크로바이옴을 형성하게끔 돕는 역할을 한다.[32] 이것이 모유 수유 주장의 유효한 점이기도 하다. 출산할 때 아기가 엄마의 산도를 통과하면서 미생물이 엄마로부터 아기한테 전달될 수도 있다(최근 활발한 연구 분야이다).

이런 형태로 진화가 이루어진다는 것을 보는 건 정말 대단히 놀라운 일이다. 모체에서 나온 어떤 물질이 글자 그대로 다음 세대의 마이크로바이옴을 형성하지 않는가! 인간의 발육과정에서 마이크로바이옴의 중요성을 다시 한 번 입증하는 현상이자 인간과 균의 공동 진화를 증명하는 장면이다. 인간은 마이크로바이옴과 함께 진화해왔고, 지금 이 순간에도 인간의 생존에는 마이크로바이옴이 필요하다. 물론 마이크로바이옴의 생존에도 인간이 필요하다.

인간 마이크로바이옴과 마이크로바이옴의 구성과 기능 저하와 관련된 질병

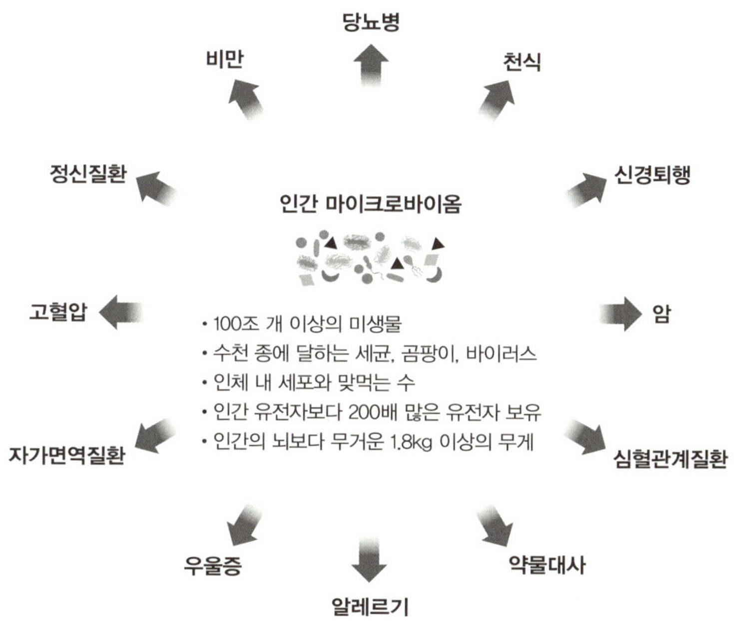

: 식곤증에서 벗어난 살레하(Saleyha A.)의 사례 :

나는 항상 내가 먹는 음식이 내 자매들과는 다르게 작용하는 것 같다고 생각했다. 우리는 매일 저녁 같은 음식을 먹었지만 날씬한 그들과는 달리 나만 통통한 편이었다. 나도 날씬해지려면 빵, 밥, 파스타 같은 음식을 줄여야 한다고 생각했다. 탄수화물은 나쁘니까. 이것은 최근에 알게 된 지식이다.

매번 먹고 나면 피곤했다는 것을 깨달은 건 최근에 와서였다. 단지 기운이 조금 떨어지는 정도가 아니라, 드러누워 단 몇 분이라도 눈을 붙여야 한다. 그때마다 내가 게을러서 그렇다고 여겼다. 다른 사람들은 같은 음식을 먹고 어떻게 눈을 뜨고 있는지 신기했다. "식후에는 모든 혈액이 소화를 위해 위장으로 몰린다."는 말을 들은 적이 있었는데, 식곤증은 그래서 생기는 것으로 알았다.

초임 의사가 되고 나서 극심한 식곤증을 그냥 버티고만 있을 수 없어서 병동에서 일할 때는 점식 식사를 건너뛰었다. 그러나 늦은 오후가 되면 허기가 졌고, 환자들이 병동 스테이션에 두고 간 초콜릿이나 비스킷을 주워 먹곤 했다. 이 간식거리들은 잠을 더 심하게 몰고 왔다. '당이 떨어지는 현상'은 빠르게 엄습했고, 나머지 일과를 하는 동안 기운을 내려면 더 많은 당을 넣어주는 수밖에 없었다.

집에서는 포도, 토마토, 샐러드, 참치를 먹었고, 빵은 절대 먹지 않았다. 아이스크림이라도 먹는 날이면 먹을 가치도 없는 음식을 먹었다는 게 영 꺼림칙했다.

〈믿어보세요, 전 의사예요Trust Me, I'm a Doctor〉라는 BBC 프로그램의 프로듀서가 개인맞춤영양 프로젝트에 참여해서 방송해보면 어떻겠냐는 제안을 해왔다. 관심은 있었지만, 건질 게 뭐 있겠나 싶었다. 44세쯤 되면 내 몸이 식품에 어떻게 반응하는지 정도는 잘 알게 되는 거라고 생각했기 때문이다.

하지만 그런 생각은 착각도 이만저만한 착각이 아니었다. 나의 장내 세균 프로파일과 혈당측정에서 포도와 토마토가 엄청난 혈당상승을 일으키며, 아이스크림은 그렇지 않다는 것을 알게 되었다. 내가 가장 놀랐던 부분은 버터 바른 토스트는 혈당상승과 전혀 무관하다는 사실이었다.

그 이후 연구에 참여해 알게 된 정보를 가지고 식생활을 바꿨다. 피부가 더 좋아졌고, 하루 종일 생기가 있었으며, 무엇보다 살이 많이 빠져서 정말 좋았다. 여전히 체중은 줄고 있으나 전과 비교해서 덜 먹는다는 느낌은 전혀 없다. 이 경험은 나의 건강과 삶에서 중대한 전환점이었다고 믿는다.

좋은 마이크로바이옴의 균형이 깨질 때 ◀◀◀

모든 마이크로바이옴은 여러 종류의 세균을 광범위하게 가지고 있으며, 그중 일부는 특히 병원성 세균이 번성할 수 있는 환경이 만들어지면 문제를 일으키기도 한다. 마이크로바이옴의 균형이 깨지면 다음과 같은 현상이 나타난다.

- 노화

마이크로바이옴은 특히 다양성이 떨어질 때 노화와 관련된다.[33] 다양성을 가진 마이크로바이옴이 활발하고 훨씬 유효한 마이크로바이옴이지만, 균의 다양성이 훼손되면 즉 종류가 적어지면, 신체적으로도 허약해지고 치매에서처럼 인지능력도 떨어진다.

우리는 이런 현상을 마이크로바이옴의 다양성이 줄어든 선진국에서 주로 확인할 수 있었다. 식품 구성의 다양성이 낮고, 당 함량이 높으며, 섬유질이 적은 서구식 식단 때문이다. 생쥐 실험연구를[34,35] 보면 3~4대에 걸쳐 섬유질이 적은 서구식 식단을 먹였을 때 특정 미생물이 완전히 사멸했고, 이 미생물은 고섬유질식을 다시 준다 하더라도 복구되지 않았다.

인간의 소화효소로는 섬유질을 소화할 수 없고, 섬유질은 바로 장으로 옮겨져 장내 세균의 먹이가 된다. 사라진 균종을 복구하기 위해서는 사라진 세균을 넣어주어야 한다(이는 집중 프로바이오틱 치료를 통해 이행되는데 효과는 있을 수도 있고, 없을 수도 있다). 또 천연식품, 비가공식품 등 전통적인 식단에 들어가는 훨씬 다양한 식품으로 변화를 주어 식단을 구성함으로써 상실된 균의 일부를 다시 장에 넣어줄 수도 있고, 더 다양한 장내 세균 집단이 살 수 있도록 섬유질을 보충하는 방법도 있다.

• 대사증후군의 증감

마이크로바이옴은 비만, 당뇨병, 고콜레스테롤혈증, 지방간과 관련하여 상당히 많이 연구되어 왔다. 이런 병증은 한 사람에게 동시 다발적으로 발생하며, 이를 '대사증후군'이라 부른다. 대사증후군은 전 세계적으로 흔한 증후군인데, 지난 세기에 발현하여 심각한 유행병 같은 현상이 되었다. 또한 이 증후군은 심장마비, 뇌졸중, 동맥경화증, 신장병 등 여러 위험한 합병증의 원인이 될 수도 있다. 제6장에서 정상혈당 수치의 중요성을 거론하면서 대사증후군에 관해 좀더 자세하게 다룰 것이다.

대사증후군의 유병률이 증가한 데는 많은 요인들이 있고, 그 요인 중 상당수는 현대인의 장내 마이크로바이옴의 변화와 관련이 있을 수도 있다. 마이크로바이옴은 사실 대사증후군 자체뿐만 아니라 대사증후군과 관련된 여러 현상, 즉 비만, 당뇨병, 고콜레스롤혈증에도 연관되어 있다.

마이크로바이옴은 우리 몸의 대사에 영향을 주는데, 이는 면역계, 호르몬계의 조절, 장에서 혈류로 분비되는 작은 분자(대사산물)의 구성 등을 변화시키고, 인간의 대사에 영향을 줄 뿐만 아니라[36] 신경계에도 관여한다. 설치류 연구를 보면 아세트산염이라는 대사산물의 생성이 증가하면 부교감 신경계라고 하는 말초신경계가 활성화되고, 포도당 자극성 인슐린 분비가 증가한다. 그렇게 되면 그렐린이라는 기아 호르몬이 증가하고, 결국 비만을 야기한다.

다른 연구에는[37] 박테리아에 의한 대사산물인 호박산염$_{\text{succinate}}$의 생성은 포도당 대사를 개선하는 데 도움이 되며, 식이섬유를 박테리아가 발효시키는 과정에 호박산염의 생성이 크게 증가한다고 되어 있다. 박테리아에 의한 호박산염 생성을 도모하는 방식으로 섬유질 섭취를 늘리면 포도당 대사가 개선되며, 따라서 대사증후군을 되돌리거나 예방하는 데 도움이 된다는 의미이다.

흥미롭게도, 마르고 건강한 사람의 분변 마이크로바이옴 샘플을 당불내성을 겪는 사람에게 이식하면 점차 인슐린 감수성이 개선되었다. 그 효과는 지속적이지 않고 수주일 후 사라졌지만, 장내 세균이 대사증후군을 야기하는 환경과 관련이 있으며 대사증후군의 해결책일 수도 있음을 짐작할 수 있다.[38]

• 적색육에 대한 반응

적색육 섭취가 심혈관계에 미치는 유해한 영향이 마이크로바이옴이 적색육에 반응하는 방식 때문일 수도 있다는 흥미로운 연구가 있다.[39] 이 연구에 따르면 사람이 적색육을 먹을 때 인체는 모두 같은 방식으로 이를 처리하지 않는데, 그 이유는 부분적으로 개인 마이크로바이옴의 차이 때문이라는 것이다. 적색육에는 엘-카르니틴이 포함되어 있는데, 마이크로바이옴에서 여러 단계를 거치고 난 다음 인간 체내에서는 트리메틸아민엔옥사이드TMAO라는 물질로 전환된다. 이 물질은 콜레스테롤 대사에 변화를 주고, 혈액 내의 콜레스테롤 제거 속도를 저하시켜서 동맥 벽에 콜레스테롤을 쌓는다.

여기서 재미있는 사실은 엘-카르니틴에서 TMAO로 전환하는 과정에 장내 세균이 관여해야 생성되는 중간 매개물질과 처리과정이 반드시 필요

적색육 섭취는 마이크로바이오옴의 활동 방식에 따라 심장병의 원인이 될 수 있다

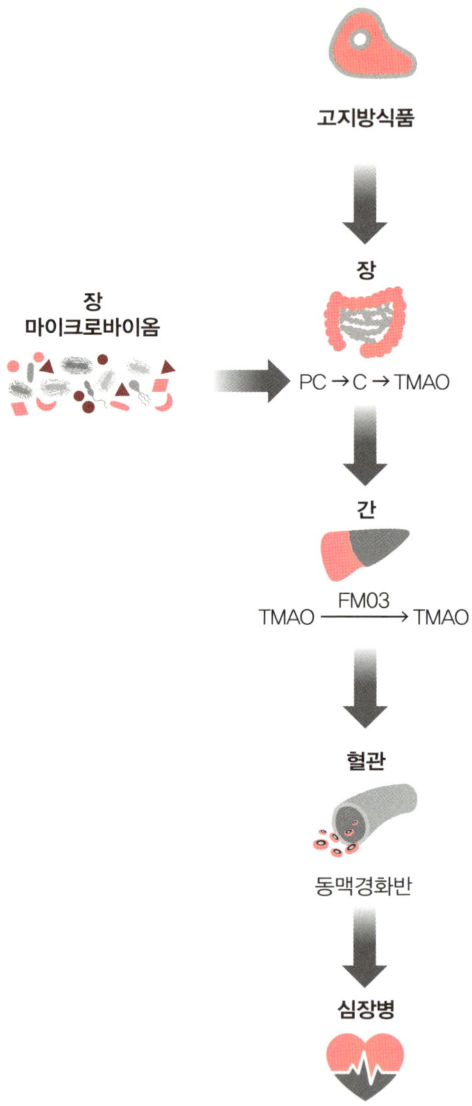

하다는 것이다. 엘-카르니틴을 TMAO로 전환하는 데 필요한 적정 장내 세균을 가지고 있지 않은 사람은 동맥 벽에 콜레스테롤이 쌓일 위험이 낮다. 채식인들에게는 이런 세균이 많지 않기 때문에 육식을 하는 사람들이 적색육을 먹고 난 후 겪는 TMAO 전환이 잘 되지 않는다. 물론 채식인들은 적색육을 먹지 않지만, 어쨌든 채식의 정당성을 입증했기 때문에[40,41] 언론에서는 빅뉴스로 보도되었다. 이러한 현상은 사람마다 같은 식품에 대한 반응이 다르다는 것을 보여주는 또 하나의 증거이기도 하다. 그래서 당연히 적색육의 유해성도 사람마다 다르다. 이 경우 개별화의 요소는 바로 마이크로바이옴에 의해 결정되는 것 같다.

: 나만의 '시그니처', 마이크로바이옴 :

마이크로바이옴의 일부 세균은 모든 사람이 공통으로 가지고 있으며(마이크로바이옴의 '핵심'으로 본다), 일부는 물려받은 것이다.[42] 그리고 많은 세균들은 자신에게만 존재하는 '나만의 세균'으로 일종의 마이크로바이옴 '시그니처'를 형성한다. 나의 마이크로바이옴은 타인보다는 가족의 것과 유사하지만, 그래도 나에게만 특화된 것이다.

예를 들면 일란성 쌍둥이의 마이크로바이옴은 이란성 쌍둥이보다는 유사하다. 이란성 쌍둥이의 마이크로바이옴은 일반 형제자매보다는 유사하며, 형제자매의 마이크로바이옴은 아무 상관없는 사람들의 그것보다는 훨씬 유사하다.

그러나 일란성 쌍둥이도 여전히 각각의 마이크로바이옴은 구별된다. 나의 마이크로바이옴은 나만의 것이고 나만의 다이내믹한 시그니처로 끊임없이 나의 환경에 반응하며 진화한다. 또한 나의 식생활, 건강 상태, 생활 방식에 따라 변화한다. 하지만 항상 나만의 어떤 요소들은 유지되며 식이요법이나 기타 생활습관 조정에 매우 느리게 반응하는 일정한 나만의 요소들은 유지된다.

마이크로바이옴과 체중

체중 감량을 시도하는 사람이라면 자신의 마이크로바이옴이 체중 감량에 도움이 되는지 혹은 그 자체가 원인이 되는지, 도움이 된다면 어떻게 활용해야 하고, 원인이라면 어떻게 제거해야 할지 그 모든 것을 알고 싶을 것이다. 체중과 마이크로바이옴이 연관되어 있다는 것은 알려져 있으나, 우리는 여전히 이 연관관계가 어떻게 작용하는지에 대한 많은 세부사항을 연구하고 있다. 우리가 아는 지식의 대부분은 비만한 생쥐 연구 덕분이다. 특징적으로는 비만생쥐의 마이크로바이옴은 정상체중인 생쥐와 여러 면에서 구별된다.

비만생쥐는 정상생쥐와 비교해보면 동일한 식품에서 더 많은 열량을 추출한다. 비만생쥐의 분변을 마이크로바이옴이 없는 '무균생쥐'에게 옮겼을 때, 즉 비만생쥐의 마이크로바이옴을 무균생쥐에게 이식했을 때, 이 무균생쥐들은 놀랍게도 비만 상태가 되었다.[43] 이 연구는 마이크로바이옴이 어떤 사람의 체중 증가 경향에 강력한 영향을 미친다는 것을 시사한다.

이 결과는 비만인의 마이크로바이옴 샘플을 무균생쥐에 이식했을 때에도 마찬가지로 관찰되었다. 한 명은 비만이고 한 명은 날씬한 일란성 여자 쌍둥이의 마이크로바이옴을 생쥐에게 이식했을 때, 쌍둥이 중 비만이었던 여성의 마이크로바이옴을 받은 무균생쥐는 비만해졌고, 날씬한 여성의 마이크로바이옴을 받은 무균생쥐는 비만해지지 않았다(다음 그림 참조).[44]

체형이 완전히 다른 일란성 쌍둥이의 마이크로바이옴을 생쥐에게 이식했을 때 비만표현형(obesity phenotype)이 전이된다

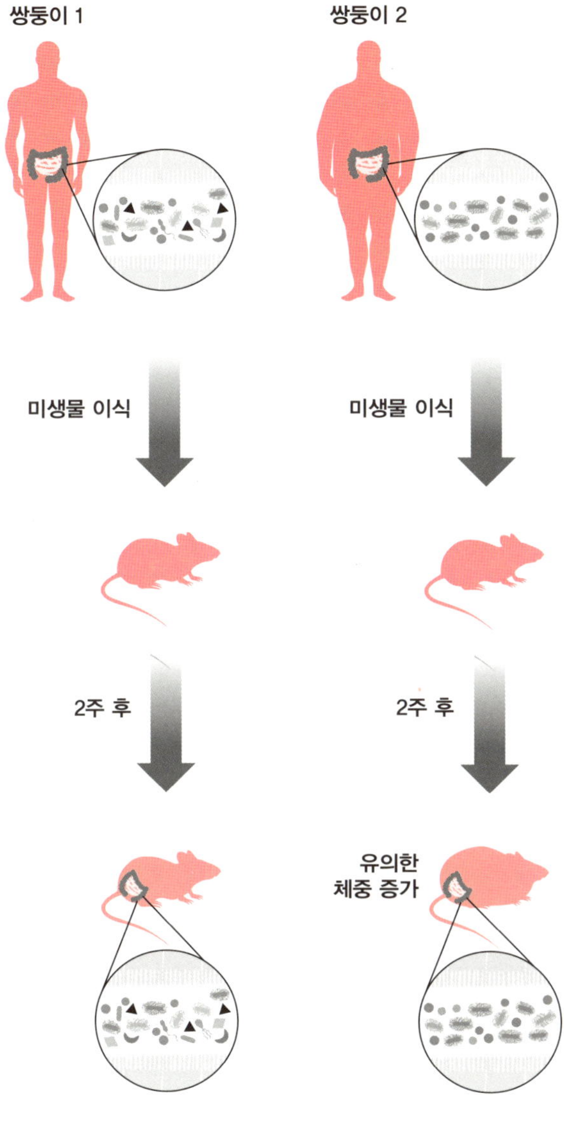

이 연구에서 흥미로운 결과는 이것뿐만이 아니다. 비만한 사람의 마이크로바이옴을 이식받은 생쥐와 날씬한 사람의 마이크로바이옴을 이식받은 이 생쥐들을 공동 수용했을 때 비만이 발생하지 않는다는 결과도 있었다. 비록 갇혀 있는 생쥐들은 서로의 분변을 먹어서 자신의 마이크로바이옴을 다른 개체에게 전달하기는 했지만, 이 경우에는 한 마이크로바이옴을 마이크로바이옴을 가지지 않은 생쥐에게 이식한 경우와 달리 두 종류의 생쥐가 각각 자기 마이크로바이옴을 가지고 있었기 때문에 여러 생쥐들의 마이크로바이옴은 섭취한 분변에서 경쟁하여 비만 효과를 극복할 수 있었던 것이다. 이는 마이크로바이옴의 일부 성분이 비만을 방지할 수도 있다는 증거가 된다.

이 연구는 마이크로바이옴이 비만 유도요인 중 하나임을 시사하며, 비만을 일으키는 방식도 여러 가지임을 보여준다. 하지만 훨씬 흥미로운 점은 우리가 체중을 바꾸어보려는 시도에 마이크로바이옴이 영향을 주는 방식이다.

: 과학자들이 마이크로바이옴을 연구하는 방법 :

과학자는 다양한 방식으로 마이크로바이옴을 연구한다. 그중 하나가 생쥐를 대상으로 하는 연구다. 생쥐는 인과관계를 수립하는 데 사용할 수 있는 이점(利點)이 있다. 다시 말해 생쥐는 무엇인가가 어떤 현상을 일으키는지 판단하는 데 유용하다. 체내의 마이크로바이옴을 완전히 없앤 무균생쥐는 하얀 도화지 같은 상태라고 할 수 있다. 이런 생쥐에게는 특정 마이크로바이옴을 이식하여 현상을 관찰할 수 있다. 과학자들은 표현형(한 유기체에서 관찰하거나 측정할 수 있는 것들, 예를 들면 체중, 당내성, 인슐린 저항성, 혈액 화학분석치 등)의 변화를 관찰할 수 있고, 이는 어떤 마이크로바이옴이 무엇을 하며 무엇에 영향을 주지 않는지를 검증하는 데 도움이 된다.

마이크로바이옴을 연구하는 또 다른 방식은, 사람의 마이크로바이옴을 관찰하는 것이다. 이는 훨씬 정확하게 상관관계를 볼 수 있다. 예를 들면 마이크로바이옴 구성이 비만 또는 당뇨병과 같이 관찰가능한 특성과 상관관계가 있는지 여부를 알 수 있다. 하지만 이러한 관찰만으로는 일정한 마이크로바이옴 구성이 비만을 유발한다고 인과관계를 특정할 수는 없다. 단지 두 패턴이 공존한다는 것을 보여줄 뿐이다.

인과관계를 볼 수 있는 다른 방법도 있다. 한 사람을 여러 번에 걸쳐 관찰하는 것이다. 이를 종단차원longitudinal dimension추가라고 한다. 이 방식은 무엇이 먼저인지 파악하는 데 도움이 된다. 마이크로바이옴의 변화가 먼저인지, 표현형의(비만 또는 당뇨병) 변화가 먼저인지 알 수 있는 연구 방식이다. 이러한 유형의 연구로 인과관계를 확실하게 증명할 수는 없지만, 가설을 수립할 수는 있으며, 가설 수립 후 추가연구로 가설검증을 이어갈 수 있다.

주목할 만한 연구: 마이크로바이옴과 요요현상[45]

"체중을 감량했던 다이어터들은 도대체 왜 결국 다시 원래의 체중으로 돌아가고 마는 걸까?"

체중과 싸우는 사람과 관련하여 우리의 호기심을 자극한 많은 질문 중 하나이다. 다이어트를 하면 대략 2~20킬로그램 또는 그 이상을 뺄 수는 있지만 대부분 체중이 원위치로 돌아온다. 안타깝게도 체중 감량을 반복하여 시도하는 사람들의 체중은 다이어트 전의 과체중 상태로 돌아올 뿐만 아니라 다이어트를 할 때마다 체중이 조금씩 더 불어나는 현상을 겪는다. '다이어트–체중 회복' 주기를 반복할 때마다 매번 체지방률은 증가하고, 성인 당뇨병, 지방간 및 기타 비만 관련 질환을 포함하여 대사질환을 겪을 위험도 커진다.

다이어트를 해본 사람은 누구나 한 번쯤 요요현상을 겪어봤을 것이다. 아직 경험해보지 않은 사람들은 다른 사람들이 요요를 겪는 것을 보고 자신에게도 일어나지 않을지 걱정해본 적이 있을 것이다. 대부분의 경우 걱정은 현실이 된다. 다이어트의 실패에 대한 여러 통계자료들이 나와 있지만, 우리 연구에 따르면 대략 체중 감량을 경험한 사람의 80퍼센트는 체중이 복구되는 경험을 했고, 때로는 뺀 것보다 더 많이 불어나기도 했다. 이런 통계는 다이어트를 하고 싶어 하는 사람들에게 결코 좋은 소식일 리 없다. 이런 현상을 '재발성 비만'이라고 부르지만, 흔히들 요요현상, 요요비만으로 알려져 있다.

체중을 줄이고 건강관리를 하려고 하는 사람들에게 감량하고 싶은 만큼의 체중을 덜어내는 것이 불가능하다는 소식은 그 무엇보다 실망스러운 소식이다. 우리는 왜 그런 현상이 일어나는지 이유를 알고 싶었다. 그래서 다음과 같은 가설을 세웠다.

'체중이 되돌아온다면, 신체가 다이어트 전의 상태를 기억하고 있어서 몸이 원래 상태로 돌아가고 싶어 하는 환경을 만드는 것이다.'

그렇다면 이러한 경향이나 기억은 어디에 저장되어 있을까? 아마도 유전자활동과 어떻게든 연관이 있을 것이다. 아니면 누군가가 비만 상태가 되었을 때 생긴 면역학적, 생리학적 변화로 인해 살을 빼고도 과거 비만이 되기 전의 상태로 완전히 돌아가지 못할 수도 있을 것이다. 그렇다면 신체가 비만 후 상태, 즉 새로 날씬해진 상태를 유지하기가 어려워질 것이다.

우리는 이 '기억'이 마이크로바이옴에 저장되어 있지 않을까 하는 생각을 했다. 결론적으로, 마이크로바이옴은 지속적으로 우리의 식생활과 기타 변화하는 조건에 반응한다. 또한 과거의 연구 및 여러 연구를 통해 알게 된 것처럼 비만 상태일 때와 체중이 증가하는 동안 마이크로바이옴이 특징적으로 바뀐다. 그리고 이러한 신체 변화가 거듭될수록 대사이상으로 이어질 수 있다. 예를 들면 앞에서 언급한 대로 마이크로바이옴이 비만 상태에서는 같은 음식에서 더 많은 열량을 뽑아내는 식이다.

비만했던 기간에 바뀌어버린 마이크로바이옴이 체중 감량 후 원래의 날씬한 몸의 구성으로 복귀가 안 되거나, 완전히 복귀하지 못하면 어떻게 될까? 비록 지금은 날씬하지만 마이크로바이옴이 비만 상태의 구성을 유지하고 있으니 체중 유지를 더 어렵게 만드는 것일까? 이 상태에서 실제 마이크로바이옴의 균 유형은 어떤 모습일까? 아직까지는 아무도 이 문제를 다룬 적이 없지만 우리는 이 연구에 노력과 자원을 투입해볼 의향이 있었다. 우리의 노력은 보람이 있었다.

사실 이 생각은 요요현상에 관한 생쥐 실험에 큰 동력이 되었다. 제일 먼저 했던 것은 한 집단의 생쥐에게 증량식을 투여하여 비만으로 만드는 일이었다. 그리고 다이어트가 성공할 때까지 체중을 감량시켰다. 즉 한 번도 비만해본 적이 없는 같은 연령과 성별을 가진 생쥐 그룹과 같은 체중 수준으로 감량시켰다.

다음으로 연령과 체중이 똑같은 두 그룹의 생쥐에게 동일한 증량식을 투여했다. 체중을 감량했던 생쥐에게는 체중이 '다시' 증가하는 것을 의도했던 것이고, 한 번도 살찐 적이 없었던 생쥐에게도 체중 증가를 의도한 실험이었다. 흥미롭게도 비만했다가 강제로 체중 감량된 생쥐는 한 번도 살쪄본 적이 없는 대조군보다 체중의 증가 폭이 컸다. 사료는 동일했는데도 말이다. 다시 말하면 과거에 살이 쪘던 생쥐는 전혀 체중이 늘어나지 않은 다른 그룹의 생쥐와 똑같은 사료를 먹고도 체중이 더 많이 늘었다.

그 후 '요요 다이어팅' 그룹을 다시 한 번 더 다이어트를 시키고, 세 번째 증량사료를 투여했더니 살찐 적이 있는 이 생쥐들의 체중 증가는 훨씬 심각해졌다. 체중 증량치는 그 전 증량치보다 더 커졌다. 이 실험은 다이어트를 반복하면서 체중 감량과 증가 현상을 겪는 사람의 요요현상을 모방실험한 것이다.

요요 생쥐들의 비만 '기억'이 어디에 어떻게 정확히 기록되는지 확인하기 위해 우리는 먼저 두 그룹 생쥐의 여러 임상지표를 놓고 비교해보기로 했다. 첫 번째 생쥐 그룹은 다이어트를 통해 정상체중으로 돌아온 개체들로 묶었고, 다른 하나는 애초에 비만한 상태를 겪지 않았던 개체들로 나누었다. 그 뒤 당대사, 체지방, 인슐린 감수성, 간 기능 등 여러 지표를 다각도에서 꼼꼼히 살펴보았다. 두 그룹의 생쥐에게서 딱히 유의미한 차이를 발견하기는 어려웠으나 단 하나 마이크로바이옴에서 차이를 확인했다.

실험 초반, 처음으로 생쥐의 체중이 늘었을 때, 이들의 마이크로바이옴은 마른 생쥐들과 달라져 있었다. 이 생쥐들이 다이어트를 하고 정상 체중으로 돌아왔지만 이들의 '비만' 마이크로바이옴은 비만 상태에서 변화된 모습 그대로 유지되었다. 이 결과는 비만했던 '기억'이 마이크로바이옴에 저장된다는 우리의 이론을 뒷받침한다.

비만한 생쥐와 비만한 사람의 마이크로바이옴은 마른 생쥐와 마른 사람의 마이크로바이옴보다 식품에서 더 많은 에너지를 추출하기 때문에, 우리는 요요 생쥐의 마이크로바이옴이 식품에서 더 많은 열량을 추출하는 경향을 유지함으로써 비만한 상태를 '기억'하는 것으로 보고 있다(아래 그림 참조).

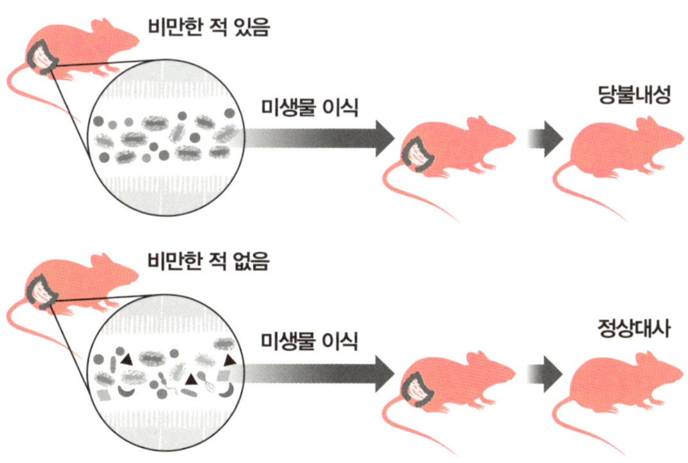

한때의 비만은 장 마이크로바이옴의 조성을 바꾸고
다이어트 후 체중의 원상회복을 촉진한다

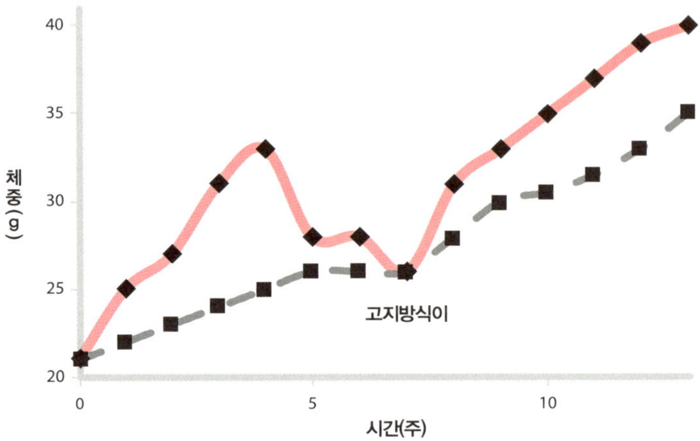

또한 전에 뚱뚱했던 생쥐에게 정상사료를 지속적으로 투여하면, 이들의 몸과 마이크로바이옴은 수개월(인간으로 치면 수년)이 지나야 균형을 회복하여 마른 상태가 된다. 일단 마이크로바이옴이 균형을 찾으면, 살찌는 사료를 다시 투여해도 심한 체중 변화는 겪지 않았다. 이들은 정말 날씬한 생쥐의 마이크로바이옴 상태를 회복한 것이다. 그러나 이렇게 되려면 시간이 아주 오래 걸린다.

이 연구를 사람에게 확장시켜보면 과체중의 전력이 있는 사람이 날씬한 상태로 마이크로바이옴을 복구시키는 데에는 수개월에서 수년이 소요될 수 있다. 그렇게 되기까지는 항상 날씬했던 사람이 먹는 양만큼도 먹지 못하고, 체중 감량 상태를 유지하기도 어려울 것이다.

하지만 지금까지 발견한 것은 단지 연관관계일 뿐, 인과관계가 아니다. 우리는 아직 마이크로바이옴이 체중을 증가시키는지를 증명하지 못했다. 실제로 생쥐의 마이크로바이옴이 원인임을 밝힐 수 있는 방법을 마련해야 한다. 그러려면 생쥐의 마이크로바이옴을 완전히 제거하든지 재부팅해야 했다. 그렇게 하기 위해 생쥐에게 항생제를 투여했다. 그런데 놀랍게도 딱 우리가 기대했던 대로 항생제 투여는 과거 비만의 영향을 완전히 없애 주었다. 항생제 처리를 한 뒤 비만 전력이 있던 생쥐는 대조군보다 체중이 더 늘어나지 않았다.

철저한 연구를 위해 다음으로 무균생쥐에게 실험을 하기로 했다. 이들은 마이크로바이옴이 아예 없는 특별한 연구용 생쥐로서 무균실에서 사육했고, 실험 전에는 어떠한 장내 균과도 접촉하지 못하도록 했다. 우리는 비만 전력이 있는 생쥐의 분변 샘플을 마이크로바이옴이 없는 무균생쥐에게 이식했다. 예상한 대로 이식 후 마이크로바이옴이 없었던 생쥐들의 체중이 급속히 증가했고, 마치 과거에 비만했던 개체들처럼 가속화되었다. 이로써 마이크로바이옴이 다이어트 후 급속한 증량과 요요비만의 원인이라는 우리의 가설은 적어도 생쥐에게서는 이렇게 최종 확인이 되었다.

이 연구의 마지막에서 우리는 수백 개의 개인 마이크로바이옴 파라미터를 가지고(예를 들면 마이크로바이옴에 어떤 미생물이 포함되어 있는지, 이 미생물이 무엇을 하는지에 관한 것이다) 머신러닝 알고리즘를 개발할 수 있었다. 알고리즘은 이전에 비만 전력이 있는 생쥐든 항상 날씬했던 생쥐든 각 생쥐가 고칼로리의 기름진 사료를 먹었을 때 나타날 증량치를 정확하게 예측할 수 있었다.

우리의 연구와 이야기가 여기서 끝난다면 실망스러울 것이다. 이 실험은 인간연구가 아니다. 연구의 결론을 과도하게 단순화하는 것은 위험하다는 경고를 기억하는가? 그래도 여러분은 뭔가 결론을 내리고 싶을지도 모르겠다. 생쥐와 마찬가지로 '비만 전력이 있다면 다시는 정상적인 식사를 할 수 없을 것이다'라거나 '적어도 수년 동안 지독한 다이어트를 해야 한다'라고 말이다. 그런데 만일 이 비만 효과가 다소 쉽게 수정될 수 있다면 어떨까? 그것이 우리의 다음 질문이었다. 그래서 날씬한 생쥐와 뚱뚱한 생쥐의 마이크로바이옴의 차이를 조사해보기로 했다. 우리가 사용할 수 있는 뭔가가 나오지 않을까?

하나 알아낸 것은 요요 생쥐들의 플라보노이드(구체적으로는 에피게닌과 나린게닌 분자) 수치가 늘 날씬했던 생쥐들보다 상당히 낮다는 점이었다. 플라보노이드는 지방 세포가 더 많은 열량을 태우도록 돕는다. 우리는 체중이 변화하는 주기 동안 플라보노이드의 낮은 수치가 비만 전력을 가진 생쥐들이 마른 생쥐들보다 식품에서 더 많은 열량을 추출하게 만든다는 이론을 제시했다.

만약 식이성 플라보노이드 제공원을 요요 생쥐들에게 제공하면 어떤 일이 벌어질지 궁금했다. 플라보노이드는 채소, 베리, 열매 과일, 견과류, 콩, 향신료에 흔히 분포하는 화학물질이다. 식품으로 다양하게 섭취할 수도 있고, 영양제 형태로 공급받을 수도 있다. 우리는 이 포스트바이오틱 치료가 체중 회복을 겪는 생쥐를 교정할 수 있는지 보고 싶어 아주 설레었다.

: '포스트바이오틱(Postbiotics)' :

우리가 만든 용어인 '포스트바이오틱'이라는 말은 마이크로바이옴의 세균이 생성하거나 생성해야 하는 대사산물을 일컫는다. 이러한 대사산물은 인간 세포에 영향을 미칠 수 있기 때문에 보충제 형태로 투여할 수도 있다. 유익균과 프리바이오틱 섬유질을 포함하는 프리바이오틱 제제가 보충제 형태로 투여될 수 있듯이 말이다.

포스트바이오틱은 특정 마이크로바이옴 결핍을 교정할 수 있다. 우리는 포스트바이오틱 수준에 개입함으로써, 다시 말해 세균이 생성한 분자물질을 숙주에 공급함으로써 세포 수준의 프로세스와 과도한 체중 증가 등 생물학적 조건에 영향을 줄 수 있음을 입증할 수 있었다. 그 결과 우리는 마이크로바이옴/숙주 상호 관계에 완전히 새로운 차원에서 개입할 수 있게 되었다.

벌써부터 플라보노이드 보충제를 사러 달려가기 전에 알아야 할 것이 있다. 이 효과는 아직 인간에게서는 나타나지 않았다. 생쥐 연구가 시사하는 바는 있지만 그렇다고 인간이 같은 방식으로 반응한다는 것은 증명되지 않았다. 하지만 플라보노이드가 풍부한 채소를 다이어트 진행 중이나 후에 많이 섭취하는 것은 전혀 해가 되지 않을 것이다. 특히 아피게닌과 나린게닌 함유량이 높은 채소라면 더 좋다.

아피게닌은 카모마일 차, 양파, 오렌지, 자몽, 샐러리, 파슬리, 실란트로에 많이 함유되어 있고, 레드와인과 맥주에도 많다. 나린게닌은 시트러스와 시트러스 주스, 아몬드, 피스타치오, 레드와인에 들어 있다. 이처럼 영양소가 풍부한 식품 섭취의 단점은 사실 없다.

우리는 지금 사람을 대상으로 이와 유사한 연구를 진행하고 있다. 나쁜 미생물 '기억'을 인간의 장에서 되돌리는 데 도움이 되면서 다이어트 후에도 정상체중을 유지하게 도와주는 구체적인 물질을 발견할 수 있기를 기대한다. 향후 나올 정보에 관심을 가져주기를 바란다. 이는 마이크로바이옴을 치환하는 시술을 개발하는 것보다 더 유용할 것이다.

: 마이크로바이옴의 메시지 :

마이크로바이옴은 그냥 장에서 고독하게 살아가지 않는다. 사실 인체와 '대화'를 하는데 인간이 이제 겨우 이해하기 시작한 사뭇 흥미진진한 방식으로 소통한다. 우리 연구실에서 나온 연구결과를 보면 장내 마이크로바이옴은 지방조직, 간, 췌장, 심혈관계, 폐, 뇌와 커뮤니케이션을 한다. 그러니 건강과 관련된 엄청나게 광범위한 이슈들에 영향을 미칠 가능성이 크다.

이러한 소통은 체내 세포의 행동 방식에 영향을 주어, 인슐린 저항성, 간질환, 당뇨병, 심장병, 알레르기, 천식, 심지어 행동문제 등의 광범위한 질병들에 대한 취약성 혹은 저항성에 영향을 미친다. 마이크로바이옴은 세포와 유전자가 행동하는 방식에도 영향을 준다.

마이크로바이옴의 영향

우리는 이미 다이어트와 과식이 마이크로바이옴에 어떻게 영향을 미칠 수 있는지 알았다. 그런데 이 외에도 키스를 한다거나, 개나 고양이를 쓰다듬고, 바다에서 수영을 할 때와 같이 다른 사람이나 동물 또는 환경에 노출된 경우에도 마이크로바이옴은 영향을 받는다. 우리의 시그니처 마이크로바이옴은 독특하지만 끊임없이 조금씩 변화하여 마침내 전체 마이크로바이옴이 기능하는 방식 및 건강과 삶에 영향을 미치는 방식에 차이를 일으킬 정도의 변화를 일으킨다. 마이크로바이옴에 대한 이런 영향은 물려받거나 아주 오래전에 일어났을 수도 있고, 일부는 현재 진행형이기도 하다. 예를 들면 다음과 같다.

:: 마이크로바이옴에 미치는 강력한 영향 ::

- 진화: 조상 세대들의 식사에서 많이 달라진 식사를 하는 동물들은 새로운 식사에 적응된 마이크로바이옴을 가지고 있다.[46,47,48,49]
- 연령: 우리는 마이크로바이옴 없는 무균 상태로 잉태되어, 태어날 때 산도를 통과하면서, 그리고 초유를 먹으면서 최초의 미생물을 부모로부터 받고, 성장하면서는 주변 환경에서 얻는다. 영아는 어른과는 상당히 다른 마이크로바이옴을 가지고 있다. 영아가 고형음식을 먹기 시작하면 마이크로바이옴은 천천히 바뀌어 어른의 것과 유사해진다.[50,51,52] 이 과정은 보통 세 살에 끝나는데, 이때가 되면 아이의 마이크로바이옴은 거의 어른의 것과 닮아 있다.
- 전통식 대 현대식 생활습관: 원시 수렵인이나 전통적인 농업기법을 사용하는 농부와 같이 전통적인 생활습관을 유지하며 사는 사람들은 현대식 삶을 사는 사람들보다 마이크로바이옴의 다양성이 훨씬 높다.[53,54] 마이크로바이옴의 다양성은 긍정적인 것이며, 보통 훨씬 건강한 삶으로 이어진다.

:: 마이크로바이옴에 미치는 보통의 영향 ::

- 항생제 사용: 항생제는 20세기의 가장 위대한 의학적 발견이다. 역사상 가장 악명 높은 살인자였던 감염병에 대한 효과적인 치료제로서 인류의 건강과 수명에 크게 기여했는데, 안타깝게도 대가가 있다. 항생제는 마이크로바이옴에 장기적인 영향을 미친다. 항생제에 대한 반응은 개인차가 있지만 다양성을 손상시키는 것은 확실하다.[55,56,57,58] 그렇기 때문에

의학적으로 꼭 필요하지 않은 상황에 심지어 감기 같은 상황에도 투여해 대는 항생제나 가축 접종으로 인해 식품에 포함된 항생제 모두 건강한 마이크로바이옴에 변화를 일으켜 궁극적으로 건강에 해가 될 수도 있다.

- 섬유질 섭취: 섬유질을 많이 섭취하는 사람들은 섬유질이 적은 식사를 하는 사람들보다 마이크로바이옴 다양성이 더 좋은 경향을 보인다. 섬유질 관련 다양성은 고섬유질 식사로 바꾸면 회복할 수 있다.[59,60]
- (항생제가 아닌) 약물 노출: 많은 사람들이 정기적으로 투여하는 약인 아세트아미노펜, 프로톤펌프 억제제, 메트포르민 같은 약물들은 마이크로바이옴을 바꾸며, 이렇게 바뀐 마이크로바이옴은 약을 먹었을 때 경험하는 약물의 부작용과 관련이 있다.[61,62,63,64,65] 같은 약물에 사람의 반응이 다른 이유는 마이크로바이옴이 다르기 때문이라는 것이 최근에 연구로 밝혀졌다. 심지어 환자마다 잘 듣는 항암제가 따로 있다는 사실도 이를 뒷받침한다(맞춤암치료 같은 맞춤의학은 현재 연구가 활발한 분야이다).[66]
- 유전: 앞에서도 언급했듯이 일란성 쌍둥이도 마이크로바이옴은 서로 다르지만, 이란성 쌍둥이보다는 훨씬 유사하다. 어떤 균은 물려받은 것일 수도 있는데 윗세대에서 진화해 내려온 미생물이 있다면 후천적으로 살면서 확보한 미생물보다는 훨씬 도움이 될 수도 있다.[67,68,69] 하지만 우리의 마이크로바이옴의 모습에 유전이 어느 정도나 작용하는지는 아직 알려진 것이 없고, 우리 연구도 포함해 집중적인 과학연구의 대상이다.
- 운동: 익스트림 스포츠 선수들은 같은 성별, 연령, 체중을 가진 사람들과는 다른 마이크로바이옴을 가지고 있다. 이런 차이는 선수들의 식생활 때문일 것으로 추정되지만 생쥐 연구에 따르면 운동만으로도 마이크로바이

옴 구성에 영향이 있다고 한다.[70,71,72]

- 룸메이트와 반려동물: 같이 사는 사람들은 마이크로바이옴의 특성을 공유한다. 반려동물 역시 마이크로바이옴에 영향을 미치는데, 반려동물의 영향은 장내 미생물이 아니라 피부 미생물에 집중되는 경향이 있다.[73]

:: 마이크로바이옴에 미치는 소소하지만 중요한 영향 ::

- 단기 식이변화: 오늘 먹은 음식, 또는 단기 다이어트에 돌입할 때, 여행할 때, 기타 단기적인 식사 변화는 사람의 마이크로바이옴에 영향을 준다. 하지만 식생활이 다시 원래대로 돌아가면 마이크로바이옴 역시 복원된다.[74,75] 빵 이야기에서 우리가 확인했던 바와도 유사하다. 마이크로바이옴의 단기 변화는 오랫동안 빵을 먹은 사람들에게서 관찰할 수 있는 장기적인 변화와 일맥상통한다.

: 대변 이식술: 최첨단 과학인가, 위험한 실험인가? :

누군가의 똥을 나의 대장에 이식하는 상상을 할 수 있는가? 믿거나 말거나 대변 이식은 혁신적인 새로운 과학이며, 재발성 클로스트리디움 디피실C.diff 감염증 등 심각한 장질환으로 고통받는 사람들에게 적용되는 효과적인 치료법이 되었다.

치료는 말 그대로 건강한 사람의 대변을 환자의 직장에 이식하게 되는데, 이론상으로는 이식을 하게 되면 공여자의 좋은 세균이 환자의 장에 자리잡아 문제를 유발했던 유해균을 밀어낸다. 대부분은 결장에 직접 이식하지만 알약을 삼키는 방식으로도 대변세균총 이식FMT이 가능하다. 이 치료법이 항생제 내성을 가진 클로스트리디움 디피실 감염증 환자 치료에 사용되었을 때, 90퍼센트 이상이 수

주 내에 치료되었다. 정말 놀라운 결과가 아닐 수 없다. 이 방법은 궤양성 대장염 치료에도 활용되었다. 클로스트리디움 디피실 감염증은 전 세계적인 문제였기에 그야말로 획기적인 결과라고 할 수 있다.

항생제는 가장 먼저 시도하는 치료법인데 많은 경우 항생제 내성이 생기거나 시간이 지나면 재발된다. 이러한 경우 다음 단계의 치료법으로 대변세균총 이식법을 활용한다. 현재는 클로스트리디움 디피실 감염에만 적용되지만 정말 마법 같은 효과를 보이고 있다. 수개월 동안 감염증에 시달리면서 사망의 위험에 처한 환자들이 이 치료법으로 완치되고 있다.

유사한 접근법이 궤양성 대장염, 당뇨병, 크론씨병, 염증성장질환IBD, 심지어 대사증후군 같은 여타 질환을 해결하기 위해 시도되고 있지만 만성질환을 해결하기 위한 이러한 시도의 결과는 다양하게 나타나고 있다. 대변세균총 이식에 대한 반응을 개인적으로 맞춤할 수 있다는 아이디어도 제시되었다. 공여자로부터 이식받고 난 후 반응이 남들보다 더 좋게 나타나는 환자들이 있기 때문이다. 이는 사람이 식품과 의학적 치료에 제각각 다른 반응을 보이는 결정적인 요인이 바로 마이크로바이옴이라는 것을 시사한다.

대변이식은 엄격한 규제가 적용되는 과정이며, 의사는 치료를 하기 전 허가를 받아야 한다. 지금까지는 연구가 확장되고 있는 클로스트리디움 디피실 치료법으로만 승인을 받은 상태이다. 오픈바이옴OpenBiome이라는 회사는 건강한 사람의 대변 샘플을 수집보관하고 있으며, 미국 전역과 6개 나라에 있는 700여 개 의료센터 임상의에게 1만 6,000건 이상의 치료제를 제공해왔다.

하지만 대변치료는 아직 표준 치료법이 아니며, 현재 대변세균총 이식법이 클로스트리디움 디피실 감염증 외 증상 치료에도 성공할 것이라든가 신뢰할 만한 치료법이 될 것이라는 확신은 없다. 그러나 여전히 많은 사람들은 이 치료법이 확대될 수 있다는 기대를 가지고 있다. 적극적인 연구 분야임에는 틀림없다.

하지만 절대 집에서 시도해서는 안 된다. 대변세균총 이식은 공격적인 치료법이며, 정제되지 않았고, 마이크로바이옴을 제대로 조절하지 못하는 수준에 머물고 있다. 스스로 이 치료법을 행하는 사람들에 대한 이야기들이 있기는 하지만, 공여자의 대변 샘플에 무엇이 포함되어 있을지 정확히 확신할 수 없고, 병원성 세균을 옮길 수도 있다. 또 이론상으로는 공여자가 가진 질병 가능성까지 이식될 수 있다.

한 여성이 비만한 딸이 제공한 대변 샘플을 이식받고 클로스트리디움 디피실 치료에 성공했으나 시술 후 몸무게가 14킬로그램이나 급속도로 늘어 비만 상태가 된 사례가 있다. 물론 비만이 이 여성의 대변세균총 이식술의 직접적인 합병증인지는 지켜봐야 한다. 안타깝게도 지금까지 공개된 연구를 살펴보면 날씬한 공여자의 대변 샘플을 비만인에게 이식했을 때 나타나는 긍정적인 결과는 일시적인 것으로 보인다.

대변세균총 이식술로 언젠가는 장내 감염을 완전히 일소하고 비만을 완치한다는 아이디어는 놀랍도록 대단한 일이지만, 아직 그 수준까지는 진전되지 않았다. 대변세균총 이식술을 완전히 이해하고 제어할 수 있으려면 이 시술에 대한 기계적인 이해가 더 깊어져야 할 것이며, 따라서 더 많은 연구와 활동이 필요하다. 이러한 지식이 쌓이다 보면 언젠가는 한 사람의 장내 마이크로바이옴을 몽땅 이식하지 않고, 필요한 미생물을 골라 이식할 수 있는 미래를 그려볼 수도 있겠다.

주목할 만한 연구: 생체리듬[76] ◀◀◀

생체리듬 교란은 현대 테크놀로지 발전의 한 결과이며 건강에 문제를 초래할 수 있다. 우리는 이미 야간 근무자들의 비만,[77] 심장마비,[78] 유방암[79]의 위험이 높아진다는 증거를 확인한 바 있다. 2011년의 한 연구에서는 십 년 이상 밤근무를 한 사람이 제2형 당뇨병을 일으킬 위험은 40퍼센트나 증가한다는 사실을 보여주었다.[80] 하지만 교대근무와 질병의 관계는 수십 년 동안 명확하게 밝혀지지는 않고 있다. 수천만 명의 교대근무자들이 다양한 직업군에 걸쳐 있고(유럽 2,250만 명 이상, 미국 1,500만 명 이상), 다른 시간대를 오가며 비행하는 사람들도 많으며, 생체리듬 혼란 때문일 것으로 의심되는 만성수면장애를 겪는 사람들도 수백만에 이른다. 이것은 좀더 깊은 이해를 해야 하는 중요한 문제라고 생각됐다.

마이크로바이옴 연구에 깊게 참여하면서 생물학적 주기를 따르는 유전자활동의 극단적인 변화에 마이크로바이옴도 영향을 받을 수 있다고 생각했다. 생체리듬은 광노출과 연관되어 있고, 사람의 미생물은 장내 어둠 속에서 활동하기 때문에 마이크로바이옴이 생체리듬과는 크게 관련이 있다는 생각이 들지 않을 것이다.

하지만 생각해보면 박테리아는 사람이 섭취하는 음식을 직접적으로 활용하여 살아가고, 사람의 음식섭취 활동은 보통 낮과 밤이 다르므로, 생체리듬과 마이크로바이옴이 연관되어 있지 않을까 궁금했다. 사람들은 보통 낮에 먹고, 밤에는 잔다. 그래서 사람의 소화과정은 이러한 시간대에 따라 다르며, 이러한 차이는 마이크로바이옴에 근본적인 영향이 있을 것으로 추정된다. 우리는 이런 가정에 타당성이 있다고 보고 연구해보기로 했다. 시작 당시만 해도 뭐라도 건지게 될 거라는 기대 같은 건 딱히 없었다. 하지만 이것이 연구의 스릴인 것이다. 우리는 금광을 발견했다!

이 연구를 통해 인간의 마이크로바이옴은 자체 생체리듬을 따른다는 놀라운 사실을 발견했고, 그 리듬은 인간의 생체시계와 식사 시간 및 식사 패턴에 의해 제어되고 있다는 걸 알게 되었다. 이들 세균이라는 미물들이 그 리듬을 알고 있으며 인간의 반응에 맞춰 함께 반응한다는 것 아닌가! 구체적으로 설명하면, 어떤 균은 아침에 더 많이 성장하고 복제

되며, 어떤 균은 밤에 더 성장하고 복제하면서 수가 더 많아진다. 유기체가 자체 수면/각성 주기를 변경한다면, 그리고 그에 따라 식이 주기도 바꾼다면, 그에 따라 마이크로바이옴도 바뀌지 않겠는가?

답을 찾기 위해 우리는 생쥐 실험을 진행했다. 먼저 생쥐가 보통 자는 시간에 깨어 있게 만들어 기본적으로 8시간 정도 시차를 두어 피로감을 느끼게 하는 것으로 시작했다. 생쥐는 야행성 동물이라 이 실험에서 낮에는 깨어 있고, 밤에만 잠을 자도록 했다.

인위적으로 시차를 유도한 뒤 우리는 생쥐 마이크로바이옴의 변화를 기록했다. 생쥐는 장내불균형 상태가 되어 버렸는데, 생쥐의 세균총이 정상 기능을 멈추면서 눈에 띄는 건강상의 변화가 보였다. 마이크로바이옴과 기능에 변화가 생긴 것을 확인했으며, 그 결과 생쥐는 세포 성장 및 DNA의 복구와 해독의 효율성이 상당히 떨어져버렸고, 비만과 당불내성[81] 등 교대근무자들이 겪는 것과 같은 현상을 보였다. 시차가 발생한 생쥐의 박테리아를 무균생쥐에게 옮겼더니 역시 비만과 당불내성이 발생했다.

인간을 대상으로 이 이론을 테스트하기는 훨씬 어렵지만, 미국에서 극동아시아까지 오가며 전 세계를 비행하는 소수의 사람들을 대상으로 실험을 진행했다. 이와 같은 이동에는 대략 8시간의 시차가 발생하는데 우리가 했던 생쥐 실험과 유사한 조건이다. (우리 연구진은 캠퍼스에서 정말 인기가 좋았다. 학생들에게 대변 샘플 몇 개 받는 조건으로 미국 왕복 티켓을 무료로 제공했으니 말이다.)

우리는 이 사람들로부터 2주 동안 채취한 장내 세균 샘플을 시차 효과의 최고점에서 세 차례에 걸쳐 받았다. 조사결과 미생물의 구성이 바뀌었으며, 바뀐 방식은 깜짝 놀랄 정도로 유사하다는 점을 발견했다. 덧붙여 시차 효과가 최고점에 도달했을 때 채취한 사람의 미생물을 무균 생쥐에 옮겼더니 비만과 당불내성이 크게 증가했다.

다행히도 여행자들의 장내 미생물은 비행 후 2주 만에 정상으로 회복되었고, 그 시점에서 그들의 미생물을 생쥐에게 옮겼을 때 생쥐는 비만과 당불내성을 일으키지 않았다. 우리 연구는 교대근무자들이 대사증후군에 더 시달린다는 역학적 관찰결과에 대해 부분적으로나마 설명한다고 본다.

흥미롭게도 후속 연구에서 우리는 마이크로바이옴 생체리듬이 숙주의 생체리듬과 긴밀하게 연결되어 있음을 발견했다. 실제로 최근 생쥐의 마이크로바이옴 리듬을 바꿈으로써 간 같은 장기의 하루를 주기로 돌아가는 리듬에 이상이 생기고 결국 화학물질과 약물을 분해하는 기능까지 영향을 받는다는 것을 밝혔다.[82]

생체리듬 교란의 영향은 명확하지만 그렇다고 당장 돈이 되는 야간 근무를 접거나, 대륙간 출장을 포기하거나, 일출과 일몰에 맞추어 잠을 깨고 잠자리에 드는 생활을 하는 등의 변화는 쉬운 일이 아니다. 실용적이라고 할 수도 없고, 현대적 삶의 즐거움을 빼앗기는 것일 수도 있다. 하지만 마이크로바이옴이 어떤 식으로 생체리듬의 영향을 받는지 더 많이 알게 된다면, 무작정 태양의 움직임에 생활을 맞추는 방식이 아니라 그 영향을 조절하는 방법을 더 잘 알게 되지 않겠는가?

주목할 만한 연구: 인공감미료[83]

앞에서 간단하게나마 인공감미료와 체중 증가의 관계를 언급했지만 여전히 과체중인 사람들은 다이어트 음료를 선택하며, 그것이 체중 증가의 원인이 아니라 감량에 도움이 될 것으로 전제한다. 자연히 인공감미료에 대한 궁금증도 남아 있을 것이다. 우리는 인공감미료가 마이크로바이옴에 미치는 영향에 대한 연구를 실시한 적이 있다.

교대근무자들이 겪는 것과 유사하게 제로 칼로리 인공감미료$_{NAS}$ 섭취가 당뇨병 및 비만과 연관되어 있음을 보여주는 연구들이 있다. 하지만 감미료는 제로 칼로리이기 때문에 감미료가 당뇨병, 비만과 연관되어 있다는 것은 상식에 맞지 않는 결과이다. 다이어터들과 국가 기관에서도 인공감미료로 열량 섭취를 줄일 수 있기 때문에 체중 감량에 도움이 될 수 있다고 주장했다.

우리는 많은 연구에서 제로 칼로리 제품이 체중 증가와 관련된 혈당 불안정의 원인으로 지목된 원인을 알아보기로 했다. 연구를 시작하기 전에 약간의 예비조사를 실시했다. 이미 언급했다시피, 미국심장학회와 미국당뇨병학회는 아래와 같이 2012년 공식 입장문[84]을 통해 영양소가 없는 감미료 사용을 지지한다고 밝혔다.

- 식품과 음료에 들어가는 설탕을 무영양소 감미료로 대체하는 것은, 나중에 '보상'성 열량 섭취를 유도하지 않는 한, 건강한 체중에 도달하거나 유지하는 데 도움이 될 수 있다.

- 당뇨병 환자의 경우 무영양소 감미료는 단독으로 먹든 식품이나 음료에 포함된 걸 취하든 제대로 활용하면 혈당관리에 도움이 될 수 있다.
- 음료와 식품에서 설탕을 대신하여 대체감미료를 사용함으로써 건강한 체중에 도달하거나 건강 체중을 유지하는 데 도움을 받을 수 있고, 당뇨병 환자의 혈당관리에 도움이 된다.

왜 이러한 주장이 나왔는지는 납득할 수 있다. 저열량 인공감미료는 대부분 일반 설탕보다 적어도 100배는 달아서 적은 양으로도 설탕을 충분히 대체할 수 있다. 소량만으로도 단맛에 대한 갈망을 만족시킬 수 있는 데다가 열량도 훨씬 낮다. 그러면 훨씬 낮은 열량은 체중 증가를 낮춰주든가, 체중 감소를 높여주는 것이 맞지 않을까?

더욱이 아스파탐을 제외한 제로 칼로리 인공감미료는 몸에서 분해되지 않는다. 그래서 '제로 칼로리'라는 특성이 생긴다. 몸은 이 식품에서 에너지를 추출하지 못하지만 사람들이 원하는 단맛을 제공하며, 소화되지 않은 채 체내를 통과한다. 그런데 이런 식품이 몸에는 어떤 영향을 미칠까?

이 주장은 우리 가설의 핵심으로서 인공감미료와 마이크로바이옴에 대한 연구를 활발히 추진하도록 했다. 인공감미료나 섬유질이 많은 음식물은 소화되지 않은 상태로 위를 통과하고, 마이크로바이옴이 준비되지 않은 상태로 장에 도달한다. 마이크로바이옴은 소화되지 않은 채 장까지 내려온 섬유질을 자신의 먹이로 처리한다(섬유질은 프리바이오틱스이다). 하지만 인공감미료는 어떻게 할까? 학계에서는 인공감미료가 제로 칼로리 인공감미료 섭취는 마이크로바이옴의 구성과 기능을 바꾸며, 쥐 또는 인간 숙주의 당불내성을 야기할 수 있다

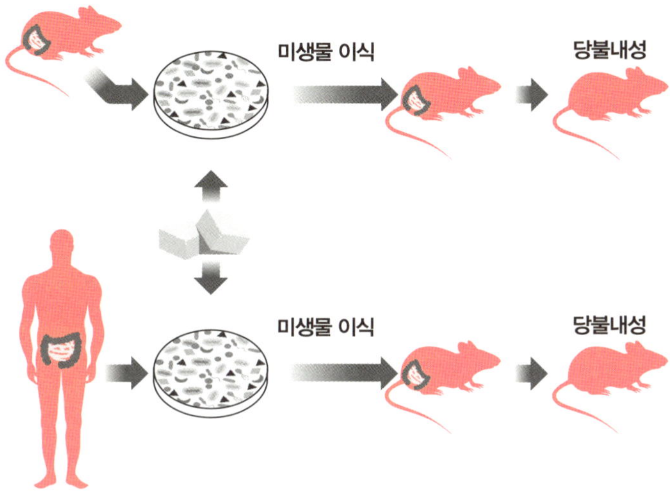

박테리아에 해로울 수 있고, 심하게는 유익균을 사멸시킬 수 있지 않을까 의심하고 있다. 또는 일부 장내 미생물이 인공감미료의 일부를 소화하면서 낯선 대사물질을 생성하게 되고, 이를 신체가 다시 사용하면서 건강에 영향을 줄 수도 있다. 메커니즘이 어떻든 아직 이 질문을 한 사람은 없다. 그래서 우리가 그 질문을 하고 답을 찾아보기로 했다.

우리는 가장 흔히 사용되는 인공감미료 3종인 아스파탐, 슈크랄로스, 사카린을 생쥐가 마시는 물에 고용량으로 추가했다. 단 생쥐의 몸무게를 인간 몸무게로 환산했을 때 미국 식품의약국 허용치를 넘지 않는 양을 넣었다. 그 물을 생쥐에게 먹이면서 수주일 동안 관찰했고, 엄청난 결과에 뒤로 자빠질 만큼 놀랐다. 대부분의 생쥐에게 당불내성이 생겼

던 것이다. 즉 당을 대사할 수 있는 기능이 현저하게 감소했다. 알다시피 당불내성은 당뇨병의 전형적인 특징 아니던가!

우리는 누구도 인공감미료와 당불내성의 잠재적 연관성을 감지하지 못하고 있었다는 데 더 놀랐다. 의심을 기본으로 삼는 과학자인 우리조차도 처음에는 우리가 본 것을 믿지 못했고, 학생들에게 실험을 반복해 보라고 요구했다. 여러 번 다시 해본 실험에서 같은 결과를 확인했다. 생쥐의 당불내성을 유도하는 가장 쉽고 직접적인 방법이 바로 인공감미료였던 것이다. 실험실이라는 통제된 환경에서 인공감미료가 대사에 미치는 부정적인 영향은 확실했고, 뭔가 흥미로운 상황이 전개되고 있다고 생각했다.

우리는 이 놀라운 현상을 더 연구하고자 세 종류의 감미료 중 가장 많이 사용하는 사카린을 가지고 실험을 반복했다. 이때 사용된 생쥐는 유전적 배경이 다르고 각기 다른 음식을 먹고 있었다. 하지만 실험결과는 같았다. 점차 생쥐에게 공급되던 사카린의 양을 줄였다. 하지만 사카린 제공량을 상당히 줄여도 생쥐의 당불내성은 여전했다. 이러한 부정적 결과를 유도하는 최소의 양은 사람이 다이어트 음료나 커피에 사용하는 보통 인공감미료 양에 해당한다.

우리는 왜 인공감미료가 이런 결과를 만드는지 알 수 없었다. 그래서 다음 실험을 계획했다. 장내균총이 이 현상과 관련이 있다는 가설을 테스트하는 실험이었다. 우리는 체내에서 식품으로 인식되지 않는 인공감미료에 박테리아가 반응하는 방식이 당불내성으로 나타난 것으로 생각했다. 실험을 위해 생쥐에게 항생제 처리를 하여 마이크로바이옴을 완전히 없애버렸는데, 그랬더니 당대사에서 인공감미료의 영향은 전혀 나타나지 않았다. 마이크로바이옴이 실제로 당대사에 관여했다는 최초이자 강력한 증거였다. 우리는 여기서 멈출 수 없었다.

다음으로 인공감미료를 섭취한 생쥐의 세균총을 '무균생쥐'에게 이식했다. 그랬더니 무균생쥐에게도 당불내성이 어김없이 발생했다. 이는 장내 세균의 변화가 인공감미료의 해로운 영향에 관여하고 있음을 보여주는 결정적 증거였다.

마지막으로 했던 실험은 인공감미료를 한 번도 먹지 않았던 정상생쥐의 세균총을 수거하여 인공감미료를 넣은 바이알에서 키웠다. 기타 요인의 영향을 제거한 상태에서 관찰하기 위한 환경을 만든것이다. 그 후 이렇게 외부에서 키운 세균총을 무균생쥐에게 옮겼다. 한 번도 인공감미료를 먹지 않은 생쥐가 인공감미료를 먹은 세균에 노출되면 어떤 결과가 나타날지 궁금했다. 역시나 무균생쥐에게 당불내성이 나타났다. 장내 세균에 대한 인공감미료의 심각한 부작용에 대한 확신이 커졌다.

이 생쥐들의 세균총을 세밀하게 살펴보니 근원적인 변화를 찾을 수 있었는데, 생쥐와 인간에게서 비만, 당뇨병, 또는 둘 다에 대한 성향을 야기하는 것으로 알려진 미생물적 기능이 발생한 것이다.

여기서 만족할 수 없었다. 우리는 생쥐에게 나타난 결과가 인간에게도 적용될 수 있을지 궁금했다. 그래서 작은 규모로 통제된 실험을 실시했다. 인공감미료가 섞인 음식이나 음료를 마시지 않은 사람들의 자발적 신청을 받아 일주일 동안 그런 음식과 음료를 섭취하도록 했다. 실험을 시작하면서 이들의 마이크로바이옴 샘플을 채취했고, 각자의 공복혈당수치를 측정했다. 그리고 나서 이들은 인공감미료까지 포함하여 섭취한 모든 것을 우리가 개발한 앱에 기록했다.

실험주간이 끝나고 모든 참가자의 마이크로바이옴을 다시 시험하고 혈당수치도 다시 측정했다. 미국 식품의약국의 허용량 수준에서 인공감미료를 겨우 일주일 섭취했을 뿐인데도 참가자의 절반은 당불내성을 보이기 시작했다. 놀랄 수밖에 없었다. 이 첨가물에 대한 매우 적극적인 조사가 필요한 이유를 발견했다는 게 무엇보다 중요했다. 또한 참가자의 절반은 인공감미료에 극적으로 반응했지만, 나머지 반은 그렇지 않았다는 것도 주목할 만한 현상이었다.

그 차이는 장내 세균총의 구성 때문이었다. 우리는 인간의 장내 세균이 두 종류로 분류된다는 것을 발견했다. 인공감미료에 노출되면 당불내성을 야기하는 종류와 인공감미료를 완전히 무시하는 종류였다. 또한 인공감미료 섭취 실험 전에 채취했던 마이크로바이옴 샘플을 근거로 어떤 사람이 인공감미료에 부정적인 반응을 보일 것인지를 예측할 수 있었다.

우리의 연구를 근거로 다음과 같이 유추해볼 수 있다. 당불내성을 일으켰던 사람들의 장내에 존재하는 어떤 세균이 염증반응을 일으키는 대사산물을 분비하는 방식으로 화학감미료에 반응하는데, 이는 당을 상당량 섭취했을 때 일부 사람들이 보이는 반응이기도 하다. 이것은 몸이 당을 사용하는 기능에 눈에 띄는 변화를 일으킨다. 인공감미료는 당이 아니고 열량도 없지만, 마이크로바이옴은 인공감미료를 열량 유무와 상관없이 당으로 인식하여 비슷한 반응을 보였다.

이 연구는 상당한 국제적 관심을 받았다. 연구결과는 꽤나 확정적이라, 사람을 대상으로 한 대규모의 실험을 진행하여 인공감미료 공식 권장량에 대해 재평가를 해야 할 근거가 된다고 생각한다. 이런 연구의 결과가 나온다면 현재 인공감미료가 포함된 식품을 대량으로 규제받지 않고 생산하고 소비하고 섭취하는 현상을 교정할 기회가 될 것이다.

연구실에 있던 우리들도 커피에 인공감미료를 사용해왔고, 다이어트 음료를 마셔왔다. 그러면서 한 번도 해로울 수 있다는 생각을 해본 적이 없다. 그러나 놀라운 연구결과를 앞에 두고, 더 이상은 인공감미료를 먹지 않겠다고 결심했다. 실제로 이 연구를 접한 많은 사람들이 인공감미료 사용을 중단했다.(참고로 스테비아는 인공감미료가 아니며, 우리는 스테비아는 연구하지 않았다.)

일부 사람들의 경우 장내 세균이 감미료에 반응하지 않았는데, 이 조사 역시 각자만의 마이크로바이옴 구성을 고려한 개인맞춤영양의 당위성에 대한 증거가 된다고 본다. 다행히도 사람의 마이크로바이옴을 실제와 같이 구성해낼 수 있는 회사들이 생겨나고 있고, 이를 위한 테스트 도구를 저렴하게 시판하고 있다. 그러므로 머지않아 자신이 감미료 내당능력이 있는지 여부를 확인할 수 있게 될 것이다. 그때까지는 복불복 게임일 수밖에 없다. 인공감미료가 자신의 대사에 해가 되지 않는 것을 확인할 수 있을 때까지 다이어트 음료를 끊고, 커피와 차에 인공감미료를 쓰지 않으며, 인공감미료가 들어간 식품을 먹지 않는 것이 안전한 선택이다. (그렇다고 설탕으로 돌아가서는 안 된다. 설탕은 방식만 다를 뿐 유해하다는 점은 같다. 탄산음료 대신 물이 훨씬 안전하고 건강한 선택이다.)

마이크로바이옴은 우리에게 아직 미지의 세계다. 특히 자신에게 유리한 쪽으로 마이크로바이옴을 조정하기 위해 무엇을 어떻게 할 것인가에 대한 부분은 알려진 것이 없다. 일단 섬유질은 건강한 마이크로바이옴을 조성하는 데 도움이 된다. 인공감미료 섭취와 특정 생활습관은 부정적 영향을 끼친다. 그런가 하면 플라보노이드가 체중 증가를 막아줄 수 있다는 증거도 있다.

하지만 프로바이오틱 영양제가 실제로 뭔가를 하는지 여부는 정확히 알지 못한다. 아직 모르는 것이 너무 많기 때문에 섬유질을 섭취하고 인공감미료를 피하는 것 말고는 무엇을 해야 할지 확실하게 조언하기 어렵다. 마이크로바이옴에 대한 이해가 깊어지고, 질병 상태일 때 마이크로바이옴에서 나오는 대사산물을 알게 되면, 특정 세균을 없애거나 우리에게 도움이 되는 세균을 도입할 수 있는 개입 방식을 좀더 뚜렷한 목표를 가지고 설계할 수 있을 것이다. 언젠가는 인간의 마이크로바이옴이 필요로 하는 것을 담은 캡슐 하나로 이 모든 것이 가능해질 수도 있다. 아쉽지만 그 전까지는 개인의 반응과 마이크로바이옴의 반응을 좀더 쉽게 확인할 수 있는 방법을 활용할 수밖에 없다. 그것이 바로 제6장에서 살펴볼 혈당측정이다.

제6장

혈당: 음식에 대한 궁극의 피드백 반응

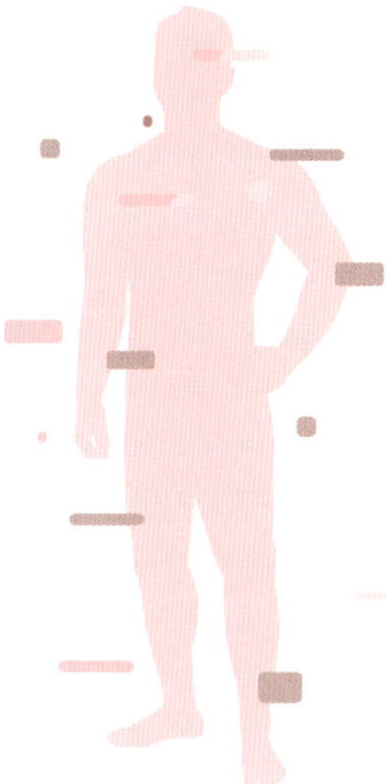

샤이Shay는 정기적인 비행 일정을 소화해야 하는 항공사 파일럿이다. 수년간 샤이의 하루는 늘 같았다. 매일 같은 시간에 비행을 하고, 같은 장소에 갔다가 같은 날 귀가했다. 출근에서 퇴근까지는 몇 시간이 걸린다. 중간에 간단한 식사를 했는데, 목적지에 도착하면 늘 같은 샌드위치를 먹었다. 그리고 돌아오는 비행에서는 항상 피로감에 시달렸다. 항공 파일럿은 비행 중 긴장을 유지해야만 하는데, 피로감 때문에 눈을 뜨고 있기조차 힘들 정도였다.

도대체 왜 그토록 피로감이 몰려오는지 알 수가 없었다. 그는 늘 충분한 수면을 취했고 운동도 규칙적으로 하고 있는데, 매일같이 감당하기 힘들 정도의 피로감에 시달리니 그저 병이 아니기를 바랄 뿐이었다. 그러다가 우리 실험에 참여하게 되었다.

샤이는 피실험자가 되어 자신의 혈당을 추적하면서 스스로 놀라고 말았다. 빵을 먹을 때마다 혈당이 심하게 상승하는 것을 확인했기 때문이었다. 제1장에서 설명했다시피 모든 사람이 빵에 이런 반응을 보이지는 않는다. 이제 우리는 빵의 종류에 따라서도 개인별로 반응이 다르다는 것을 알고 있다. 빵 혹은 특정 종류의 빵을 먹고 누구는 혈당이 약간만 상승하는 반면, 누구는 급격하게 상승하기도 한다. 샤이는 후자에 해당하는 사람이었다. 여태까지 그를 괴롭혔던 오후 피로감의 원인이 바로 빵인 것만 같았다.

빵을 먹은 뒤 혈당이 급상승하는 것을 확인한 샤이는 샌드위치를 포기하고 항공사 일반식으로 식사를 바꾸어보기로 했다. 항공사 일반식은 빵이 아닌 쌀과 파스타로 된 탄수화물을 포함한 음식이었다. 식사를 바꾸자 그의 오후 피로는 씻은 듯이 사라졌다.

빵을 파스타나 쌀로 바꾸는 간단한 행위만으로 오후 피로에 그 같은 극적인 변화를 가져올 수 있을까? 정확하게는 이렇게 질문해야 한다. 빵을 파스타 또는 쌀로 바꾸는 간단한 행위가 혈당수치에 그토록 큰 변화를 가져올 수 있는가? 답은 물론 '그렇다'이다.

혈당은 개인영양퍼즐에서 중요한 한 조각이다. 샤이의 경우처럼 사람의 에너지와 피로감에 영향을 주기 때문이기도 하지만, 혈당불안정(급격한 상승과 심한 감소) 역시 건강의 여러 면면에 부정적인 영향을 미치기 때문이다. 혈당이란 정확히 무엇이며, 왜 그렇게 중요한가? 왜 혈당 얘기를 계속하며, 왜 우리 연구의 중심이 되었는가? 이제 여러분이 알아야 할 것들이 있다.

혈당: 개개인의 연료 ◀◀◀

우리 몸과 뇌는 대부분 당을 사용하며 살아간다. 그래서 살아가는 데 당이 꽤 많이 필요할 것으로 생각할 수도 있다. 하지만 혈당이 정상 범위라면 몸 전체에 약 5그램 정도가 있다고 보면 된다. 티스푼으로 한 숟가락이 조금 넘는 양이다. 이 적은 양이 사람의 생존에 정말 중요하다. 혈당 정상치는 80mg/dL이다. 혈당이 60mg/dL 이하로 떨어지면 저혈당 상태라고 할 수 있다. 40mg/dL(1/2티스푼)까지 떨어지면 현기증이 느껴지고 기력이 저하될 것이다. 이보다 더 떨어지면 의식을 잃게 되고, 신속하게 치료하지 않으면 죽음에 이를 수도 있다. 반면 당뇨병 환자의 혈당이 300~400mg/dL(25그램 또는 5티스푼)까지 오르면 장단기적으로 엄청난 건강상의 위험을 겪을 것이다.

식사가 체내 혈당에 어떤 영향을 미치는지 생각해보자. 350밀리리터짜리 탄산음료 한 캔에는 종류를 불문하고 약 40그램(8티스푼)의 설탕이 들어 있다. 이는 당뇨병 환자에게도 높은 수치로서 혈당을 쉽게 올릴 수 있는 양이다. 건강한 신체라면 이 정도의 당이 이따금씩 유입되는 정도는 충분히 관리할 수 있다. 하지만 매일같이 반복되면 혈당조절의 균형을 잃고, 위험에 노출된다.

사탕, 빵, 파스타, 쌀, 과일이나 채소 같은 식품을 통해 탄수화물을 섭취하면, 우리 몸은 탄수화물을 포도당으로 전환하여 근육, 장기, 뇌의 연료로 사용한다. 건강한 범위를 벗어나지 않게 혈당수치를 관리하는 것은 신체 기능에 매우 중요한 일이다. 그래서 우리 몸은 혈당관리를 매우 정교하게 관리하는 복잡한 메커니즘을 지니고 있다. 필요한 에너지를 얻을 수 있도록 혈당을 정상으로 알려진 좁은 범위 안에서 유지시키는 게 목적이다. 저혈당 상태가 되면 착란, 어지러움, 떨림, 불안, 경련, 의식불명을 일으킬 수 있고, 고혈당 상태가 되면 극도의 갈증, 심한 배뇨, 체력 저하, 착란, 위험한 산염기 불균형, 신경 손상을 일으키며, 어떤 경우에는 당뇨병성 혼수와 사망으로 이어질 수도 있다.

혈당의 조절은 우리 몸의 여러 시스템을 동원하여 정교하게 균형을 맞추는 과정을 통해 이루어진다. 그 과정은 다음과 같다.

1. 사람이 탄수화물이 포함된 식품을 섭취하면, 위산과 소화효소가 당과 전분을 분해하여 포도당으로 전환시킨다.
2. 포도당이 소장에 도달하면, 아주 미세하게 돌출된 융모가 매우 효율적으로 포도당을 흡수하여 혈류로 내보낸다. 혈액에 들어가는 포도당의 양은 섭취한 음식의 종류와 양에 따라 다르다. 음식을 많이 먹었거나 특정 종류의 탄수화물을 먹었다면 혈당은 정상보다 높아질 수도 있다. 정상치라는 의미는 우리 몸이 유지하려고 애쓰는 좁은 혈당 범위를 말한다. 식사 후의 혈당상승을 식후고혈당이라고 하며 우리는 혈당급상승이라 부른다.
3. 뇌가 혈액 안에 있는 과잉 포도당의 존재를 감지하면, 췌장에 즉각 신호를 보낸다. 베타세포로 불리는 특화된 세포들이 췌장 내 '섬', 즉 작은 세포 군락(랑게르한스섬) 형태로 존재하는데 이들이 체내 혈당치를 '감지'한다. 이 세포들은 낮 동안 인슐린을 조금씩 분출하다가 식후혈당상승 이후에는 많은 양을 내보낸다.

식후 포도당 반응

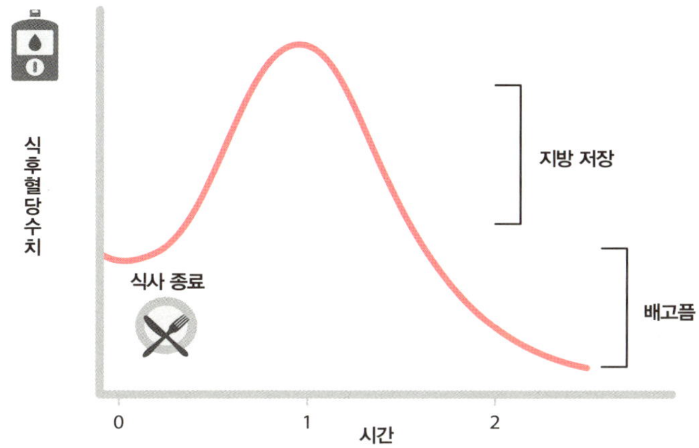

이 베타세포는 충분한 인슐린을 생성하여 혈당을 안정화하는 데 없어서는 안 되는 존재이다. 소아형, 인슐린 의존형 또는 제1형 당뇨병에 걸린 아이들은 랑게르한스섬에 심각한 염증이 발생하여 결국 베타세포가 파괴된다. 제1형 당뇨병 환자들은 생존을 위해 파괴된 췌장 베타세포를 대신하는 인슐린 주사를 평생 맞아야 한다.

인슐린은 세포가 포도당을 받아들일 수 있도록 문을 여는 열쇠와 같은 역할을 한다. 사람이 과식을 하거나 특정 탄수화물을 섭취하면, 혈당이 치솟고, 신체는 인슐린을 과다분비하면서 과잉반응을 할 수 있다. 이때 혈당이 아주 낮아질 수 있다(저혈당). 그 증상 중 하나는 먹고 난 뒤 포만감을 느끼는 대신 오히려 배고픔을 느끼는 것이다.(이 장에서 혈당을 추적하는 하나의 방법으로써 배고픔의 강도를 이용하는 방법에 대해 설명할 것이다.)

4. 췌장은 인슐린 생성을 조절하지만 간과 근육 등 다른 장기들은 인슐린을 사용하여 혈당을 소비하면서 에너지를 얻는다. 그 예로, 간은 필요한 것보다 더 많은 포도당을 받아서 글리코겐이란 형태로 저장한다(글리코겐 저장량은 매우 한정되어 있다. 운동선수조차도 글리코겐으로는 3,000칼로리 정도만 저장할 수 있을 뿐이다).

   그리고도 남은 당, 즉 세포나 간 또는 다른 장기(근육, 심장, 뇌)에서 사용되지 못한 당(혈당이 너무 높은 경우 돌아다니는 당)은 지방으로 전환되어 지방세포에 저장된다. 이 과정이 바로 혈당급상승이 비만을 일으킬 수 있는 이유가 된다.

   이처럼 몸이 필요로 하는 수준보다 혈당이 지속적으로 높을 경우 남은 포도당은 피하지방 세포에 에너지가 풍부한 지방 형태로 저장된다. 혈액 내 남은 포도당이 많을수록 지방의 저장량은 많아진다.

5. 일단 혈당이 처리되고 나면 우리 몸은 연료(혈당)가 더 필요하다는 것을 깨닫는다. 그래서 사람은 다시 배고픔을 느끼게 된다. 정상적으로는 마지막 식사를 하고 3~4시간 후, 즉 다음 식사를 할 때쯤 이런 현상이 발생한다. 배고픔을 느끼고 뭔가를 먹으면 이 순환은 다시 시작된다.

혈당수치가 너무 높아지면 ◀◀◀

건강한 사람이 자기 몸에 맞는 음식을 섭취하면 혈당조절 시스템은 제대로 작동한다. 드물게 제1형 당뇨병은 혈당조절이 잘 안 될 수도 있다. 과식을 하거나 적절치 못한 음식을 너무 오랫동안 섭취하면 혈당조절 시스템이 방해를 받아 혈당수치가 너무 높게 치솟는다. 그러면 인슐린 역시 너무 많이 분비되고, 이런 불균형으로 인해 건강상의 문제가 발생한다.

:: **인슐린 저항성** ::

지속적으로 높은 혈당은 몸 전체에 큰 부담이 된다. 비정상혈당이나 제2형 당뇨병 같은 가족력을 가지고 있다면 더욱 그러하다. 결국 이 상태는 인슐린 저항성으로 이어진다. 신체가 인슐린의 작용에 무감각해지는 상태를 말한다. 인슐린 저항성 상태가 되면, 혈당을 조절하고 세포에 포도당을 공급하는 데 전보다 많은 인슐린이 필요하다.

인슐린 저항성 자체는 증상이 없어 '침묵의 살인자'라는 별명을 가지고 있다.[1] 몇 년이 지나도록 인슐린 저항성으로 인한 손상을 알지 못할 수도 있다. 혈당수치는 심하게 나빠지기 전까지는 사람이 느끼지 못하기 때문이다.

먼저 췌장은 인슐린 생성을 늘려서 높아진 혈당에 대응한다. 분비된 과량의 인슐린은 남은 포도당 대부분을 세포로 밀어 넣어 부분적으로는 혈당수치를 정상화시킨다. 시간이 지나면 췌장의 지속적인 활동으로 인해 베타세포는 극도로 지친다. 췌장은 혈당수치를 정상 수준으로 관리하는 데 필요한 인슐린을 더 이상 공급하지 못하는 상태에 도달한다. 이때 인슐린 저항성 상태는 성인형 당뇨병, 즉 제2형 당뇨병으로 진행하게 된다.

우리는 이것을 자동온도조절기와 에어컨에 비유하곤 한다. 자동온도조절기가 달린 에어컨은 실내 온도를 일정하게 유지해준다. 온도가 어떤 기준 아래로 내려가면 꺼지고, 기준 위로 상승하면 켜진다. 하지만 현관문이 열려 있거나 이상하게 더운 날이면, 계속해서 돌아갈 것이고 실내 온도를 일정하게 유지하지 못할 수도 있다. 그러다 결국 고장이 나고 마는 것이다.

마찬가지다. 신체는 마치 자동온도조절기처럼 혈당을 조절하는 메커니즘을 지니고 있다. 하지만 식생활과 생활습관으로 인해 그 메커니즘을 혹사하면 '현관문을 열어 두는' 것과 같이 혈당조절 메커니즘이 고장나 무서운 상황을 초래하고 만다.

: 인슐린을 생산하는 베타세포의 죽음 :

우리는 만성 성인형 당뇨병 상태에서 베타세포가 왜 죽는지 확실하게 알지는 못하지만, 고혈당은 아래와 같은 상태를 불러오는 큰 원인이다.

- 한 연구를 통해 포도당내성 검사에서 2시간 후 혈당이 100mg/dL를 조금 넘는 사람에게서 이미 베타세포 기능 이상이 발견되었다. 즉 식후 2시간 기준 혈당의 증가폭이 크지 않더라도 베타세포 장애는 이미 존재한다.[2]
- 정상 수치보다 혈당이 약간 높은 사람에게서(공복혈당이 110~125mg/dL) 베타세포는 평균 40퍼센트가량 소실되었다는 연구도 있다.[3]
- 베타세포를 생쥐에게 이식했을 때 해당 생쥐의 혈당이 150mg/dL 이하로 유지되면 이식세포들이 잘 생존했다는 연구가 있다. 혈당이 150mg/dL 이상이었던 경우 이식세포가 훨씬 많이 죽었다.

:: 대사증후군 ::

많은 경우 인슐린 저항성을 겪는 사람들은 비만(특히 허리 주변), 고혈압, 고지혈증, 고콜레스테롤, 지방간 등의 질환 등을 동시다발로 겪는다. 이 모든 질환을 묶어서 대사증후군이라고 한다. 미국에서는 성인 인구의 40퍼센트 정도가 한 가지 이상의 대사증후군을 겪고 있다. '느낄 수 있는' 신체 증상이 없지만 당뇨병에서 심장병까지 여러 심각한 건강 문제로 이어질 수 있는 위험한 상태이다.

제2장에서 이미 언급했듯이 대사증후군은 마치 지난 세기 인류를 덮친 유행병과 같은 것으로 현대화와 더불어 우리가 선택한 많은 영양학적 생활습관의 변화와 긴밀한 관계가 있다. 이러한 변화는 단지 생활과 문화의 변화만이 아니라 인간 마이크로바이옴에 급격한 변화를 일으켰고, 몸 전체로 파급효과를 나타내고 있다.

:: 당뇨병전기 ::

몸에서 혈당을 조절하는 데 정상보다 오랜 시간이 걸리고, 이 과정에 인슐린이 더 많이 필요한 경우라면 당뇨병전기로 봐야 한다. 공식적으로는 공복혈당이 규칙적으로 100~125mg/dL인 경우 당뇨병전기로 판정한다. 이 단계도 심각한 상태로 봐야 한다. 왜냐하면 당뇨병전기인 사람들은 수년 안에 제2형 당뇨병으로 진행할 수 있기 때문이다. 이 역시 흔하지만 대개 진단되지 않은 채 지낸다.

2030년까지 서구 세계의 약 4억 7,000만 명이 당뇨병전기가 될 것으로 예상된다.[4] 그리고 그들 중 대다수가 현저한 당뇨병으로 진행되기까지 알아채지 못할 것이다. 당뇨병전기 역시 증상을 잘 느끼지 못하기 때문이다. 감지할 만한 증상이 없기 때문에 수년 동안 진단되지 않은 상태로 방치되는 경우가 많다.

:: 제2형 당뇨병 ::

혈당이 어떤 수준까지 도달하면 제2형 당뇨병으로 진단한다. 예를 들어 두 번 이상 측정했는데 공복혈당 수치가 126mg/dL를 넘어가면 그런 진단을 내린다. 식생활과 생활습관 이외의 원인으로 염증에 의해 췌장이 파괴되어 발병하는 제1형 당뇨병과 달리, 제2형 당뇨병은 식생활과 생활습관에 큰 영향을 받는다. 그래서 식생활과 생활습관 교정으로 종종 치료되기도 하는데, 특히 당뇨병전기에 그러하다.

당뇨병의 유형을 구별하는 중요한 이유는 혈당을 낮출 수 있는 효과적인 식이를 통해 제2형 당뇨병을 예방하고 진행을 더디게 하거나 심지어 병에서 회복하게 할 수도 있기 때문이다.

공식적으로 제2형 당뇨병은 다음 세 가지 검사를 통해 진단한다. 첫째는 공복혈당 검사(밤에 아무것도 먹지 않은 상태에서 아침에 깨어 혈당을 측정), 둘째는 포도당내성 검사(순수 포도당액을 마신 후 혈당반응을 측정), 그리고 마지막으로 당화혈색소$_{HbA1c}$ 검사(과거 두세 달 동안 평균 혈당수치를 보여주는 혈액 검사)가 그것이다.

제2형 당뇨병에 대해서는 혈당조절을 도울 여러 가지 치료를 할 수 있다. 기능이 떨어진 베타세포를 활성화하여 인슐린 생산을 늘릴 수 있도록 돕는 약물(설폰요소제 등)을 처방받을 수도 있다. 간과 주변 장기들이 혈당을 더 많이 받아들일 수 있도록 하는 약물(메트포르민 등)도 있다. 췌장이 지쳐서 감소한 인슐린을 보완할 수 있도록 인슐린을 주사할 수도 있다. 당뇨병 환자 중에는 인슐린이 필요하지 않은 사람도 있지만, 병이 잘 관리가 되지 않는다면, 언젠가 인슐린 치료가 필요한 경우들이 생기게 될 것이다.

: 당화혈색소: 장기간의 혈당조절 상태 :

당화혈색소는 당화반응을 일으킨 헤모글로빈 비율을 측정하는 검사이다. 다시 말해 포도당분자가 들러붙은 헤모글로빈의 비율을 보는 것인데, 정상치는 보통 5퍼센트 정도이다. 수치가 높으면 상당한 헤모글로빈에 당분자가 붙어 있음을 의미한다.

이 검사가 흥미로운 이유는 공복혈당 측정은 측정 당시의 혈당수치만을 알수 있지만, 당화혈색소 검사는 장기간의 혈당 상태를 알려주기 때문이다. 이 검사는 지난 두세 달 동안의 평균 혈당수치를 보여준다. 혈당상승이 빈발하거나 규칙적이라면 그 상황이 당화혈색소 수치에 반영된다.

당뇨병이 없는 사람이라도 비정상적인 당화혈색소 수치가 심혈관질환 위험과 관련이 있음을 보여준 연구들이 많다. 한 연구는 당뇨병이 없는 사람은 당화혈색소가 5퍼센트 이하인 경우 심혈관계질환의 발생이나 모든 원인에 의한 사망률이 낮지만, 당화혈색소가 5퍼센트에서 1퍼센트씩 증가할 때마다 모든 원인에 의한 사망 위험이 상대적으로 높아진다고 보고했다. 특히 과체중, 고혈압, 고콜레스테롤, 심혈관질환의 과거력 등과 같은 사망과 관련된 요인을 보정하여 분석하더라도 그 연관성은 지속되었다.[5]

혈당이 정상인 사람은 당화혈색소 수치로 심장질환을 예측할 수 있다는 연구도 있다.[6] 이러한 이유들로 당화혈색소 측정은 혈당의 경향을 분석하고 당뇨병 전기 또는 당뇨병을 진단하는 데 유용하다.

당뇨병과 관련된 여러 질환 상태는 일련의 스펙트럼상에 놓여 있다. 어느 날 정상 상태에서 벗어난다고 해서 그 다음 날 바로 당뇨병전기 또는 당뇨병으로 진행하는 것이 아니다. 시간이 지나면서 점차 병적 상태로 넘어간다.

이처럼 당뇨병은 수년간 특별히 느껴지는 증상 없이 자기 자신도 모르게 진행되기 때문에 사람들은 인슐린 저항성이 생겼는지 당뇨병전기 상태가 되었는지 알 수도 있고, 모를 수도 있다. 어쩌면 자신들이 대사증후군을 가지고 있다는 것을 모를 수도 있고, 현저한 당뇨병으로 진행된 상태라는 것을 모를 수도 있다.

의사들이 현재 대사증후군, 당뇨병전기, 당뇨병을 진단할 때 사용하는 검사결과는 솔직히 말하면 다소 작위적이라고 할 수 있다. 물론 공식적인 판정 범위들이 있기는 하지만 사실 그것은 그저 건강이 나빠지는 방향으로 달리는 도로에 설치된 정류장들일 뿐이다. 이 여러 정류장을 관통하는 딱 하나의 공통 요소가 있는데, 그것은 바로 혈당조절이 불량하다는 것이다.

그렇게 많은 사람들이 진단을 받지 않은 채 지낸다는 것은 불편한 사실이지만, 그렇다고 그렇게 놀랄 일도 아니다. 당뇨병은 느껴지지 않기 때문이다. 과체중이 심한 상태라면 주치의가 당뇨병을 의심할 수 있다. 비만은 혈당조절에 있어 주요 위험인자이지만 모든 당뇨병 환자가 비만한 것은 아니다. 또한 모든 비만한 사람이 당뇨병 환자인 것도 아니다. 매년 건강검진을 할 때 의사에게 요구하면 혈당을 확인해주는데, 그 수치는 대부분 공복혈당 수치이다. 그렇다면 매일매일 그 사람의 혈당이 제대로 관리되고 있는지 여부는 드러날 수도 있고, 드러나지 않을 수도 있다.

그런데 혈당조절 이상을 훨씬 잘 드러내주는 지표가 있다. 이 지표로 그 사람이 인슐린 저항성, 대사증후군, 제2형 당뇨병으로 진행되는 당뇨병전기로 발전할 수 있는 경향을 예측할 수도 있다. 그것은 바로 식후혈당반응이다.

우리는 이미 이 책에서 이전에 진행했던 실험에 포함되었던 지표를 가지고 식후혈당반응을 언급한 바 있다. 이제 여러분이 식후혈당반응을 측정해볼 차례다. 연구에 따르면 식후혈당반응은 당뇨병뿐만 아니라 심장병, 암, 다른 만성질환의 발생 가능성과도 직접 관련되어 있는 것으로 확인되었다.[7,8,9]

'식후혈당반응'은 공복혈당 검사, 포도당내성 검사, 당화혈색소 검사보다 당뇨병전기 또는 당뇨병을 훨씬 일찍 그리고 정확하게 예측할 수 있는 검사일 수 있다. 그리고 누구나 스스로 측정할 수 있다.

다음 장에서 읽게 되겠지만 식후혈당측정이야말로 우리 개인맞춤영양 연구의 중심이다. 또한 이 책의 프로그램을 시작하게 될 여러분의 식생활에서도 중심이 될 것이다. 어떤 음식을 먹고 난 뒤 얼마나 혈당이 올라가느냐 하는 것은 그 음식이 자신의 건강에 얼마나 해로운지를 직접적으로 보여주는 지표이기 때문이다. 그렇게 확인된 해로운 음식을 얼마나 자주 먹느냐는 자신이 앞으로 당뇨병이 생길 가능성이 있는지를 말해주는 데 도움이 될 것이다.

혈당관리가 필요한 이유는 또 있다 ◀◀◀

당뇨병은 혈당조절이 불량하거나 고혈당 그 자체로 인해 생기는 문제만이 전부가 아니다. 혈당이 너무 오랫동안 너무 높게 유지되어 왔거나 식후 주기적으로 상승하고 있다면 다음과 같은 문제에 당면할 위험성이 매우 높다.

- 체중 증가와 체지방 증가

  연구결과에 따르면 혈당을 크게 올리지 않는 식사를 한 후에는 우리 몸속에서 지방연소(지방산화)가 증가한다. 반대로 혈당이 크게 올라가는 식사를 한 이후에는 특히 인슐린에 의한 동화작용 덕분에 지방의 저장이 더 활발해진다.[10]

  쥐 실험에서는 식후혈당상승이 높을수록 체중이 크게 증가했고, 인슐린 반응치가 높을수록(혈당상승이 원인이다) 체지방 역시 증가했다.[11,12] 다시 말하면 섭취한 음식 때문에 혈당이 급상승 또는 급강하를 일으키면, 그렇지 않은 음식을 섭취했을 때보다 지방 저장이 활발해지면서 체중이 쉽게 늘어난다.

- 허기, 음식 갈망, 무기력

  혈당상승은 인슐린 분비를 증가시키고, 이로 인해 혈당은 그 사람의 기저 혈당치(식사 전 혈당수치 또는 기상 후 혈당수치) 이하로 떨어진다. 그렇게 되면 허기를 심하게 느끼게 되어, 특히 단 음식이나 전분을 찾게 된다. 이런 상태는 결국 과식으로 이어질 가능성이 높고, 결국 건강하지 못한 '섭취-허기-섭취'라는 악순환에 빠진다. 이 악순환에 빠진 사람들은 극심한 피로, 혈당급상승, 인슐린 급상승과 동반된 무기력증 을 호소한다.

• 전체 사망률

극단적으로 들리겠지만 식후혈당상승이 높을수록 사망률이 증가한다. 최소한 한 연구에서 식후 1시간 혈당수치가 비록 '정상' 범위 내에 있다 할지라도 그 수치가 높은 것은 모든 원인에 의한 사망을 예측하는 좋은 지표임을 보여주었다. 이는 당뇨병이 없는 건강한 2,000명 이상의 사람을 대상으로 33년 동안 실시한 연구의 결과이다.[13] 고혈당이 직접 사람을 죽이지는 않지만 조기 사망의 위험을 높이는 여러 건강 문제로 이어지거나 연관성이 있다.

• 심장병

고혈당은 일반적으로 심장병과 깊은 연관이 있다. 여러 연구를 통해 그 관련성이 입증되었다. 한 연구는 14년 동안 지속적으로 관찰해온 결과 식후 빈발하는 고혈당 상태와 심혈관질환 발생 및 모든 원인의 사망과 유의한 상관관계가 있음을 보여주었다.[14] 다시 말해 이 연구는 식후고혈당 성향이 있는 사람이라면 심장마비 또는 모든 원인에 의한 사망의 가능성이 높다는 것을 보여주고 있다.

다른 연구에서는, 당뇨병이 아닌 사람들도 포도당부하검사 1시간 후 고혈당은 염증, 비정상적 지질 비율, 인슐린 저항성 등과 같은 여러 심장질환 관련 징후와 연관이 있다고 나왔다.[15] 그런가 하면 또 어떤 연구에서는 당뇨병이 없는 폐경 여성들을 관찰했는데, 공복혈당과 죽상 경화증(심장, 뇌 및 말초기관에 혈액을 공급하는 주요 동맥이 좁아지는 현상으로 결국 심장병과 뇌졸중으로 이어진다)은 연관성이 없었지만, 포도당부하검사 후 고혈당수치와 죽상경화증의 진행은 밀접하게 관련되어 있음을 보여주었다. 죽상경화증은 허혈성 심장병과 여러 형태의 뇌졸중의 기저원인이다.[16]

고혈당이 저밀도 콜레스테롤(이른바 나쁜 콜레스테롤)의 '점성을 높이고' 동맥 벽에 잘 달라붙게 함으로써 관상동맥질환 위험을 증가시킨다는 것을 입증한 연구도 있다. 이는 비정상적인 콜레스테롤뿐만 아니라 비정상적인 혈당 상태가 위험인자이며, 사실상 복합적으로 심혈관 건강을 악화시킬 수 있다는 증거들이다.[17]

심혈관계 문제와 관련된 이러한 상황들은 많은 문제가 있다는 것을 확인할 수 있는데, 단순히 공복혈당반응, 당뇨병 진단 또는 다른 일반 혈당 관련 위험인자들만 연관된 것이 아니라 식후혈당반응과 관련되어 있다.[18] 질병 진단에 앞서 이 모든 것을 예측할 수 있는 중요한 지표가 바로 식후혈당반응인데, 그것은 개인맞춤영양으로 관리할 수 있다. 우리가 연구에서 식후혈당반응 수치를 지표로 선택한 이유가 여기에 있다. 그리고 '제2부: 나만의 건강 식단'에서 설명하겠지만 누구나 스스로 측정할 수 있기 때문에 선택한 지표이기도 하다.

• 암

식후고혈당이 암의 원인이 되는지에 대한 직접적인 증거는 없지만 식후고혈당과 공복고혈당은 종양 진행의 위험이 증가하는 것과 연관되어 있다는 것을 뒷받침하는 흥미로운 연구들이 있다.[19,20,21,22,23] 1924년 처음 발견된 바르부르크효과$_{\text{Warburg effect}}$라는 현상이 있다. 독일 생화학자이자 노벨상 수상자인 오토 바르부르크$_{\text{Otto Warburg}}$가 발견했는데, 그는 암세포가 정상세포와는 다른 메커니즘을 가지고 있음을 증명했다. 암세포는 생존과 성장하는 과정에서 당에 크게 의존한다. 건강한 세포에 비해 포도당을 매우 빠르게 대사한다는 것이다. '당이 암을 먹여 살린다.'라는 개념은 바로 이 연구 덕분에 오랫동안 잘 알려졌고, 통합기능의학계를 중심으로 확산되었다.

암과 유전에 대한 연구는 활발히 진행된 반면, 당과 암의 관계는 연구 주제로서는 퇴색한 면이 있지만, 암 연구자들은 최근 이 현상에 다시 주목하기 시작했다. (물론 더 많은 연구가 필요하지만) 종양은 실제로 포도당이 풍부한 환경에서 훨씬 더 잘 살고 성장하며,[24,25] 포도당 공급이 제한된 환경이 종양세포에 영향을 미칠 수 있다.

하지만 이는 아직 예비단계 이론일 뿐이다. 우리는 이 부분이 매우 유망한 연구 분야라고 생각한다. 식후고혈당과 암, 공복고혈당과 암의 연관성에 대한 연구들도 있고, 섭취 탄수화물을 제거하면 암의 진행이 느려질 수 있다는 보고도 있다. 이러한 연관관계는 사람을 대상으로 더 많은 실험을 할 필요가 있다.

• 치매

치매에 걸린 가족을 경험해본 사람은 치매라는 퇴행성 뇌병변을 어떻게든 피하고 싶은 마음이 매우 클 것이다. 혈당관리는 치매 예방에 매우 효과 있는 방법 중 하나이다. 이론적으로 빈번한 혈당상승으로 인한 혈관 손상에 뇌혈관 손상도 포함될 것이라 생각할 수 있다. 혈관 손상은 뇌혈류를 방해하고 치매 증상을 악화시킨다. 많은 연구를 통해서 제2형 당뇨병은 치매의 위험인자로 확인되었다. 치매와 당뇨병은 당대사 장애, 인슐린 저항성, 산화스트레스, 아밀로이드증(뇌의 아밀로이드 플라그 축적 현상으로 노인성 치매 위험과 연관되어 있다.)과[26] 같은 여러 요소들을 공유하고 있다. 치매와 당

뇨병이 같이 발생하면 서로 질환 상태를 악화시킨다.[27]

흥미로운 점은 적어도 한 연구에서 혈당이 평균 이상인 경우, 심지어 당뇨병으로 진단할 정도로 높지 않은 상태라 하더라도 치매 위험 증가와 상관관계가 있다고 나타났다.[28] 당뇨병이 없다 하더라도, 정상 범위에서 상한선에 가까운 혈당수치는 인지장애의 위험과 깊은 관련이 있고, 노화와 치매와 관련된 뇌 위축(구체적으로는 해마 영역 위축)의 위험성 증가와 연관되어 있을 수 있다는 안타까운 연구도 있다.[29] 현재 정상으로 허용되는 혈당 수준이라도 실제로는 문제가 될 정도로 너무 높은 수치라 할 수 있다.

• 신경 손상

신경 손상은 오랜 유병기간을 가진 당뇨병에서 흔히 동반되는 합병증이다. 하지만 연구에 따르면 당뇨병이 없는 사람조차도 혈당이 식후 2시간 동안 높게 유지되면 신경 손상이 발생할 수 있다고 한다.[30] 당뇨병은 큰 신경섬유에 손상을 가하지만 당뇨병이 아닌 경우나 당뇨병전기에도 식후혈당수치가 높으면 작은 신경섬유에도 확인가능한 손상이 발생한다는 것을 입증한 연구도 있다.[31]

혈당수치 변화는 대부분 음식에 대한 반응이라는 것을 알아야 한다. 그래서 식생활은 혈당관리에서 제일 중요한 부분이며, 따라서 체중 조절과 건강관리의 기초가 된다. 음식의 선택은 단순히 열량과 영양소만 따지는 것이 아니다. 혈당을 일정하게 유지할 수 있는 식사만 할 수 있다면, 활력과 맑은 정신을 유지하는 효과 말고도 비만과 대사질환의 위험을 낮출 수도 있을 것이다.

식후혈당상승과 건강 관련성

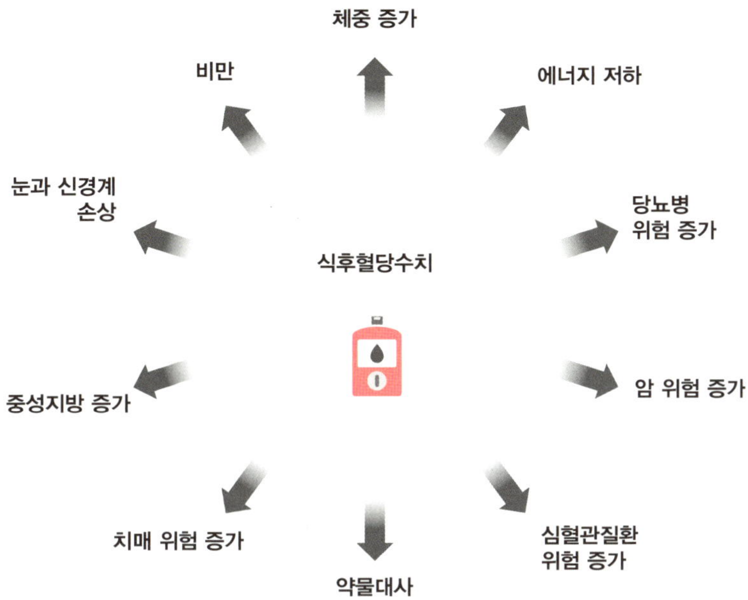

비정상적인 혈당수치의 원인은 단순하게 그냥 매일 먹는 샌드위치 때문일 수도 있다. 또는 더 복잡한 문제로서 여러 해로운 음식을 잘못 선택해온 습관의 결과일 수도 있다(제2부에서 확실히 알 수 있다).

문제는 바로 사람들이 대부분 자신의 혈당수치가 어느 정도나 되는지 알지 못한다는 것이다. 우리 연구의 참가자였던 항공사 파일럿 샤이를 기억하는가? 그는 빵이 혈당급상승을 일으키는 원인이라는 것을 알게 되었는데, 그 단순한 사실을 우리 연구에 참여했기 때문에 알 수 있었다. 이 책을 통해 이제 여러분도 자신의 혈당이 어떻게 움직이는지를 알 수 있다. 굳이 우리 연구에 참여하지 않아도 된다. 간단한 장치를 가지고 자신의 혈당을 관찰할 수 있는 방법을 제2부에서 설명할 것이다.

혈당관리를 잘하는 방법 ◂◂◂

좋은 소식이 있다. 식후 고혈당, 인슐린 저항성, 이후 실제 당뇨병으로 진행되어가는 과정 중 아무때나, 혈당급상승의 빈도를 줄이고 혈당이 정상화되는 시간을 충분히 갖는 방향으로 식습관과 생활습관을 바꿀 수만 있다면 지금까지 가해진 손상을 되돌릴 수 있다는 소식이다. 우선 무엇을 먹느냐가 혈당에 미치는 가장 큰 요소이기 때문에 종전과 다른 선택을 함으로써 혈당수치에 효과적으로 영향을 줄 수 있다. 문제는 '어떤 다른 선택을 어떻게 할 것인가'이다.

최선의 혈당관리법에 관한 여러 이론들이 많다. 첫 번째는 운동이다. 특히 짧은 고강도 운동이 도움이 되며,[32] 중강도 운동 역시 괜찮다.[33] 또 어떤 사람에게는 저탄수화물식이,[34,35] 어떤 사람에게는 저지방식이,[36] 어떤 사람에게는 완전채식이[37] 도움이 되고, 통곡물이 풍부한 식사 역시 도움이 되는 것으로 보인다.[38] 미국당뇨병학회는 혈당에 영향이 적은 식품을 선택하도록 권장하며,[39] 이를 뒷받침하는 연구들도 있다.[40]

하지만 그렇게 해도 당뇨병 또는 심장병의 위험을 낮추는 게 실제로 도움이 되지 않음을 보여주는 다른 연구들도 있다.[41] 우리는 혈당조절에 실제로 도움이 되는 것에 관한 연구가 이토록 상충하는 결과를 말하고 있다는 사실 그 자체가 혈당조절이 완전히 개인적 차원의 문제임을 반증하고 있다고 본다.

혈당변화를 조절하는 기능에 많은 관심을 쏟게 만든 방법을 좀더 세밀하게 살펴보도록 하자. 그 방법은 바로 '혈당지수GI가 낮은 식품을 섭취하는 것'이다. 그런데 이것이 누구나 활용할 수 있는 혈당조절 문제의 답이 되어 줄 수 있을까?

⁝ 생활습관은 어떻게 혈당에 영향을 미치는가? ⁝

음식은 혈당수치를 바꾸는 가장 확실한 요인이다. 식생활과 관련 없는 생활습관도 역시 혈당에 주요한 영향을 미칠 수 있으며 궁극적으로 당뇨병 발생에 영향을 준다. 음식과 마찬가지로 혈당의 상승과 감소에 잠재적으로 영향을 미칠 수 있는 생활습관 요인들은 다양하다.

- 고강도 운동

  고강도 운동을 하는 동안 혈당수치는 올라간다. 신체가 글리코겐을 분해해야만 근육세포에서 사용할 수 있기 때문이다. 하지만 잠깐의 혈당상승은 괜찮다. 인슐린 감수성(인슐린 저항성과 반대 상태이며 정상신체 상태이다)이 개선되고 혈당조절능력이 향상되는 유익한 효과가 운동 후 3일까지 지속되기 때문이다.

- 수면

  수면부족은 당대사 장애를 유발하고 인슐린 수치를 증가시킨다는 연구가 있다.[42] 따라서 수면부족은 비만과 당뇨병의 유발인자일 수 있다.

- 스트레스

  스트레스는 혈당급상승과 관련이 있다. 고혈당은 당뇨병 환자가 아니라 하더라도 심각한 건강 문제를 일으킬 수 있다. 특히 외상이나 치명적 질병을 겪은 사람들에게 더욱 그러하다.[43] 어떤 사람은 스트레스로 저혈당 상태가 되기도 한다.

- 약물

  혈당수치를 올리는 것으로 알려진 몇 가지 약물들이 있다.[44] 피임약, 프로게스틴, 니아신 보충제, 일부 소염제, 진통제인 바르비투르산염, 코르티코스테로이드 제제, 항정신병 약물, 이뇨제 등이 그렇다.[45] 혈당을 너무 낮게 떨어뜨리는 저혈당 유발 약물들도 있다. 일부 항생제, 교감신경 차단제인 베타억제제(베타억제제가 저혈당을 유발한다기보다는 저혈당에 대한 증상을 잘 못 느끼게 한다.—옮긴이)가 그렇고, 당뇨병 약인 메트포르민과 인슐린도 물론 포함된다.[46]

- 흡연

  흡연은 혈당수치의 증가로 이어질 수 있는 인슐린 저항성의 위험을 증가시킨다.[47]

- 호르몬 불안정

  어떤 여성들은 생리기간 중 혈당상승을 겪지만, 어떤 여성들은 그렇지않다.[48] 이 현상은 개인 특성에 해당하는 것으로 보인다.

- 단식

  오랫동안 단식을 하면 혈당이 매우 낮은 수준으로 떨어진다.[49]

- 인공감미료

  우리 연구에서는 인공감미료가 어떤 사람들에게 당대사에 혼란을 일으킴으로써 장내 세균 활동을 교란하는 것으로 나타났다.[50]

충분히 자고, 스트레스를 관리하고, 금연하고, 인공감미료를 피하는 등 건강한 생활습관을 들인다면 굳이 혈당을 측정하지 않더라도 안정적으로 혈당을 유지할 수 있는 가능성이 높다는 것을 알 수 있다. 적어도 이런 생활습관이 건강에 부정적인 영향을 미치지는 않을 것이다. 하지만 혈당에 영향을 미치는 것을 정확히 판단하고, 점차 혈당을 효과적으로 정상화할 수 있는 방법을 찾는 최선은 자신의 혈당을 측정하는 것이다.

혈당지수(GI)

혈당지수(GI: glycemic index, 이하 GI로 표기—옮긴이)는 혈당에 영향을 얼마나 주는지에 따라 식품의 순위를 정한 체계이다. 1~100까지 점수가 주어진다. 탄수화물이 전혀 포함되지 않은 올리브오일 또는 스테이크 같은 음식은 GI 점수가 없다. 탄수화물이 없어 혈당에 직접적인 영향이 없기 때문이다. 순수 포도당은 100점이다. 그 어느 식품보다 혈당을 상승시키기 때문이다. 상당히 합리적으로 들린다.

특히 GI가 낮은 식품의 섭취는 건강 관련 문헌에서뿐만 아니라 많이 알려진 다이어트법을 통해서도 장려되는 사항이기도 하다. 이론적으로는 GI가 높은 음식은 혈당급상승을 일으키고, GI가 낮은 음식은 혈당을 좀더 완만하게 유지시킨다. 어떤 음식이 혈당급상승을 일으킬 것인지 여부를 확실히 안다면 건강을 최고로 유지하기 위해 무엇을 먹을지를 알 수 있다.

문제는 GI라는 것이 유효한 정보를 제대로 드러내지 못한다는 데 있다. 책이나 인터넷에서 본 대부분의 GI 점수는 한 회사가 실시한 실험을 근거로 한다(GI 를 측정하거나 공개를 관리하는 공식 기관은 없다). 이 실험에서는 소그룹의 사람들이 순수 포도당을 들이키고 혈당치를 측정한다. 그다음 다른 여러 음식들을 먹고, 이들의 혈당치를 기록한다. 그 수치의 평균이 1~100까지의[51] 어떤 숫자로 결정된다. 뭐 여기까지는 꽤 유효한 방법같아 보인다.

하지만 평균이라는 통계치의 한계를 기억하는가? 모든 사람이 바나나라는 특정 식품을 먹고 유사한 혈당반응을 보였다면 평균은 대부분의 사람들에게도 의미 있는 지표가 될 수 있다. 하지만 어떤 식품, 예를 들면 사과에 대한 혈당반응이 상당히 다르게 나타난다면, 즉 어떤 사람은 사과에 대단히 높은 혈당수치를 보였고, 어떤 사람은 매우 낮은 반응을 보였다면, 이러한 반응치의 평균은 혈당측정에 참여한 사람들 누구에게도 의미 있는 정보라고 할 수 없다. GI는 그냥 중간값일 뿐이므로, GI를 가지고 어떤 식품에 자신이 높은 혈당반응을 보일지 낮은 혈당반응을 보일지를 절대 알 수 없다.

다음 그림은 한 집단의 사람들을 대상으로 바나나와 사과에 대한 혈당반응을 측정한 결과를 보여준다. 바나나에 대한 반응치는 매우 유사하다. 이 수치의 평균은 대략 65로 수렴되는데, 대부분의 사람들에게 적용할 수 있을 것으로 보인다. 하지만 사과에 대한 반응은 45~90까지 퍼져 있다. 사과에 대한 반응의 평균은 65 정도로 바나나와 같다. 하지만 사과에 대한 개인의 반응은 45~90 사이의 어디쯤일 것이다. 또는 그 상한치와 하한치를 벗어날 수도 있다.

여러분의 바나나에 대한 반응은 이 실험 참가자들과 유사할 수 있지만, 사과에 대한 반응은 뭐라 말하기 어렵다. GI만으로는 사과가 자신의 혈당을 치솟게 하는지 또는 좋은 식품인지 확실하게 알 수 없다. 그러므로 바나나의 GI는 여러분에게 도움이 될 수 있지만, 사과의 GI는 그렇치 않다. GI 자체는 자신이 어떤 식품에 어떤 반응을 할지 절대 말해주지 못한다.

사람들을 대상으로 GI 평균치는 같지만
개인별 차이가 큰 두 식품의 비교

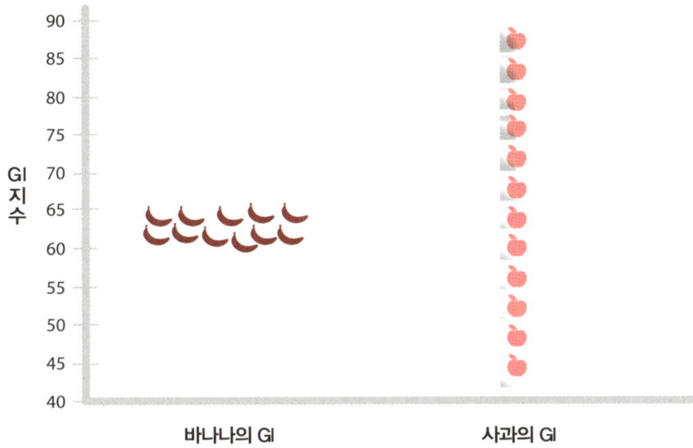

GI와 관련된 문제는 더 있다.

- GI는 측정했던 음식과 식사에만 적용될 수 있다. GI 점수를 가진 음식을 가지고 측정하지 않은 음식의 GI를 유추할 수 없다.
- GI는 더하기가 불가능하다. 즉 브로콜리의 GI를 당근의 GI와 더해서 브로콜리와 당근이 포함된 식사의 GI를 알 수 없다. 우리가 식사로 단일 식품만 먹지는 않기 때문에 식사에 포함한 식품의 GI를 합쳐서 식사의 GI를 구하는 것은 의미가 없다.
- 추가 재료를 더한 식사의 영향을 알 수 없다. 홈메이드 크림 또는 치즈 소스에 들어간 브로콜리와 당근의 양은 알 수 없다.

- GI는 혈당부하지수(GL: Glycemic load)를 측정할 때 사용된다. 특정 식품의 탄수화물 양과 해당 식품이 들어간 1인분 음식 속에 포함된 탄수화물 양의 관계를 측정한다. 예를 들면 구운 감자의 GI가 111이면 140그램짜리 구운 감자의 혈당부하지수는 33이다. 이렇게 차이가 나는 수치의 의미를 파악하기란 쉽지 않다. 만약 구운 감자에 버터나 사우어 크림을 더하면 이 숫자들이 어떻게 될지 판단할 수 없다. 혈당부하지수를 고려하지 않으면 혈당 변화는 선형이 아니다. GI가 섭취량에 따라 어떻게 변할지 판단할 방법이 없다.
- GI 사용은 문제점이 많고, GI에 따른 섭취 효과에 관한 연구들이 이런 문제를 지적해왔다. 어떤 연구는 GI가 높은 음식이 많이 포함된 식사는 당뇨병과 심혈관질환 위험을 높인다고 하고, 반대로 전혀 관계가 없음을 보여주는 연구들도 있다. 이 모든 것들이 혈당조절에 좋은 식품을 선택하도록 돕는 안내자로서 GI의 효용성에 의구심을 갖게 한다. GI의 효용성에 대한 연구는 너무나도 다양하기 때문에 자신의 혈당반응을 아는 것이야말로 혈당을 안정적으로 유지해줄 바른 식품을 선택할 수 있는 유일한 방법이라고 할 수 있다. GI 점수를 결정하는 실험에 참여했던 사람이 아니라면, 식품 섭취 후 자신의 혈당수치가 어떻게 되는지 알 수 없다. 사실 자신의 반응은 매우 다르게 나타날 수 있으며 심지어 GI 실험에서 측정했던 사람들과 완전히 반대의 반응을 보일 수도 있다. GI는 그 실험에 참여한 사람들의 평균일 뿐이다. GI는 '나'라는 개인과는 아무 상관이 없는 숫자일 수도 있다.

혈당반응은 개인마다 다르다. GI 같은 기준 지표와 맞아 떨어질 수도 있겠지만 그것은 우연일 뿐이다. 과식을 했을 때, 일관된 고탄수화물식 또는 고지방식을 했을 때 자신의 혈당이 널뛰기를 할지 여부는 알 수 없다. 다른 사람으로부터 얻은 혈당 '규칙'이 나에게도 유효할지는 확신할 수 없다.

탄수화물의 양 계산하기 ◀◀◀

사람들이 자신의 혈당을 조절하는 방식으로 가장 많이 시도하는 단순한 방법은 의사들이 당뇨병 환자들에게 종종 권하는 방식이기도 한데, 탄수화물 그램 수를 계산하는 것이다. 저탄수화물식을 시도해본 사람이라면 어떤 방식인지 이미 알고 있을 것이다. 일반적으로 탄수화물 비중이 높은 식사는 보통 식후혈당수치를 상승시키기 때문에 탄수화물의 양을 계산하라는 조언은 식후혈당상승을 조절하기 위한 합리적인 방법일 수도 있다.

우리는 제7장에서 언급하게 될 연구를 통해 탄수화물의 양을 계산한 결과를 보았다. 연구 참가자들이 섭취했던 대략 5만 건의 식사를 통해 다양한 사례를 풍부하게 살펴볼 수 있었고, 그 결과 탄수화물의 양과 식후혈당반응의 중대한 관계를 발견했다.

하지만 예외도 많았다. 저탄수화물 식사에도 높은 혈당반응을 보인 사람들이 있었고, 고탄수화물 식사에도 혈당반응치가 낮았던 사람들이 있었다. 그냥 대다수의 사람들이 고탄수화물 식사를 한 후에 식후혈당 급상승이 일어났다는 것만으로 과도하게 단순화시켜 모두가 그렇다고 단언할 수는 없는 일이다. 살펴보면 실제로도 많은 사람들이 같은 반응을 보이지 않았다. GI와 마찬가지로 탄수화물의 양 계산은 일반적으로 우리가 섭취한 음식에 어떤 반응을 할지에 대한 대략의 방향성은 보여줄지 몰라도 쌀, 빵, 쿠키, 아이스크림이 여러분에게 혈당급상승을 일으킬지 여부는 확실하게 알려주지 못한다.

탄수화물 계산 방식이 효과가 없다는 것을 보여주는 다른 연구도 있다.[52] 그 이유는 두 가지다.

1. 우리 연구에서 보았다시피 사람의 탄수화물 감수성은 모두 다르다. 어떤 사람은 탄수화물에 강하게 반응하고, 어떤 사람은 그렇지 않을 수 있다. 일정량의 탄수화물에 대한 단일 값으로 모든 사람에 대한 반응을 예측할 수는 없는 일이다.
2. 식사는 복합적이다. 어떤 식사는 지방이나 단백질이 더 많을 것이다. 늘 그렇지는 않지만 이런 식사는 식후혈당반응이 완만한 경향이 있다. 조건도 영향을 준다. 식사를 운동 전에 하느냐, 운동 후에 하느냐, 하루 중 언제 하느냐 하는 조건들이 영향력을 가지고 있다. 두 종류의 식사가 열량은 같고 지방 또는 단백질의 양이 다른 경우, 운동 전후 어느 정도의 간격을 두고 먹는지, 하루 중 언제 먹는지에 따라 사람마다 매우 다른 혈당반응을 보였다. 이러한 이유 때문에 탄수화물의 양만 따지는 식사법은 혈당반응을 예측하는 좋은 지표가 되지 못한다.

: 당뇨병 환자의 탄수화물량 계산 :

제1형 당뇨병 환자는 췌장 염증으로 베타세포가 손상되어 있기 때문에 외부로부터의 인슐린을 투여할 수밖에 없다. 의사는 이런 환자에게 섭취한 탄수화물의 양을 계산하도록 한다. 식후혈당수준을 적정하게 유지하기 위해 필요한 인슐린의 양을 결정해야 하기 때문이다.

하지만 이런 방식이 거의 효과가 없다는 사실이 여러 논문을 통해 밝혀졌다. 탄수화물의 양을 기준으로 인슐린의 양을 정할 때, 인슐린이 충분히 공급되지 않아 식후혈당수치가 너무 높게 유지되기도 하고, 또는 너무 많은 인슐린을 투여하여 위험한 저혈당 상태에 빠지기도 한다고 말한다. 저혈당에 빠지면 혈당수치를 안전한 수준으로 끌어올리기 위해 당이 더 필요하다. 이는 혈당조절의 악순환으로 이어지기 십상이다.

제1형 당뇨병 환자인 친구가 이런 조절의 악순환에 대해 설명해주었다. 혈당수치를 섭취한 탄수화물의 양에 맞추어 예측하는 것은 너무 어렵고, 언제 측정하느냐에 따라 하루에도 몇 번씩 바뀐다고 하소연했다. 전날 운동을 했을 때도 그렇고 식사 중 탄수화물과 전혀 관계없는 다른 요인들에도 영향을 받는다고 했다. 그 친구로서는 힘 빠지는 일이 아닐 수 없다. 탄수화물량을 계산하는 것은 매일 해야 하는 과제였고, 혈당조절을 위해 끊임없이 자신의 반응을 추정해야 했기 때문이다.

우리 연구의 장기적인 목표 중 하나는 더 정확하게 개선된, 나아가 더 안전한 방법으로 당뇨병 환자들이 자신에게 딱 맞는 인슐린의 양을 판단할 수 있게 돕자는 것이다. 실제로 이 흥미롭고도 새로운 개념에 대한 연구를 진행하고 있다. 소아형 당뇨병(제1형)과 성인형 당뇨병을 대상으로 한 연구이다.

자신의 체중, 에너지, 건강 위험요소에 영향을 미칠 수 있는 뭔가를 알 수 있는 단초가 바로 여기에 있다. 방금 마친 식사에 대한 나만의 혈당반응을 실시간으로 알 수 있다. 혈당을 측정하면 금방 섭취한 식품이 몸에 미치는 영향도 즉각 알 수 있다. 인터넷에서 GI 지수 목록을 검색하고, 뭔가 유용한 정보를 찾아 헤매지 않아도, 혈당은 측정하기도 쉽고, 정확하며, 특정 음식 섭취에 대한 나만의 반응을 바로 알 수 있다.

우리는 혈당을 연구의 핵심으로 보고 주요 지표로 사용했다. 개인별로 어떤 음식이 긍정적인 혈당반응과 연관되는지, 어떤 음식이 위험한 혈당급상승을 초래하는지 정확하게 판단할 수 있기 때문이다. 이는 멋지고, 놀랍고, 명확하고, 패러다임을 전환하는 실험이었다. 이를 통해 어떻게 하면 자기만의 식생활을 할 수 있는지 알게 되었고, 혈당측정 결과에 기반한 자기만의 식생활을 계획하면 어떤 일이 일어나는지 증명해주었다.

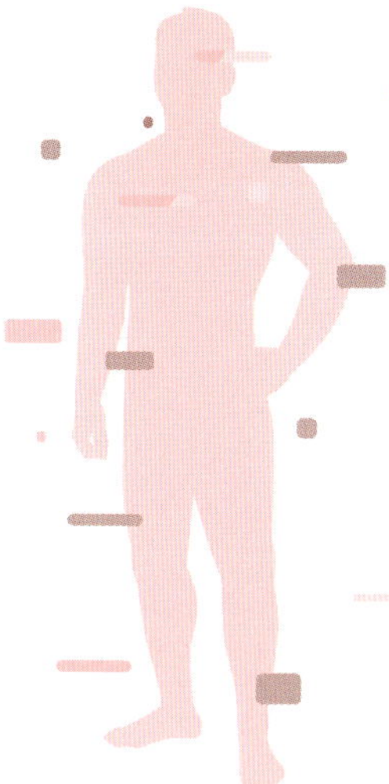

제7장

개인맞춤영양 프로젝트

도나와 가족은 미국에 살다가 몇 년 전에 이스라엘로 이주했다. 이주하기 전에 이들은 일반적인 미국 식단에서 '지중해 식단'으로 식생활을 바꾸면 가족 모두에게 유익할 것이라고 믿었다. 지중해 사람들의 식단이 건강에 좋다고 들어본 적이 있었기 때문이다. 하지만 이스라엘에서 생활하고 얼마쯤 지나자 가족 모두 체중이 늘었다. 도나와 남편 찰스는 걱정이 되기 시작했다. 왜 건강한 식품이 널린 이 환경에서 체중이 늘고 있을까? 왜 아이들 체중이 느는 것일까? 그래서 이들은 개인맞춤영양 프로젝트에 참여하기를 원했다. 이를 통해 과학 발전에 기여할 수 있을 뿐만 아니라 자신들에 대한 이해도 깊어질 것이라고 기대하면서 말이다. 하지만 이 결정이 삶을 바꿔 놓을 줄은 상상도 못했다.

도나와 찰스는 연구에 참가하겠다고 등록하고, 음식에 대한 자신들의 혈당반응을 추적하기 시작했다. 제일 먼저 햄버거부터 시작했다. 햄버거는 가족 모두가 좋아하지만, 먹을 때마다 '정크푸드'라는 생각에 꺼림칙해 했던 음식이었다. 그런데 햄거버에 대한 혈당반응이 완벽하게 건강한 반응으로 나와서 대단히 놀랐다.

반대로 가족들이 많이 먹는 시리얼, 피타빵, 쌀 같은 식품은 도나와 찰스의 혈당수치를 비정상적으로 상승시킨다는 사실도 알게 되었다. 또한 이 부부에게 공통으로 괜찮은 식품들도 여럿 알게 되었는데, 이들이 예상하지 못했던 것들이 많았다.

연구 참여 후 이들은 가족 모두에게 '좋은' 식품을 중심으로 식단을 꾸렸고, 공통으로 '나쁜' 식품은 넣지 않았다. 18세 이상만 연구에 참여할 수 있었기 때문에 아이들은 테스트를 하지 않았다. 부부는 자신들이 비슷한 반응을 보였던 식품이 많았기 때문에, 아이들도 비슷하게 반응하지 않을까 생각했다. 그리고 예상대로 아이들까지 포함하여 가족 모두 차츰 체중이 줄기 시작했다.

주변 사람들도 이들이 전보다 생기가 넘친다는 것을 느낄 수 있었다. 첫째 아이는 지역 축구팀에 들어갔고, 도나와 찰스는 가족 모두의 일상생활과 취향에 맞으면서도 건강과 에너지를 회복시켜 줄 수 있는 좋은 방법을 마침내 찾았다고 생각했다. 그래서 이를 주변 친구들에게도 말해주었다.

음식에 대한 반응이 사람마다 다르다는 것은 직관적으로 이해할 수 있다. 우리는 모두 다르다. 각자 다른 유전자를 가지고 있고, 다른 생활방식으로 살고 있으며, 최근에는 마이크로바이옴의 조성이 모두 다르다는 사실까지 알게 되었다. 즉 각자 다른 효소, 유전자, 박테리아 유전자, 그 외에도 아직 밝혀지지 않은 다양한 자신만의 독특한 요소들을 지니고 있다. 그러므로 같은 음식에 다른 반응을 보인다는 것이 놀라운 일이 아니다. 하나의 다이어트법이나 권장 식사법이 모든 사람에게 유효할 리가 없다. 사람들이 모두 다른 만큼 빵 한 조각, 쿠키 한 개, 티본스테이크에 모두 다르게 반응하며, 햄버거나 시리얼에도 모두 다르게 반응한다. 오히려 사람들이 모두 똑같은 반응을 보인다면, 그게 훨씬 놀라운 일이다.

과학으로 증명할 것도 없이 보편적인 식단이라는 것이 모두에게 똑같이 유효하지 않다는 것은 합리적 추론이다. 그러나 여태껏 이 상식적인 사실이 누구나 납득할 만한 방식으로 증명되지 않았던 것이다. 또한 이것은 전 국민을 위한 식사권고안을 만드는 정부기관, 정책 입안자들의 생각 및 활동 방식과도 맞지 않았다. 우리는 이 사고방식을 깨보고자 전례 없는 규모인 1,000명 이상을 대상으로 실험을 했고, 개인에게 가장 유익한 영양을 설계하려면 영양은 절대적으로 맞춤화되어야 한다는 것을 입증했다.

실험 준비 ◂◂◂

개인의 식후혈당반응을 이해하고, 더 나아가 예측하기 위해서는 새로운 접근 방식이 필요했다. 또한 GI가 여러 사람의 평균치일 뿐 어떤 사람이 자신의 혈당조절에 참고할 만한 정보가 되지 못한다는 것도 알았다. 우리의 첫 목표는 여러 사람이 같은 양의 같은 음식을 섭취해도 서로 다른 반응을 보인다는 것을 증명하는 것이었다. 앞서 말했다시피 혈당을 주요 지표로 선택한 이유를 정리하면 다음과 같다.

- 식후혈당은 식품에 대한 즉각적이고 측정 가능한 반응을 제공한다.
- 혈당변화는 체중 및 다양한 건강 상태와 관련성이 높은 지표이다.
- 훌륭한 혈당측정 기술이 있다. 이 기술 덕에 실험 참가자의 혈당을 일주일 동안 매 5분 간격으로 측정할 수 있었고, 대략 5만 번에 달하는 식사와 간식에 대한 혈당반응 결과를 확인했다.

우리가 모집한 자발적인 1,000명의 건강한 참가자들은 자신에 대해서는 물론이고, 자신에게 맞는 식생활 정보와 자신들의 마이크로바이옴은 어떻게 구성되어 있는지 알고 싶어 했고, 체중 감량을 원했다.

참가자들의 연령대는 18~70세까지 다양했고, 당뇨병 진단을 받은 적이 없는 사람들이다(이는 참가 조건 중에 하나였다. 우리는 건강하고 당뇨병이 없는 사람의 혈당반응을 보고 싶었다). 절반 정도는 과체중이었고, 사분의 일은 비만이었다. 이는 연구가 진행된 이스라엘, 미국 등 선진국의 당뇨병 없는 일반 인구의 체중 분포를 고스란히 보여주는 구성이었다.

먼저 개인에 대한 정보로 먹는 횟수, 생활 방식, 건강 관련 이력 등을 수집했다. 그리고 신장, 체중, 엉덩이둘레 같은 신체 계측을 한 뒤 혈액 검사를 했고, 마이크로바이옴 조성 파악을 위한 대변 샘플을 받았다.

: 마이크로바이옴은 왜 살펴보는가? :

실험의 모든 측정 항목 중 장내 세균은 가장 새로운 항목이면서 흥미로운 요소였다. 혈당 연구자들 중 그 누구도 장내 세균을 검사한 적이 없었다. 그런데 왜 우리는 장내 세균을 연구에 포함시켰을까? 제5장에서 언급한 것처럼 과학자들은 최근에서야 마이크로바이옴이 체중, 건강, 혈당반응에 주요 영향인자라는 것을 알기 시작했다. 또한 우리는 연구를 통해 누구나 자신의 시그니처 마이크로바이옴을 갖고 있다는 것을 알고 있었기 때문에 그 독특한 시그니처가 그 사람만의 혈당반응과 어떤 연관이 있는지 찾아보고 싶었다. 과거에 우리가 했던 마이크로바이옴 연구로 밝혀진 결과들이 어느 정도 있었기 때문에 마이크로바이옴이 개인맞춤영양에 주요 인자가 될 수 있을지 여부를 파악해야 한다고 생각했다. 이 장을 읽다 보면 마이크로바이옴이 주요 인자로 포함되어야 한다는 생각이 옳았다는 것을 알게 될 것이다.

다음으로 우리는 각 참가자들이 혈당센서를 착용하도록 하여 일주일 동안 이들의 혈당수치를 연속적으로 측정했다(현재 이 기술은 당뇨병을 진단받은 사람들에게만 처방이 가능하다). 실험에 참여하는 한 주 동안 참가자들은 자신들이 먹은 것을 우리가 개발한 모바일 앱에 전부 기록했다. 기록용 앱은 여러분도 사용할 수 있도록 쉽게 변경했다.

실험 참가자들은 평소대로 식사를 하되 지정된 공통 표준 식사를 아침에 섭취하도록 했다. 즉 모든 참가자에게 빵, 버터 바른 빵, 물과 섞은 과당 파우더, 물과 섞은 포도당 파우더를 번갈아가며 먹도록 했다. 특별히 맛이 있거나 정성들인 아침이라고는 할 수 없지만 이 공통된 아침 식사 덕분에 우리는 실험 참가자들이 똑같은 식사에 보이는 여러 반응을 정확하게 비교할 수 있었다.

전체적으로 거의 7,000건의 아침 식사 데이터를 모았고, 참가자별로 50가지의 다른 식사 데이터까지 취합하여 1,000명의 데이터로서 총 5만 건에 달하는 식사 기록이 수집되었다. 기록된 열량은 1,000만 칼로리였고, 그 외에도 관련 건강데이터는 엄청난 규모가 되었다. 그 결과 우리는 전례 없이 방대하지만 매우 구체적인 데이터를 확보했다. 덕분에 우리 연구는 식후혈당반응에 관한 최대 규모의 연구가 되었다.

연구가 2단계로 들어서면서 이 엄청난 데이터를 가지고 애초에 연구에 참여하지 않았던 사람들이 음식을 섭취한 후 어떠한 식후혈당을 보일지 예측할 수 있는 알고리즘을 만들었다. 몇 개의 단순한 건강지표와 마이크로바이옴 샘플을 기반으로 했다.

우리가 알아낸 것 ◀◀◀

확보한 모든 데이터를 분석한 뒤 우리는 충격적인 사실을 깨닫게 되었다. 모든 것이 완전히 제각각이었다. 즉 이 실험에서 나온 하나하나의 의학적 또는 영양학적 결과는 사람마다 매우 달랐다. 예를 들면 평균적으로 높은 식후혈당을 유발할 것이라고 예상했던 모든 음식에 대해 어떤 사람들은 식후혈당의 상승폭이 낮았다. 또 평균적으로 식후혈당 상승이 높지 않을 것으로 생각됐던 음식에서 어떤 사람들은 식후혈당이 많이 증가했다.

아래 그림은 여러 음식의 각기 다른 식후혈당 평균을 보여준다. 예를 들면 초콜릿과 아이스크림은 평균 식후혈당상승이 낮지만 막대그래프는 참가자의 실제 분포를 보여준다. 평균 식후혈당상승이 높은 식사에도 어떤 사람은 매우 낮은 반응을 보였다.

연구의 핵심인 혈당반응 변동성과 개인맞춤영양을 깊이 다루기 전에 우리 연구에서 발견한 일반적인 경향을 짚고 가자. 거듭 말하지만 이 경향은 일반적인 경향이다. 조심스럽게 말하자면 개인의 반응은 대다수의 반응과 상당히 다를 수 있지만 많은 경우 일반적인 경향과 유사하다.

여러 음식에 대한 평균 혈당상승

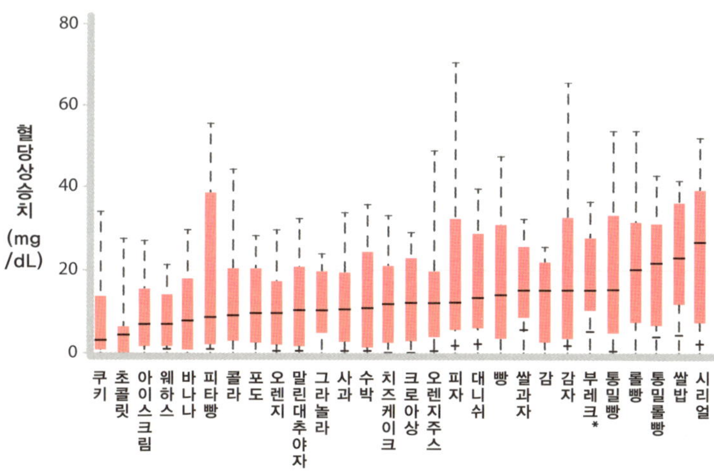

*부레크: 이스라엘의 가장 흔한 아침 식사. 속을 채운 페스트리.

그래프는 혈당상승치 평균순으로 나열했다. 막대그래프는 25~75퍼센타일을 의미한다. 각 식품에 대해 사람들의 혈당반응은 높은 변동성을 보였다는 데 주목할 필요가 있다.

혈당측정은 자신이 어느 쪽에 속하는지 확인시켜 준다. 하지만 이를 시도하기 전에 실험 참가자들 중 대다수에게서 무엇이 혈당반응 변동성을 유발했는지 살펴볼 필요가 있다. 다음에서 설명하는 첫 네 가지 경향은 음식과 관련되어 있지만, 나머지 경향은 음식을 먹는 사람과 관련되어 있다.

:: 일반경향 1: 탄수화물 함량 ::

앞에서도 설명했듯 탄수화물의 양은 식후혈당상승과 상당한 상관관계를 보인다. 탄수화물이 많을수록 일반적으로 식후혈당의 상승폭도 컸다. 실험 참가자 중 많은 사람들이 탄수화물에 상당히 민감했는데, 식후혈당상승은 탄수화물량에 비례했다. 이 사람들의 경우 구체적인 정보가 많이 없다면 탄수화물 계산이나 GI만 조금 참고하더라도 도움이 될 것이다.

하지만 탄수화물에 민감하지 않은 참가자도 많았다. 이들에게는 식품 내 탄수화물량은 식후혈당상승과 거의 관계가 없었다. 놀랍지만 그것이 사실이었다.

그리고 이 두 극단적인 반응의 사이에 있는 사람들이 있었다. 이들의 탄수화물 감수성은 고에서 저까지 분포하며 특정 탄수화물 식품에 대한 반응도 다양했다(과당액 대비 흰 빵 또는 아이스크림 대비 쿠키에서 고/저 또는 저/고 반응).

전반적으로 탄수화물 계산만으로는 한 사람의 식후혈당상승을 정확하게 예측하기는 어렵다. 하지만 일반적으로 상관관계는 존재한다.

탄수화물의 경향: 탄수화물 함량이 높을수록 평균적으로 식후혈당상승은 높다

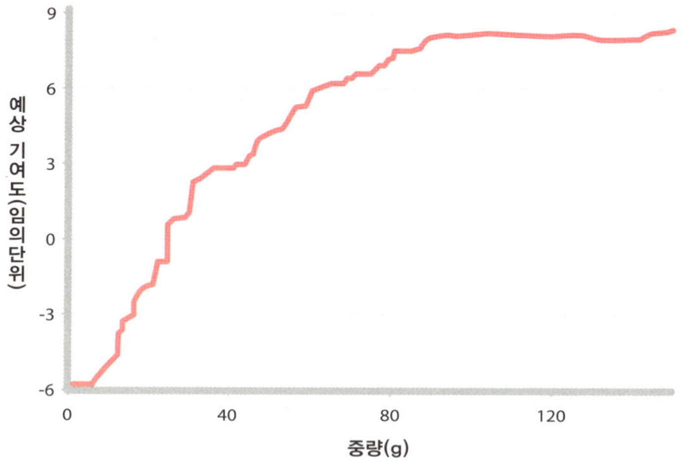

:: 일반경향 2: 지방 함량 ::

일반적으로 식사에 지방이 많으면 많을수록 식후혈당상승은 낮다. 놀랍게 들릴 수도 있지만 이는 실제로 과거 여러 연구결과와도 일치하는 내용이다. 과거 연구들을 보면 식사 때 지방을 추가하면 식후혈당상승을 낮출 수 있다고 알려져 있다.[1] 우리는 이 연구에서 지방의 효과도 사람에 따라 다양하게 나타난다는 것을 발견했다. 따라서 지방 추가가 모든 사람에게 적용할 수 있는 전략이라고는 할 수 없었다. 연구 참가자 중 많은 사람들은 지방을 더 먹었을 때 식후혈당상승이 낮게 나타났다. 하지만 이 효과가 나타나지 않은 사람들도 있었다. 자신이 빵 같은 고탄수화물 식품을 먹고 식후혈당급상승을 겪었다면, 그냥 버터 같은 지방을 더하는 것만으로 이 현상을 바꿀 수 있을지도 모른다.

지방의 경향: 지방 함량이 높을수록
평균적으로 식후혈당상승은 낮다

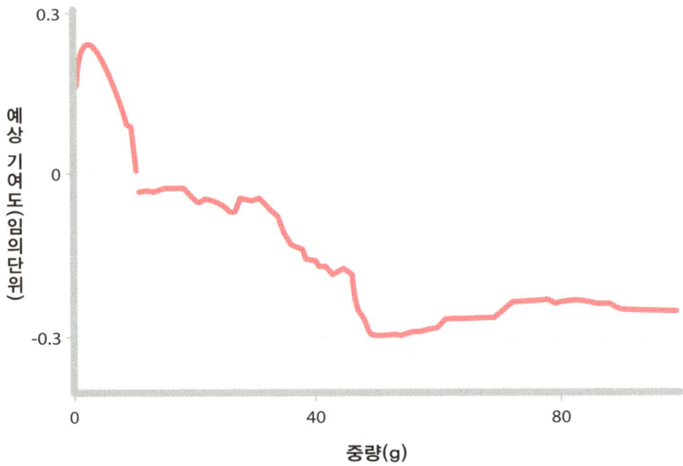

:: 일반경향 3: 섬유질 함량 ::

섬유질 관련 경향은 그 양상이 복합적이다. 일반적으로 섬유질이 많은 식사는 식후혈당상승을 증가시키지만 다음 식사의 혈당상승을 낮추는 장기적인 효과가 있다. 고섬유질 식사를 하고 24시간 후, 사람들의 혈당상승은 섬유질 식사 직후 혈당상승이 높았던 경우까지 포함하여 대부분 개선되었다. 사람에게서 식이섬유 소화는 오직 장내 세균을 통해서만 일어나기 때문에 식후혈당상승이 지연되어 나타나는 효과는 섬유질에 반응하는 장내 세균에 생긴 변화 때문일 것으로 추정된다.

많은 실험 참가자들이 섬유질 섭취 후 단기적으로는 부정적인 효과, 장기적으로는 유익한 효과를 누렸지만, 역시 단기 및 장기 효과가 모두 좋았던 사람도 있었고, 반대의 경우도 있었다. 이는 우리가 발견했던

섬유질의 경향: 섬유질이 많을수록 평균적으로 식후혈당상승이 높다

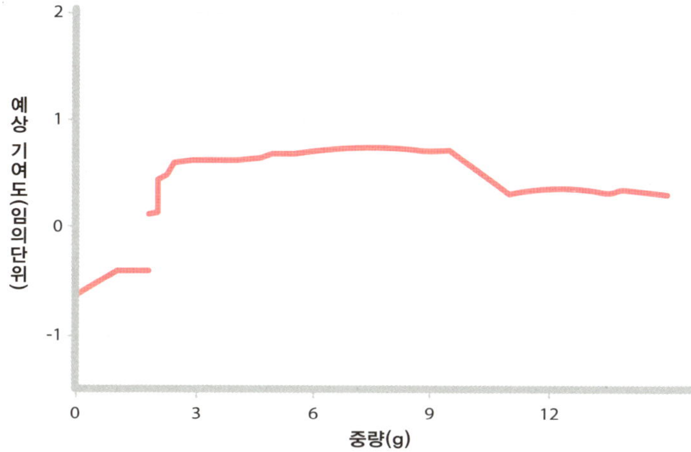

증거들을 생각하면 예상했던 바이기도 하다. 하지만 이와 관련된 더 많은 연구가 꼭 필요한 부분이기도 하다. 제2부에서 여러분은 고섬유질 음식이 자신에게 긍정적인지 부정적인지를 파악할 수 있을 것이다.

:: 일반경향 4: 나트륨과 수분 함량 ::

일반적으로 식품 내 나트륨 함량은 식후혈당상승과 연결되어 있고, 수분 함량이 높을수록 식후혈당상승은 낮다. 식사에서 소금을 제한하는 일은 사실 대부분의 사람들에게 필요하지 않다는 증거도 있다. 우리의 연구결과 어떤 사람에게는 소금이 식후혈당상승을 높일 수도 있음을 시사하지만 모든 사람에게 그런 것은 아니다. 어떤 참가자는 나트륨이 식후혈당상승을 전혀 일으키지 않았다.

식사의 소금 함량

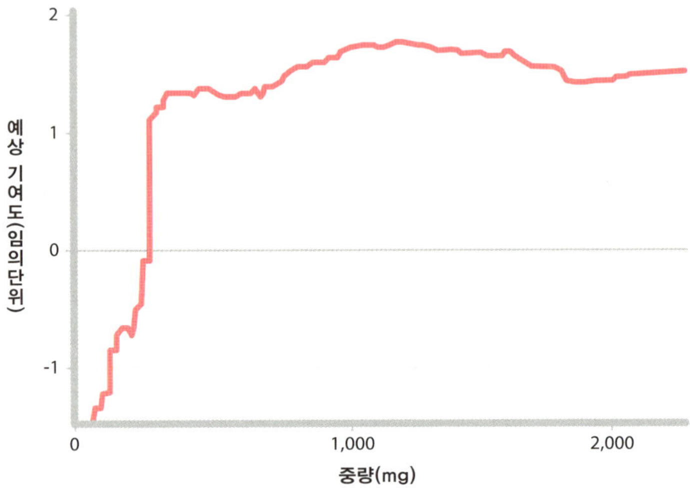

식사의 수분 함량

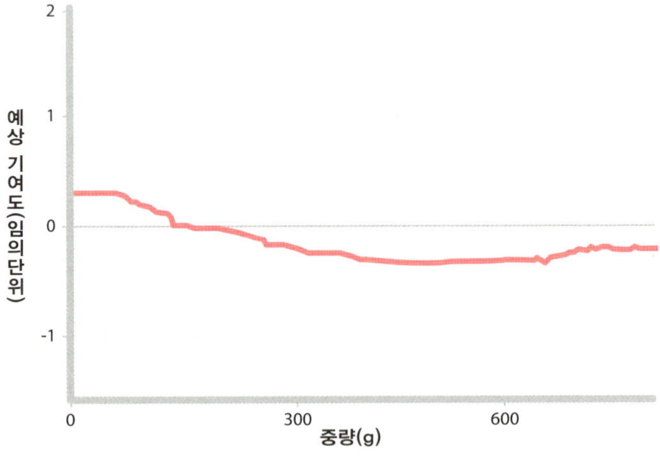

기상 후 경과시간

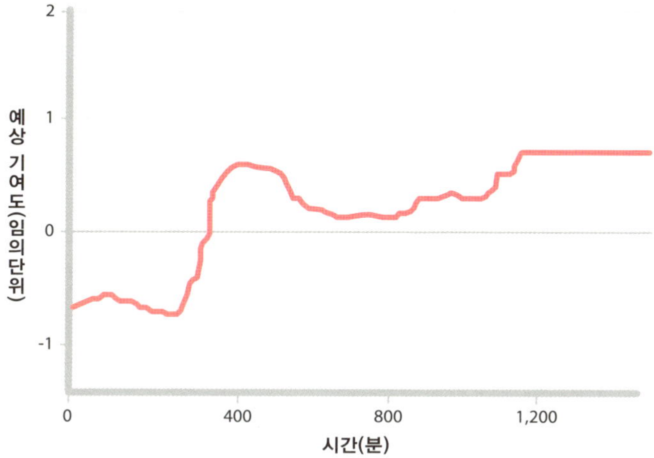

:: 일반경향 5: 기상 후 식사 시간과의 관계 ::

기상 후 시간이 지나면 지날수록 식후혈당상승이 증가한다. 그래서 아침 식사 후 혈당상승은 보통 저녁 식사 후 혈당상승보다 낮다. 하지만 모두가 그런 것은 아니다. 어떤 참가자는 완전히 상반되는 반응을 보였다. 즉, 아침 식사 후 혈당상승치가 저녁 식사 후보다 높게 나왔다. 제2부에서 자신의 혈당을 측정할 때, 자신의 혈당반응이 아침에 높은지 저녁에 높은지도 알 수 있게 될 것이다.

:: 일반경향 6: 건강위험인자 ::

우리 데이터에서 다음과 같이 알려진 몇몇 건강위험인자가 존재할 때 식후혈당이 전반적으로 상승하는놀라운 경향이 드러났다.

식후혈당상승은 체질량지수가 높을수록 상승하는 경향을 보인다

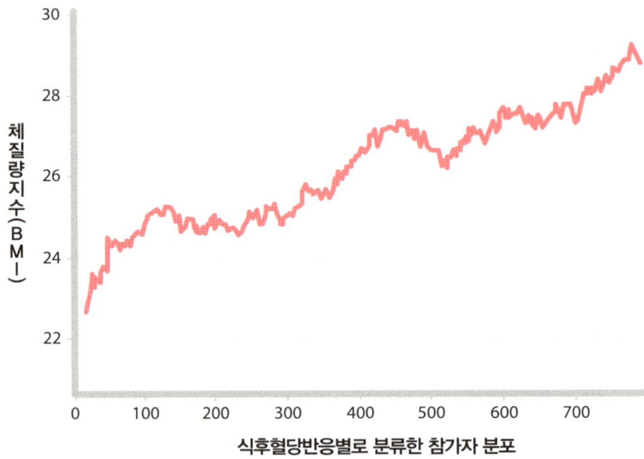

• 체질량지수(BMI: Body Mass Index)

체지방을 보여주는 지표로, 키와 체중을 통해 계산한다(자신의 체질량지수BMI를 계산해주는 온라인 계산기들이 많다).[2] 우리 실험에서는 체질량지수가 높을수록 식후혈당수치도 평균보다 높아지는 경향이 나타났다. 하지만 체질량지수와 식후혈당상승의 상관관계가 늘 성립하는 것은 아니다. 어떤 사람은 체질량지수가 높아도 식후혈당상승이 낮았고, 어떤 사람은 체질량지수가 낮아도 식후혈당반응치가 높게 나오기도 했다.

• 당화혈색소

제6장에서 지난 3개월의 평균 혈당 수준을 반영하는 지표인 당화혈색소를 설명한 바 있다. 이것은 당뇨병 또는 당뇨병전기를 진단하는 지표 중 하나다. 정상범위는 5.7퍼센트 미만이다. 당뇨병 환자는 이 수치를 7퍼센트 아

식후혈당은 당화혈색소 수치가 높을수록 상승하는 경향을 보인다

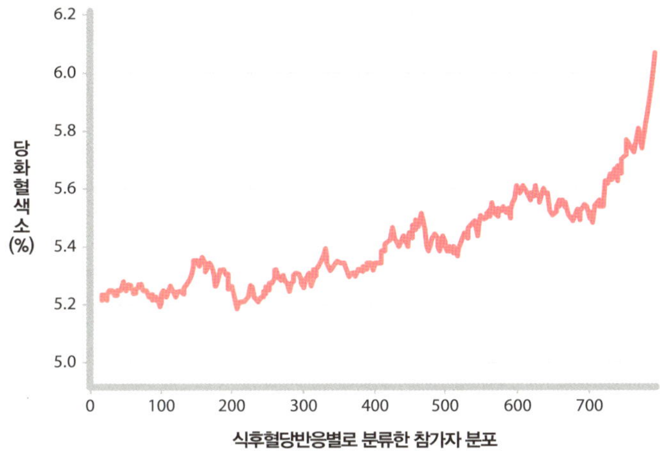

래로 낮추려고 노력해야 한다.[3] 우리 실험에서는 당화혈색소 수치가 높을수록 식후혈당수치도 높아지는 경향을 볼 수 있었다. 물론 예외가 있었다.

• 공복혈당

아침에 금식한 상태에서 처음 측정하는 혈당수치로, 당뇨병 환자의 주요 검사항목에 해당한다. 정상범위는 보통 70~90mg/dL(3.8~5.5mmol)이다. 공복혈당치가 101~125mg/dL(5.6~6.9mmol)이면 당뇨병전기로 간주되며, 이 수치가 일관되게 126mg/dL(7mmol) 이상을 보이면 당뇨병으로 진단된다.[4] 우리 연구에서 확인한 것은 공복혈당과 식후혈당상승 간에는 강한 상관관계가 있다는 것이었다. 물론 다른 지표와 마찬가지로 이 역시 모든 참가자에게 적용되지는 않았다.

식후혈당은 공복혈당 수치가 높을수록 상승하는 경향을 보인다

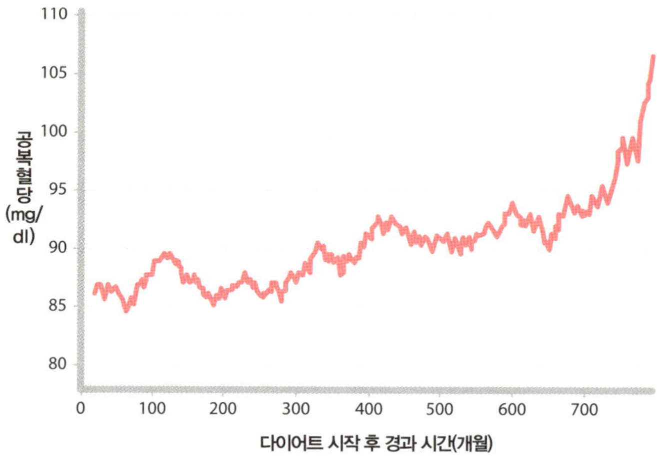

• 수축기 혈압

혈압을 잴 때 먼저 나오는 수치가 수축기 혈압이며 나중에 나오는 수치가 이완기 혈압이다. 수축기 혈압과 이완기 혈압 모두 건강의 여러 측면에서 중요한 지표이다. 수축기 혈압이 120 이하가 되면 정상으로 본다. 수축기 혈압이 높을수록, 많은 사람들에게서 식후혈당상승이 높아지는 경향을 볼 수 있었다(이완기 혈압도 분석했으나 유의한 상관관계는 없었다).

• 알라닌아미노전이효소(ALT: alanine aminostransferase)

이 지표는 보통 (혈액 검사를 통해) 간 상태를 알려준다. 간 손상과 상관관계가 있는 이 수치는 늘 그런 것은 아니지만 식후혈당상승과도 상관관계가 있는 것으로 나타났다. ALT 수치가 높으면 지방간이 진행되고 있음을 의미하는데, 보통 비만이나 당뇨병 환자에게서 흔히 발견되는 소견이다.

- C반응단백질(CRP: C reactive protein)

  이 지표는 신체 어딘가에 염증이 있음을 보여주는 지표로 특정 질병 또는 감염증이 있음을 시사한다. 그리고 일반적으로 식후혈당상승과 상관관계가 있는 것으로 보이지만, 항상 그런 것은 아니다.

- 연령

  나이는 물론 조절할 수 있는 요인은 아니다. 나이와 식후혈당상승도 상관관계가 있다는 것을 확인했다. 나이가 많아질수록 식후혈당도 상승하는 경향이 있었다. 그러나 거듭 밝히지만 항상 그렇지는 않았다.

흥미롭게도 앞에 열거한 모든 경향이 극단적인 상황에만 국한된 것은 아니다. 다시 말해 병적인 비만 또는 당뇨병 수준의 당화혈색소를 가진 사람에게서만 식후혈당이 상승하는 것은 아니었다. 비록 체질량지수가 정상 범위에 있어도 체질량지수가 증가할수록(BMI 24 대 22) 식후혈당이 상승하는 현상을 보였다. 이것은 위험인자들이 심각한 수준이 아니어도 혈당은 영향을 받는다는 의미이다. 혈당은 사람이 건강한 상태부터 아픈 상태까지 하나의 연속선상에서 영향을 받는 것으로 보인다.

:: 일반경향 7: 마이크로바이옴 ::

사람들은 대부분 자신의 마이크로바이옴 조성을 알지 못한다. 이런 유형의 검사는 비교적 최근에 개발되어 시행되고 있다(339페이지의 데이투DayTwo에 관한 자세한 정보 참고). 조만간 자신의 마이크로바이옴 조성을 알 수 있는 날이 올 것이다.

우리는 실험 참가자들의 마이크로바이옴 검사를 했을 때, 마이크로바이옴의 특정균에 관한 흥미로운 경향들을 확인할 수 있었다. 예를 들어 파라박테로이데스 디스타소니스Parabacteroides distasonis 라는 균이 많으면 식후혈당상승이 높은 경향을 보였다. 반면 박테로이데스 도레이Bacteroides dorei균이 많으면 식후혈당상승이 낮았다.

일부 균은 혈당조절을 어렵게 하는 것으로 나타났고, 비만, 인슐린 저항성, 고지혈증(고콜레스테롤)과 상관관계가 있었다.[5] 이러한 알려진 상관관계가 전반적으로 우리 연구에서도 관찰되었다. 예를 들면 탄수화물과 섬유질을 발효시켜 사람에게 유용한 대사산물을 생성하는 것으로 알려진 유박테리움 렉탈레Eubacterium rectale는[6] 낮은 식후혈당상승과 관련 있었다. 그런가 하면 앞에서 언급했던 파라박테로이데스 디스타소니스,[7] 박테로이데스 데타이오타오미크론Bacteroides thetaiotaomicron과[8] 같은 균은 비만과 관계가 있는데 일반적으로 높은 식후혈당상승과 상관관계가 있었다.

또한 어떤 균은 흰 빵 또는 과당 등 특정 식품에 대한 식후혈당을 상승시키는 경향을 보였다. 마이크로바이옴이 개입하면서 훨씬 복잡한 상호작용들이 발생했다. 특정균의 유익한 성질 또는 유익하지 않은 성질에 대해 이미 알려진 사실과 일치하는 반응들도 있었고, 이전에 알려지지 않은 새로운 관계가 밝혀지기도 했다. 마이크로바이옴에 대해 알면 알수록 이 연구에서 볼 것들이 많아졌다.

:: 일반경향 8: 외딴점 ::

이 장에서 두루두루 살펴보았고, 우리가 가정을 했다시피 모든 경향에는 외딴점outliers들이 있다. 어떠한 경향도 절대적이지 않았다. 항상 예상을 벗어나는 반응을 보이는 사람들이 있었고, 대다수와 같은 반응을 보이지 않는 사람들이 있었다. 결과값은 정말 다양하게 나타났다. 이런 결과가 체중, 혈압, 고탄수화물 또는 고나트륨 같은 경향성에만 따른 것이 아니라 바나나라든가 쿠키 같은 특정 식품에 따라서도 다양하게 나타났다.

다음 그림은 두 참가자의 포도당액 대 빵, 바나나 대 쿠키에 대한 반응을 보여준다. 이 고탄수화물 식품에 이들이 얼마나 상반된 반응을 보였는지 눈여겨보기 바란다.

이 같은 상반된 반응이 우리 연구에서 가장 흥미로운 부분이다. 데이터가 너무 많고 분석은 포괄적이기 때문에 이런 결과는 엄청난 영향력이 있다고 할 수 있다. 이 결과는 일반적이고 획일적인 영양학적 접근 방식은 절대 유효할 수 없음을 단적으로 보여준다. 음식에 대한 반응은 대단히 개인적이며, 하나의 측정(즉 탄수화물, 당, 지방)으로는 알 수 없으며, 건강한 혈당수치를 유지할 수 있는 식사는 반드시 맞춤으로 설계해야 한다는 것을 확신할 수 있었다.

또한 최선의 식사법 하나를 찾고자 하는 현재의 영양 패러다임이 애초에 왜 잘못된 접근 방식인지를 우리 결과가 잘 설명해준다. 모든 사람에게 적용되는 최고의 식사란 존재하지 않는다. 반응이 제각각인 만큼 식사 지침도 개인맞춤이어야 한다. 우리 연구는 여기서 끝나지 않는다.

포도당과 빵에 상반된 혈당반응을 보인 참가자 두 명의 비교

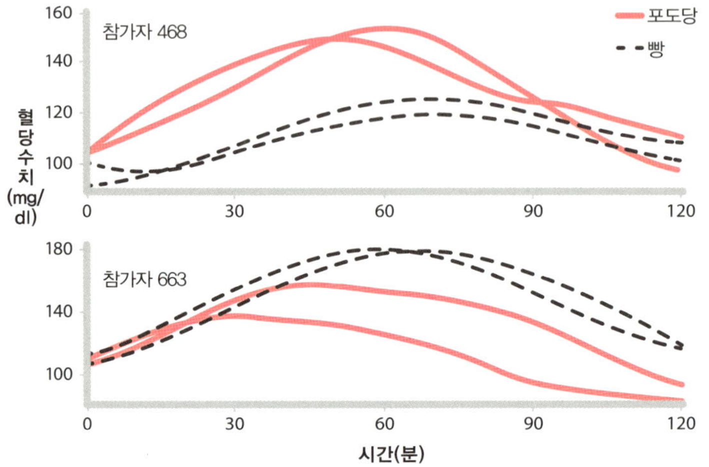

상단 그래프 참가자는 혈당반응치가 포도당에 높게 나왔고, 빵에는 낮게 나왔다.

바나나와 쿠키에 상반된 혈당반응을 보인 참가자 두 명의 비교

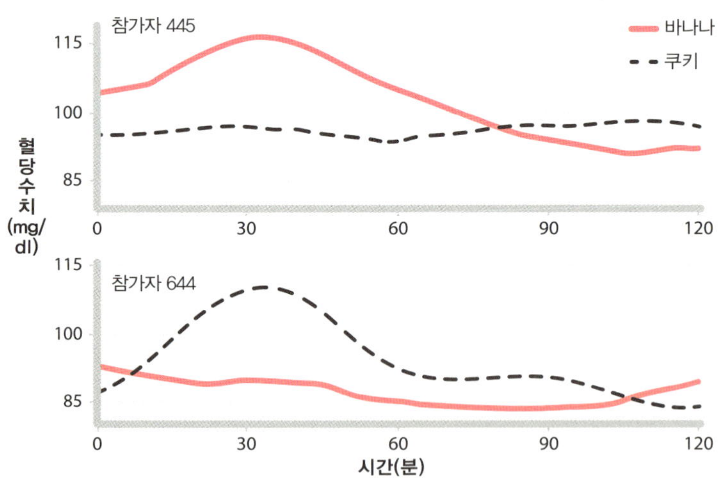

상단 그래프 참가자는 혈당반응치가 바나나에 높게 나왔고, 쿠키에는 낮게 나왔다.

: 시걸 박사의 이야기: 쌀밥을 먹지 말고 아이스크림을 먹어라? :

내 아내 카렌은 임상영양사인데, 우리 실험 데이터를 보여줬더니 깜짝 놀랐다. 그녀를 놀라게 한 것은 아이스크림을 먹고 난 후 혈당급상승을 겪고 쌀밥을 먹은 뒤에는 그렇지 않았다는 점이 아니라, 그 반대로 쌀밥(심지어 현미밥)을 먹고 혈당급상승을 겪었지만 아이스크림은 괜찮았다는 점이었다. 실제로 우리 실험에서 아이스크림보다 밥을 먹고 혈당급상승을 겪은 사람이 더 많았다.

영양사인 아내는 일반적인 식사 지침을 잘 따르고 있었다. 그렇게 교육을 받았기 때문이다. 그래서 당뇨병전기 진단을 받은 사람들에게 아내가 주는 첫 조언은 아이스크림 같은 음식은 먹지 말고, 현미 같은 복합탄수화물 섭취를 늘리라는 것이었다. 그러나 우리 데이터를 본 아내는 그동안 자신의 식사에 관한 조언이 도움이 되지 않았을뿐더러 오히려 해가 되었을 수도 있다는 걸 깨달았다. 오히려 환자들을 영양사인 자신이 예방하고자 했던 바로 그 질병으로 몰아갔을 수도 있다는 사실을 알게 된 것이다. 이제는 아내도 우리가 보았던 경향에 따라 영양상담 및 교육을 하고 있고, 환자가 식사를 한 후 혈당반응을 측정하여 어떤 음식이 좋은지 알아보라고 조언하고 있다.

알고리즘 개발

우리가 전체 데이터를 확보한 다음 한 일은 데이터를 유용한 정보로 전환할 수 있는지 판단하는 것이었다. 특히 우리 데이터는 너무나도 산포가 크고, 패턴이 명확하지도 보편적이지도 않았다. 유용한 정보를 설계하기 위해 이 모든 데이터를 하나의 알고리즘으로 만들어 보려는 시도를 했다. 하나의 복잡한 공식을 만들어 컴퓨터가 이를 이용해 개인의 특성에 맞춰 그 사람에게 식후혈당급상승을 일으킬 가능성이 높은 음식을 정확하게 예측하겠다는 시도였다(여기서 개인의 특성은 연구 초반에 혈액 검사와 마이크로바이옴 샘플 등을 통해 수집했던 정보를 말한다).

이 알고리즘을 개발하려면 수집했던 마이크로바이옴 정보와 기타 임상데이터 전부가 필요했다. 그리고 개인의 식후혈당상승을 예측하는 규칙을 자동으로 검색할 수 있는 고급 서브알고리즘을 개발했다. 예를 들면 50세 이상이고 특정 장내 세균을 가지고 있으면 바나나에 대한 혈당반응은 높게 나올 것이다. 우리는 전체 데이터를 수만 건의 규칙이 결합된 슈퍼 알고리즘에 적용했다. 다음 두 그래프에서 보듯 우리 알고리즘은 탄수화물 계산보다 훨씬 정확하게 식후혈당반응을 예측했다.

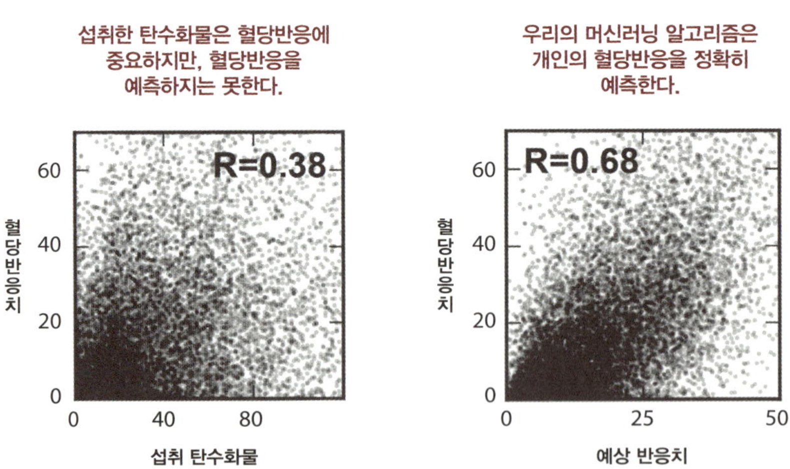

알고리즘 방식은 아마존 같은 웹사이트가 고객에게 책을 추천하는 방식과 유사하다. 우리는 그것을 사람이 음식에 어떻게 반응하느냐에 적용했을 뿐이다. 결과는 성공적이었다. 우리는 실험에 참여하지 않았던 100명을 대상으로 알고리즘을 적용해보았다. 여기까지 오는 데 엄청나게 많은 노력이 필요했다. 이 100명에 대한 실험은 우리에게 정말 중요한 전환점이었으며 결과가 무척이나 궁금했다.

우리가 만든 알고리즘이 누구에게나 적용되고, 더욱이 처음부터 실험에 참여하지 않았던 사람을 대상으로 이들의 식후혈당반응을 정확하게 예측할 수 있는지를 본다는 것은 흥분 그 자체였다. 우리가 만든 알고리즘은 개인의 특성에 따라 식후혈당반응을 예측하는 규칙을 학습했다는 것이 증명되었다.

개인의 식품반응까지 예측하는 알고리즘을 갖게 된 우리는 다음 질문으로 넘어갔다. 우리의 알고리즘이 누구나 자신의 혈당수치를 개선하는 맞춤형 식사를 설계하는 데 도움이 될 수 있을까?

마지막 단계로 우리는 26명의 실험 대상자를 새로 모집하고 정보를 취합했다. 대부분 당뇨병전기 상태였다(우리는 이런 사람들에게 관심을 두고 있었다. 당뇨병전기는 매우 흔하고 식사 조절로도 충분히 정상으로 회복될 수 있기 때문이다). 우리는 모든 참가자에게 두 종류의 식사를 설계하도록 알고리즘에 주문했다. 알고리즘을 이용하여 각자의 혈당급상승이 예상되는 나쁜 식사와 혈당상승이 적을 것으로 예상되는 좋은 식사를 설계했다.

참가자는 일주일씩 번갈아 식사를 했다. 우리는 식사에 조건을 걸었다.

좋은 식사든 나쁜 식사든 아침, 점심, 저녁, 간식은 열량이 모두 동일하도록 했다. 각 참가자는 알고리즘의 예상에 따른 자신만의 맞춤식사를 제공받았다. 누군가의 좋은 식단에 포함된 음식이 누군가에게는 나쁜 식단에 포함된 음식이라는 점은 참 흥미로운 점이었다.

아래는 한 참가자의 두 가지 식단이다. 보다시피 선택한 음식은 전형적인 식단과는 다르다.

	식단 1	식단 2
아침	무슬리	달걀과 빵
점심	스시	후무스와 피타
오후 간식	마지판 캔디	에다마메(풋콩)
저녁	옥수수와 견과류	두부를 곁들인 채소국수
야식	초콜릿과 커피	아이스크림

이 표를 보면서 어느 쪽이 좋은 식단이고 어느 쪽이 나쁜 식단인지 알 수 있겠는가? 각 식단에는 아이스크림, 초콜릿 등 표준 식단에는 잘 올라가지 않는 음식들이 포함되어 있다. 또한 스시, 견과류, 후무스, 두부 등 일반적으로 건강에 좋은 것이라고 알려진 식품들도 두 식단에 모두 포함되어 있다.

우리는 프로젝트에 참여하지 않았던 학생들에게 두 식단을 좋은 식단, 나쁜 식단으로 구별해보라고 해보았다. 학생들의 의견은 거의 반반으로 나뉘었다. 현재 우리는 이 주제를 가지고 수십 번의 강연을 했다. 청중들이 꽤 많이 모였다. 위 식단을 보여주고 같은 질문을 청중에게 하면, 역시 반반으로 의견이 갈렸다. 질문은 단순하지 않았고, 대답은 확실하지 않았다. 두 식단은 전형적인 식단과는 다르다. 다른 참가자의 좋은 식단과 나쁜 식단도 완전히 다르다. 오직 알고리즘만 답할 수 있는 수수께끼이다.

이 경우 식단 2가 이 참가자에게 유익한 좋은 식단일 것으로 알고리즘은 예측했다. 식단 1은 나쁜 식단일 것이라고 예측했다. 또 다른 참가자에게는 아마 완전히 반대의 결과가 나올 수도 있다. 알고리즘이 좋은 식단과 나쁜 식단을 구성해줄 수 있기 때문에 우리는 그 식단들이 실제로 얼마나 유효한지 알아보고 싶었다. 그래서 참가자 26명 각각의 정보를 알고리즘에 넣고, 전체 52개의 좋은 식단과 나쁜 식단을 구성했다. 이들은 일주일 동안 자신에게 맞춘 좋은 식사를 하고, 그다음 한 주는 자신에게 나쁜 식사를 했다.

다음 그래프는 앞의 표를 통해 제시했던 좋은 식사와 나쁜 식사를 한 사람의 혈당반응이다. 이 그래프는 해당 참가자의 나쁜 식사 주간의 연속혈당수치와 좋은 식사 주간의 연속혈당수치를 보여준다.

나쁜 식사를 했을 때 식후혈당수치가 확실히 불안정해진 것을 명확하게 확인할 수 있다. 이 참가자는 당대사가 손상되어 있고 당뇨병전기임을 드러내고 있다. 이는 해당 참가자가 무슬리, 스시, 견과류를 섭취하는 동안 나타난 결과이다.

좋은 식사 주간에는 달걀, 국수, 아이스크림을 먹었고, 식후혈당수치는 전체 주간에서 단 한 번의 혈당급상승도 없이 완전히 정상적이었다. 이 참가자가 좋은 식단(아이스크림을 포함한 모두)을 몇 주 정도 유지한다면 당뇨병전기에서 벗어날 수 있을 것이다.

대부분의 참가자에게서 이와 유사한 결과를 얻었다. 이러한 결과에 솔직히 우리도 놀라기는 마찬가지였다. 혈당을 스스로 조절할 수 있기 때문에 단 한 주 만에 스스로 당뇨병전기에서 벗어나 혈당을 정상화할 수 있고, 그것도 그냥 음식 선택만 잘하면 가능하다는 전례 없는 증거이기 때문이다.

나쁜 식사와 좋은 식사를 경험한 당뇨병전기 참가자 한 명의 일주일 연속혈당수치 비교

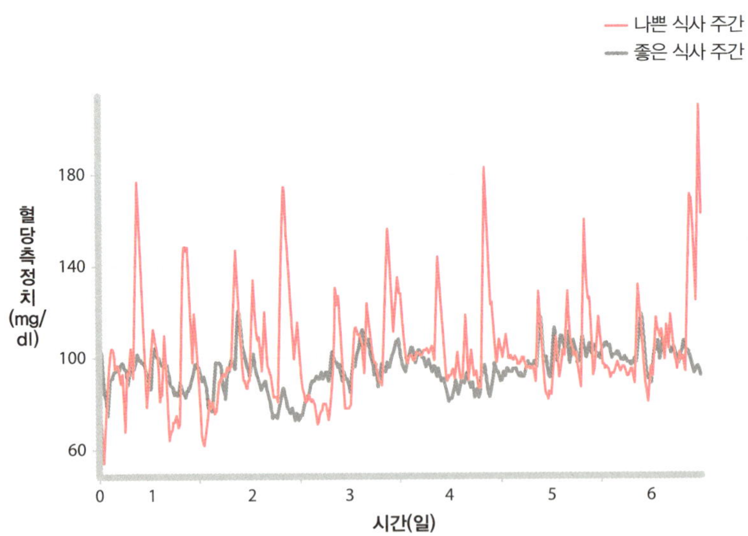

⁝ 건강을 자신했던 수(Sue C.)의 사례 ⁝

나는 사십 대 중반으로 다국적기업에서 일하고 있고, 유럽 출장이 잦은 편이다. 지금까지는 건강했다. 약간의 흡연을 하지만 어떤 약도 먹지 않는다. 매년 건강검진을 받고 모든 검사에서 정상 판정을 받았다. 약간 과체중임을 인정하지만 너무 바쁘다 보니 체중관리 프로그램이나 운동을 규칙적으로 할 시간이 없다.

개인맞춤영양 프로젝트에 대해서는 한 지인이 이 연구에 일원으로 참여하고 있어 듣게 되었다. 지인의 설득 끝에 등록을 결심했다. 이후 조금 흥미로운 식단을 제공받았다. 그런데 이 프로젝트에 참가한 것이 내 인생에 중요한 의미가 되었다. 내가 당뇨병전기 상태임을 알게 되었기 때문이다. 내가 그 상태라는 것은 까맣게 몰랐다. 현재 인구의 거의 40퍼센트가 당뇨병전기라는데 나도 그중 하나였던 것이다. 매년 건강검진을 할 때마다 측정한 공복혈당 결과는 당뇨병전기라는 것을 발견할 정도가 아니었다. 하지만 실험에 참여하는 동안 일주일 내내 연속혈당측정을 시행했더니 혈당반응에 이상이 생겼다는 것이 너무나도 자명했고, 분명히 정상범위를 벗어나 있었다.

나는 이 진단을 받고 운이 좋다고 느꼈다. 당뇨병전기에 있어도 잘 모르는 사람이 대부분이고, 그중 70퍼센트는 10년, 20년 뒤에 완전한 당뇨병으로 진행한다는 사실을 이제는 확실히 알게 되었으니 말이다. 나는 그들 중 한 명이 될 생각은 없다.

나는 생활 방식을 완전히 바꾸었다. 심장이 걱정되어 금연했고, 시간대를 넘나드는 출장을 줄여 꼭 필요한 경우에만 하기로 했다. 무엇보다도 식습관을 바꾸면 혈당 문제를 해결할 수 있다는 것을 알게 되었기에 식사법을 바꾸었다. 쌀로 만든 음식을 덜 먹고, 오렌지를 안 먹는다. 일주일에 맥주는 한 번 정도 마시고, 특히 예전에 좋아했던 시리얼을 다시 메뉴에 올렸다.

당뇨병전기 환자를 대상으로 하는 연구에도 참여했다. 여기서 일주일씩 번갈아가며 '좋은' 식사와 '나쁜' 식사를 진행했다. 놀랍게도 나에게 맞는 '좋은' 식사를 했을 때 혈당이 완전히 정상으로 돌아갔다. 지금은 새로운 식사법대로 식사를 하고 운동을 많이 하려고 한다. 컨디션이 좋아지는 걸 느낀다. 나는 개인맞춤영양 프로젝트에 무엇보다 감사함을 느낀다. 적절한 시기에 진단을 제대로 받았고, 나의 건강을 조절할 수 있는 역량까지 선물받았으니 말이다.

여러분에게는 어떤 의미인가?

이러한 결과는 상당히 많은 복잡한 것들을 제시하는 동시에 미래의 희망을 의미한다. 1,000명을 대상으로 한 음식 반응을 이 정도로 다양하게 관측하면서 내린 우리의 결론은 다음과 같다. 모든 사람에게 효과적인 획일화된 최고의 식단은 없다. 자신에게 맞지 않는 다이어트를 하면서 고통을 겪어보지 않았는가? 이제 멈추어도 좋다. 우리는 그냥 서로 다를 뿐이다. 그리고 다르다는 결정적인 증거가 있다. 이 말은 어떤 다이어트가 나에게 효과가 없었다면, 그냥 나에게 맞지 않는 다이어트였을 뿐이라는 뜻이다. 과거에 반복됐던 다이어트 '실패'는 여러분의 잘못이 아니다. 그 다이어트는 개인인 여러분의 정보를 고려하지 않았기 때문에 맞지 않았던 것이다.

우리 연구의 다음 단계는 당뇨병전기와 당뇨병 환자에 대한 장기적인 식이중재연구를 시작하는 것이다. 이러한 연구는 꼬박 1년이 걸릴 것이다. 혈당을 정상화했을 때의 효과는 우리가 관찰했던 일주일보다 긴 기간 지속될 것이라고 믿기 때문에, 우리는 장기중재연구로 우리 시대 최악의 유행병인 대사질환을 되돌리거나 치료할 수 있을 것이라고 기대한다. 이제 제대로 된 방법을 확보했고, 실행할 수 있는 도구도 갖추었으며, 개인에게 맞춘 식이요법의 변화만으로 투약없이 이를 해낼 수 있을 것이라는 확신도 있다.

의미를 확장해보자면, 영양학은 새로운 시대에 들어서고 있다. 이제 표준 식단, 표준 식사 지침에서 벗어나 맞춤의 영역으로 이동하고 있다. 우리는 좀더 목표에 충실한 질문을 하는 방법을 배우고 있으며, 답을 찾아가고 있다. 언젠가는 여러분의 자녀나 손자손녀가 학교에서 일률적인 영양교육이나 식사권고안 교육을 받지 않게 되리라고 예상해본다. 대신 이들은 각자에게 가장 잘 맞는 영양학적 안내서를 판단하는 방법을 배우게 될 것이다. 우리는 그런 날을 손꼽아 기다린다.

지금 여러분 또한 할 일이 있다. 자신의 혈당을 측정하고 결과를 앱에 기록함으로써 어떤 음식이 자신의 혈당 안정화에 좋은지 알아보는 일이다. 체중을 줄이고, 생기를 찾고, 건강해지는 길이 여기에 있다. 다음 제8장은 여러분이 이 여정을 시작하도록 도와줄 것이다.

• 2부 •

나만의 식사 프로그램

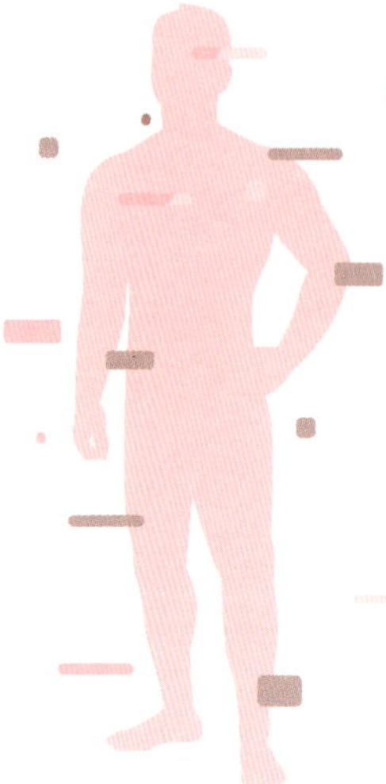

제8장

혈당반응 검사

드디어 개인맞춤다이어트 프로그램을 실천해볼 시간이다. 여기까지 오신 여러분은 아마 내 몸이 특정 식품에 어떻게 반응하는지, 그 반응을 어떻게 측정하는지 매우 궁금할 것이다. 또한 자신이 몸에 좋다고 생각한 식품들이 진짜 혈당조절에 도움이 될지, 몸에 좋지 않다고 생각한 식품이 정말 안 좋은지도 궁금할 것이다. 아이스크림에 대한 기대가 생기고, 브로콜리는 더 이상 안 먹어도 되기를 바라고 있을지도 모르겠다.

이미 보았다시피 연구에 참여한 사람들로부터, 그리고 개인맞춤다이어트를 선택한 사람들로부터 나온 놀라운 이야기는 차고 넘친다. 하지만 다른 사람들의 경험은 그들의 경험일 뿐, 나의 반응이 어떨지는 테스트를 하기 전까지는 알 수 없다.

내 몸에 맞는 나만의 식사법은 내가 섭취한 음식에 대한 몸의 반응을 직접 테스트해보고 스스로 찾아내야 한다. 이제 본격적으로 나에게 맞는 음식과 피해야 할 음식이 무엇인지 정확히 알아보도록 하자.

혈당검사 ◀◀◀

나만의 식사를 발견하는 핵심은 자주 먹거나 즐기는 음식을 먹기 전과 후에 혈당검사를 하는 것이다. 혈당반응은 장내 세균총을 포함한 신체가 식이 및 생활습관에 어떻게 반응하는지를 보여주는 바로미터이다. 비록 어떤 균이 장내 세균총을 구성하는지, 유전자나 건강 상태가 특정한 음식에 대해 얼마나 민감하게 반응하는지 알지 못하더라도, 혈당측정은 많은 것을 알려준다.

특정 식사와 식품에 대해서는 혈당이 좁은 범위 내에서 천천히 변할 것이다. 반대로 혈당이 급격하게 오르내리거나 고혈당이 오랫동안 유지되는 식사나 식품도 있다. 손가락 끝을 찌르는 간단한 혈액 검사를 통해 이 모든 정보를 얻을 수 있다. 물론 손가락을 침으로 찔러야 한다는 것이 그다지 내키는 일은 아니겠지만 비교적 간단하고, 실시간으로 특정 식사와 음식에 대한 몸의 반응을 알 수 있는 유일한 방법이다.

루시는 내 동료이다. 우리가 채근한 탓에 최근 혈당검사를 스스로 해보기로 결심했다. 루시는 손가락을 찔러야 한다는 대목에 거부감이 있었다. 복잡하고 까다로운 과정으로 여겼던 것이다. 그래도 동네 약국에서 혈당측정기 '스타터 키트Starter-Kit'를 구입했다(스타터 키트는 구입 즉시 혈당을 측정할 수 있도록 혈당기, 혈당측정 스트립, 채혈침, 알코올 솜 등으로 구성된 세트이다.—옮긴이). 조작법을 배운 루시는 바로 혈당측정을 시도했다. 루시는 조그만 기구에 붙은 미세한 채혈침을 놓을 때 자극을 거의 느끼지 못했다는 데 놀랐고, 검사가 매우 쉽고 간단한데도 특정 식품에 대한 몸의 반응을 즉각적으로 알 수 있어서 또 한 번 놀랐다.

첫 한 주 동안 루시는 자신이 좋아하는 버터 바른 토스트, 레드와인, 콘칩 등은 혈당을 안정적으로 유지시켜주는 반면, 차가운 시리얼, 파스타, 아침에 즐기는 모카라떼 등은 엄청난 혈당상승을 일으킨다는 것을 알게 되었다. 이내 루시는 검사기를 항상 휴대하게 되었다. 자신이 좋아해서 자주 먹었던 식품 전부를 테스트했고, 새로운 식품, 레스토랑 요리, 간식을 대상으로도 테스트를 했다. 그리고 자신만의 '좋은' 식사와 '나쁜' 식사 목록을 스마트폰으로 세밀하게 작성했다. 직접 혈당검사 결과를 보는 것이 자극이 되어 루시는 혈당상승을 일으키는 식품을 멀리하게 되었다.

손가락을 찌르는 부분이 껄끄럽게 느껴질 수는 있지만, 이 실험으로 여러분이 얻을 결과는 그 노력을 충분히 보상하고도 남는다. 분명히 해볼 만한 가치가 있다고 느낄 것이다. 측정은 아주 쉽다. 하면 할수록 아무것도 아닌 것처럼 느껴질 것이다. 우리의 경험상 일단 사람들이 혈당검사를 시작하고 자신에 대한 즉각적인 정보를 얻기 시작하면 그러한 정보를 더 많이 알고 싶어 했다.

물론 책에서 제시한 대로 딱 일주일 동안만 검사를 실시했던 사람들도 있었다. 하지만 많은 사람들은 새로운 식품과 식사를 접할 때, 운동

후에 또는 같은 식품을 두고 하루 중 때를 달리하여 여러 번 측정했다. 새로운 식당에서 새로운 메뉴를 먹을 때도 측정했고, 특히 휴가 기간을 이용해 집중적으로 자신의 혈당반응에 대한 정보를 확보하는 등 스스로 열성적인 혈당검사 전문가가 되었다. 기존의 우리 연구에 참여했던 참가자 중 많은 이들이 과체중이나 당뇨병전기 같은 문제에서 벗어나기도 했다. 이처럼 건강과 다이어트에 대한 많은 정보를 확보할 수 있는 효과적인 방법을 두고도 손가락을 찔러야 한다는 생각에 붙들려 아직도 망설임이 남아 있다면, 다음의 내용을 생각해보자.

- 채혈침은 매우 가늘어서 자극이라고 해봐야 손가락 끝을 살짝 건드리는 정도일 뿐이다. 찌르는 순간의 고통은커녕 찌르는 게 거의 느껴지지 않는다고 말하는 사람이 많다.
- 딱 일주일만 혈당검사를 하면 된다. 그 이후 원하면 새로운 식품에 대한 검사를 계속하면 된다. 많은 사람들은 흥미롭다며 필요할 때마다 측정하기도 한다. 하지만 단 일주일만으로도 섭취 식품에 대한 내 몸의 반응을 상당히 많이 파악할 수 있다.
- 혈당측정기는 비싸거나 환자만 구입할 수 있다는 오해가 있다. 하지만 지금은 상당히 저렴해졌고 처방전 없이도 쉽게 구할 수 있다. 약국, 의료기기 판매점 또는 온라인에서 구입할 수 있다.
- 혈당측정으로 얻는 정보는 매우 소중한 정보로서 다른 어떤 방식으로도 이만큼 정확한 정보를 구할 수 없다.
- 수백만의 당뇨병 환자들이 혈당조절을 위해 하루에도 여러 번씩 혈당측

정을 해야 한다. 평생 매일 어쩔 수 없이 손가락을 찌르기보다는 일주일 동안 하루에 몇 번 측정하는 것으로 당뇨병을 예방하는 게 더 낫지 않은가?

혈당측정으로 너무나도 중요한 정보를 얻을 수 있기 때문에 우리는 모든 사람이 혈당측정을 해야 한다고 생각하지만, 굳이 그 필요성을 느끼지 못하는 사람도 많을 것이다. 그래서 이 장의 뒷부분에서 우리는 식품을 선택할 때 기준으로 삼을 수 있는 몇 가지 다른 방법을 제시할 것이다. 하지만 그 방식들은 혈당측정보다 훨씬 어렵다. 시간도 많이 걸리며 정확도도 떨어진다. 개개인에게 식품이 어떤 영향을 미치는지 이해하는 가장 좋은 방식은 혈당검사이다. 혈당검사야말로 지금 나만의 식사를 파악할 수 있는 진짜 열쇠이다.

: 채혈하지 않는 혈당검사? 곧 나온다! :

미래에는 손가락을 찌르지 않는 비침습적 혈당측정 기술도 나올 것이다. 하지만 아마 몇 년은 기다려야 할 것이다. 데이투(DayTwo)라는 회사를 아는가? 데이투는 바이츠만과학연구소의 맞춤영양 기술의 라이선스를 획득하고, 마이크로바이옴 분석법을 개발했다.

이 회사는 혈당측정 과정 없이 분변검사 결과를 가지고 그 사람에게 가장 잘 맞는 식사권고안을 제공한다. 데이투는 혈당과 식품의 방대한 데이터베이스와 우리가 신체의 식품반응을 예측하기 위해 설계했던 바로 그 알고리즘을 사용한다.

이 기술과 혈당측정의 주요 차이점은 분석과정에 장내 세균총 분석과 같은 추가적인 변수들이 결합되어, 검사자가 먹지 않았던 식품이나 혈당을 측정하지 않았던 식품들의 반응까지 예측할 수 있다는 것이다(이 기술에 대한 세부 정보는 339페이지 '마이크로바이옴 분석' 부분 참고).

나의 혈당측정법

혈당측정은 생각보다 매우 간단하다. 시작하기 전 정리를 좀 해보면 훨씬 더 쉬워진다. 개인맞춤다이어트 프로그램을 실행하기 위한 준비 및 할 일은 다음과 같다.

1. 어떤 음식을 테스트할지 계획을 세우고 그에 맞춰 식사를 준비한다.
2. 혈당측정기를 구입한다.
3. 혈당측정 키트를 사용하는 방법에 익숙해지도록 사전 테스트를 해본다.
4. 혈당측정 스케줄을 정한다. 기본 측정은 아침에 한다. 그리고 음식을 섭취하기 전과 섭취한 후에 혈당을 측정한다.(이 부분은 276페이지의 〈테스트할 식품 리스트〉에 기록하여 맵핑할 수 있다.)
5. 특정 식사와 식품반응을 보기 위한 혈당측정을 한다.
6. 결과를 앱에 직접 입력하거나 이 책에서 제공하는 양식에 기록한다(291페이지의 〈테스트한 식사/식품 평가 리스트〉 참고).
7. 결과를 분석하여 어떤 식품과 식사가 나에게 맞는지, 어떤 것이 혈당급상승을 일으키는지 판단한다.
8. 자유롭게 각자의 '좋은' 음식을 즐기되 '나쁜' 음식은 피한다. 만일 나쁜 음식을 피할 수 있는 상황이 아니라면 제9장에서 소개되는 혈당급상승을 완화하는 방법을 활용한다.
9. 체중과 건강지표들이 좋아지는지 관찰한다. 그리고 인생을 즐긴다!

테스트 대상 식품 계획 세우기 ◀◀◀

자, 이제 시작이다. 자신이 섭취하는 여러 가지 음식에 대한 혈당반응이 어떻게 나올지 궁금할 것이다. 가장 먼저 테스트할 식사와 식품을 계획해 놓으면 최단시간에 답을 얻을 수 있다. 일주일 동안 테스트를 하든 아니면 기간을 조금 길게 잡고 횟수를 줄여 테스트를 하든 상관없이 가장 먼저 테스트할 식사와 식품을 정해두는 것이 좋다. 다음과 같은 방식으로 테스트해볼 것을 제안한다.

- 자주 섭취하는 한 끼 식사를 먹고 테스트하자. 예를 들면 칩과 쿠키를 곁들인 샌드위치 같은 식이다. 메뉴를 구성하는 각각의 식품을 따로 테스트할 수도 있지만, 늘 이 식품을 한꺼번에 섭취한다면 여러 식품이 결합되어 내 몸에 어떻게 작용하는지 보는 것이 더 좋겠다. 또한 아침에도 거의 똑같은 구성으로 식사를 한다면, 그 메뉴를 테스트한다.
- 몸에 안 좋을 것 같아 피해왔던 식품을 테스트하자. 막상 해보면 그런 식품이 몸에 나쁘지 않을 수도 있다. 자신이 평소에 먹던 한 끼 사이즈로 테스트한다. 예를 들면 아이스크림을 좋아하거나 초콜릿을 좋아하지만 먹어서는 안 될 식품이라고 생각했다면 정말 나쁜지 바로 알 수 있도록 이 일주일 내에 테스트한다.
- 그다지 좋아하지 않지만 섭취해야 한다는 의무감에 먹어왔던 개별 식품이나 식사를 테스트하자. 이 식품들이 혈당급상승을 일으킨다면 기쁜 마음으로 향후 식단에서 제외해도 된다. 오트밀, 베리류, 샐러드를 좋아하

지 않는데도 몸에 '좋다'고 생각해서 여태까지 억지로 삼키려고 노력해왔다면, 이제부터는 그 식품들이 과연 생각했던 대로 좋은 식품인지 확인하기 위해 테스트에 포함시킨다.

- 궁금했던 개별 식품 또는 음료를 테스트하자. 커피, 바나나, 와인, 맥주, 컵케이크 등이 될 것이다. 식사와는 별도로 단독으로 간식삼아 먹고 테스트한다.
- 주기적으로 구매하거나 외식하는 음식을 테스트하자. 좋아하는 식당이 있는가? 매일 커피를 주문하는 카페가 있는가? 스시, 버거, 파스타를 자주 먹으러 나가는가? 그렇다면 종류에 상관없이 이런 레스토랑 음식 역시 테스트한다. 음식과 음료에 포함된 재료를 알지 못해도 상관없다. 포함된 재료를 테스트하는 것이 아니니까 말이다. 우리는 실제 식생활을 테스트하는 것임을 잊지 말자.

:: 내가 테스트하고 싶은 식사와 식품 ::

테스트하고 싶은 모든 것을 기록하자. 테스트를 했다면 박스에 체크 표시를 하면 된다. 다음에 이어지는 부분에서 어떻게 테스트를 하고 결과를 어떻게 기록해야 할지 보여줄 것이다. 이렇게 하면 테스트하고 싶은 모든 것을 빠짐없이 기록할 수 있다. 각 식사마다 7개의 빈 칸을 만들어두었는데, 이것은 테스트하는 일주일치를 채우라는 것이다. 하지만 모든 끼니를 테스트할 필요는 없다. 일주일 테스트 이후라도 기간은 언제든지 연장할 수 있다.

:: 테스트할 식품 리스트 ::

아침 식사 **확인**

1. ______ ☐
2. ______ ☐
3. ______ ☐
4. ______ ☐
5. ______ ☐
6. ______ ☐
7. ______ ☐

점심 식사 **확인**

1. ______ ☐
2. ______ ☐
3. ______ ☐
4. ______ ☐
5. ______ ☐
6. ______ ☐
7. ______ ☐

저녁 식사 **확인**

1. ______ ☐
2. ______ ☐
3. ______ ☐
4. ______ ☐
5. ______ ☐
6. ______ ☐
7. ______ ☐

간식 **확인**

1. ______ ☐
2. ______ ☐
3. ______ ☐
4. ______ ☐
5. ______ ☐
6. ______ ☐
7. ______ ☐

기타	확인
1.	☐
2.	☐
3.	☐
4.	☐
5.	☐
6.	☐
7.	☐

필요한 물품 구입하기

혈당검사를 시작하기 위해 필요한 것들이 있다. 바로 혈당측정 도구들이다. 당뇨병 환자들은 혈당을 늘 관찰해야 하기 때문에 혈당측정기는 수년 전부터 처방 없이 살 수 있게 되었다. 이 장치들은 원래 저렴한 편이 아니었지만(우리나라에서는 혈당측정기 자체는 보험에서 지원하지 않는다.—옮긴이), 최근 들어 가격이 많이 저렴해졌다. 그 어느 때보다 당뇨병 환자가 늘어난 까닭도 있지만, 바이오해커(무엇이 자신의 건강에 영향을 미치는지 파악하기 위한 실험을 하는 사람들), 저탄수화물 다이어터, 혈당이 무슨 일을 하는지 알고 싶은 사람들 사이에서 혈당측정이 상당히 유행했기 때문이기도 하다. 혈당측정이 기술적으로 고도화되어 상당히 쉬워졌기에, 누구나 부담 없이 할 수 있게 된 환경이 만들어진 것이다. 혈당측정 도구들의 형태 또한 다양해져 요즘에는 블루투스 또는 유선 혈당측정기, 모바일 및 컴퓨터용 앱들도 많이 나와 있다.

필요한 모든 물품이 포함된 키트만 있으면 된다. 키트 구입 비용은 20~50달러 정도인데, 혈당측정을 하는 사람들이 많아지면 많아질수록 가격은 점점 더 낮아질 것이다. 혈당측정기는 제품의 종류도 상당히 다양하기 때문에 스스로 온라인에서 검색해서 구입할 수도 있고, 약국 또는 마트에서 쉽게 구할 수도 있다. 혈당측정 장비들을 구비할 때 필요한 구성 부품들은 아래와 같다.

- 혈당측정기

  단순한 측정장치는 저렴한 편이다. 일부 제품은 스마트폰에 블루투스로 동기화하여 자동으로 결과를 추적할 수도 있다.

- 채혈장치와 채혈침

  단순하고 저렴하다. 채혈장치는 하나면 충분하고, 대형 채혈침 패키지를 구입하면 오랫동안 사용할 수 있다.

- 혈당측정 스트립

  가장 비용이 많이 나가는 물품이다. 스트립은 측정기마다 다르다. 그러므로 가장 합리적인 가격이 붙은 스트립을 먼저 찾은 다음, 그에 맞는 혈당측정기를 사는 것이 좋다. 테스트 스트립의 정확도는 거의 비슷하다. 종류가 굉장히 많으나 예산에 맞추어 구입해도 무방하다. 100개들이 한 병은 약국에서 최대 200달러 정도이다. 하지만 50개들이 박스를 적게는 10~12달러 수준에서 구입할 수 있다. 식사마다 5~6회 측정한다고 하면 테스트 비용은 한 끼당 약 1달러 정도로 환산할 수 있다.

측정 연습

장비를 구비했으면 테스트를 시작할 준비가 된 것이다. 식품을 가지고 본격적인 테스트를 하기 전에 한두 번 정도는 측정 연습을 해보는 것이 좋겠다. 처음에는 복잡해보일 수도 있지만 한번 해보면 정말 쉽다. 구입한 장비의 설명을 잘 읽어보기 바란다. 측정 절차는 장비마다 조금씩 다를 수 있다. 하지만 일반적으로 다음과 같은 정도라고 보면 된다.

1. 측정기를 켠다. (기종에 따라 스트립을 삽입하면 바로 켜지는 경우도 있다.)
2. 켜지면 테스트 스트립을 모니터에 삽입한다.
3. 채혈침을 채혈기에 꽂는다.
4. 손가락을 소독하고 채혈기에 댄 다음, 침이 손가락을 살짝 터치하도록 버튼을 가볍게 누른다.
5. 손가락을 테스트 스트립 끝에 댄다. 피 한 방울이면 된다.
6. 화면에 혈당수치가 표시될 때까지 기다린다. 보통 몇 초면 결과를 확인할 수 있다.
7. 결과를 시간, 상황과 함께 기록한다.

검사를 처음 시작할 때 보정단계가 필요하다. 혈당을 두세 번 연속으로 측정하여 유사한 결과가 나오는지를 확인하는 과정이다. 측정 간 차이는 10~20mg/dL을 넘지 않아야 하며 (당뇨병 환자인 경우) 높은 수치의 차이가 10~20mg/dL 범위여야 한다. 이때 측정결과의 범위가 10~20

퍼센트 안이어야 한다. 여러 가지가 결과에 영향을 주기 때문에 이 정도의 편차는 정상이다. 채혈을 실시한 방법은 물론이고 핏방울의 크기, 심지어 온도까지도 영향을 준다.

이 모든 것들은 '측정 노이즈'이며, 자신의 측정결과가 위에서 언급한 수준 내에서 움직이면 걱정할 필요는 없다. 가정용 혈당측정기는 의료진이 사용하는 기계보다는 덜 정확하지만, 이 정도 편차는 정상에 속한다. 한 번 정도 튀는 결과가 나왔다면 오류일 가능성이 크다. 하지만 여러 번 연속 측정해도 계속 엉뚱한 숫자들이 나온다면(각 수치의 20퍼센트를 벗어나는 정도) 기계 고장이나 오류일 수 있으므로 새 것으로 교체하는 것이 좋다.

테스트를 시작한 경우, 식전 수치에서 10~20퍼센트 이상 상승하면 섭취한 음식에 의한 시그널로 볼 수 있다. 이렇게 되면 제대로 측정이 가능하다. 때때로 너무 높거나 너무 낮게 나오면 오류로 보고, 이때는 재측정한다(이런 경우 298페이지 Q7 참고).

혈당측정 습관이 들었다면 이제는 쉽고 빠르게 할 수 있다. 파우치에 혈당측정기를 휴대하여 언제 어디서나 필요할 때마다 측정할 수 있다.

측정 시간 계획 세우기

어느 정도의 주기로 측정할 것인지에 따라 측정 시간을 정하는 방법은 다양하다. 일주일 동안 모든 끼니와 간식에 대한 테스트를 할 수도 있고, 몇 주에 걸쳐 원하는 모든 것을 다 테스트할 때까지 매일 한 끼씩 테스트할 수도 있다. 물론 그 중간쯤의 방법을 선택할 수도 있다.

시간 계획을 세울 때 가장 먼저 해야 하는 일은 공복혈당 수치를 아는 것이다. 공복혈당 수치는 아침에 일어나서 뭔가를 먹기 전에 측정하며, 이 수치를 기준으로 이후 섭취한 음식이 혈당에 어느 정도 영향을 주는지 비교한다. 공복혈당은 매우 중요하다. 매번 식사를 측정할 때, 혈당의 상승과 하락을 비교할 기준이 되기 때문이다. 기준을 알고 있다면 자신의 혈당이 언제 다시 정상화되는지도 알 수 있을 것이다. 특정 음식을 먹고 난 후 혈당이 정상화되는 데 걸리는 시간도 혈당의 상승폭만큼 중요하다.

특정 식사 또는 간식을 테스트하기로 했다면, 식전에 혈당을 한 번 측정할 필요가 있다. 혈당이 공복혈당 수준보다 높거나 근접한 수준이 아니라면, 기준치 근처로 돌아갈 때까지 기다린다. 뭔가를 먹은 지 얼마 되지 않았다면 혈당수치가 높을 수도 있다. 혈당측정은 늘 혈당이 공복 수준이거나 근접한 경우에 시작해야 한다.

그리고 섭취 후 네 번 측정한다. 30분 간격으로 하는데, 음식을 처음 입에 넣은 순간에서 30분 지난 시점부터 시작한다. 다시 말해 30분, 60분, 90분, 120분 시점에 측정한다. 혈당이 2시간 이후에도 여전히 높은 상태라면 매 30분마다 측정을 계속하는데, 공복혈당치의 10~20퍼센트 내로 낮아질 때까지 해야 한다.

예를 들어 기준이 되는 공복혈당이 85mg/dL라고 치자(매일 아침 똑같지는 않지만 비슷하게 나와야 한다). 아침에 일어나서 바로 식사를 한다고 가정하면, 공복혈당이 바로 아침 식전 혈당수치가 된다. 아침 식사 시작 시간부터 시간을 재고, 30분이 되면 측정한다. 평균적인 수치를 제시하자면 이때는 대략 120mg/dL쯤 될 것이다. 60분이 되는 시점에 측정하면 100mg/dL, 90분에 95mg/dL, 2시간이 되는 시점에는 대략 85mg/dL로 돌아와 있어야 한다.

하지만 자신의 혈당을 실제로 측정해보면 위에 예로 든 혈당 기록과는 사뭇 다를 것이다. 실제로는 훨씬 더 높을 수도 있다. 그리고 한 시간 만에 기준 혈당으로 돌아올 수도 있다. 그렇게 혈당이 상승하지도 않았지만 오랜 시간 동안 그 상태로 유지될 수도 있다. 이러한 다양한 혈당 추이는 여러 가지 이유 때문에 나타난다. 자신의 건강 상태, 장내 세균총의 조성, 하루 중의 시간대 때문일 수도 있고, 물론 섭취한 음식 때문이기도 하다. 하지만 여기서 정말 중요한 것은 자신이 먹고 싶은 아침 식사에 어떻게 반응하느냐 하는 것이다.

처음에는 비교할 대상이 없으므로 자신이 측정한 혈당수치가 급상승된 상태인지 여부를 알지 못할 것이다. 혈당이 항상 식후 120mg/dL 정도로 올라간다면, 자신의 정상 식후혈당수치로 간주해도 된다. 어떤 식품을 섭취한 후 혈당이 갑자기 160mg/dL까지 올라간다면, 이 수치는 혈당급상승으로 봐야 한다. 당뇨병 환자라면 상승폭은 더 클 것이다.

예를 들면 일반적인 식후혈당상승치가 160mg/dL인 경우, 어떤 식사를 한 후 혈당반응치가 200mg/dL을 넘어간다면 혈당급상승으로 읽어야 한다. 검사를 하면 할수록 스스로 어느 정도가 정상인지에 대한 감은 확실해질 것이다(우리가 개발한 무료 앱을 통해 쉽게 추적하고 식별할 수 있다).

: 결과가 '정상'인가? :

나의 정상 수치가 어느 정도인지 아는 것은 중요하다. 자신의 혈당수치가 일반적으로 정상이라고 할 수 있는지, 혹시 당뇨병전기나 당뇨병에 해당하는지 궁금할 것이다. 우리 연구 참가자 중 일부는 혈당검사를 하면서 자신이 당뇨병전기 또는 당뇨병임을 알게 되었다.

혈당급상승은 누구에게나 일어날 수 있고, 특정 식품과 상황에 따라 나타날 수 있는 현상이다. 하지만 혈당이 일관되게 어떤 수준 이상으로 치솟는다면 의사를 만나 검사를 더 진행해봐야 한다. 미국당뇨병학회가 정한 상태에 따른 공복혈당과 식후혈당 관리기준은 아래 표와 같다.

공복혈당 수치	
당뇨병이 없는 정상인	70~99mg/dL
공복혈당장애	100~125mg/dL
당뇨병	126mg/dL 이상
미국당뇨병학회가 제시하는 당뇨병 환자의 관리 목표 수치	80~130mg/dL

식후 2시간 후 혈당수치	
당뇨병이 없는 정상인	140mg/dL
내당능장애	140~199mg/dL
당뇨병	200mg/dL
미국당뇨병학회가 제시하는 당뇨병 환자의 관리 목표 수치	180mg/dL

전반적인 목적은 혈당을 정상범위로 맞추는 것이지만, 우리가 일일이 식사와 식품을 테스트하는 목적은 각자의 몸에 가장 건강하게 반응하는 식품을 찾아내는 것임을 잊지 말자. 그런 식품을 선택하면 혈당의 상승폭을 줄이는 데 도움이 될 것이다. 그리고 공복혈당 역시 낮아질 것이다.

이상적인 검사 일정

아래는 검사일정 권장 사항이다.

- 일어나자마자(기준 혈당을 정하기 위함)
- 아침 식사 시작 후 30분
- 식후 60분
- 식후 90분
- 식후 120분
- 점심 식사 전
- 점심 식사 시작 후 30분
- 식후 60분
- 식후 90분
- 식후 120분
- 오후 간식 전(먹는 경우)
- 간식 섭취 시작 후 30분
- 식후 60분
- 식후 90분
- 식후 120분
- 저녁 식사 전
- 저녁 식사 시작 후 30분
- 식후 60분

- 식후 90분
- 식후 120분
- 야식을 포함하여 모든 간식 전후에 식사 측정과 마찬가지로 측정
- 잠들기 직전 기준 혈당치로 돌아왔는지 확인하기 위해 측정

측정 횟수가 굉장히 많아 보이지만 검사를 하면 할수록 더 많은 정보가 생긴다. 거듭 말하지만 매일 모든 식사와 모든 간식을 대상으로 측정할 필요는 없다. 측정 기간을 길게 잡고 측정 간격을 띄엄띄엄 정해도 무방하다.

: 기본 혈당으로의 복귀가 중요하다 :

혈당측정을 통해 식사 또는 식품의 가장 정확한 평가를 확인하기 위한 전제는 섭취 전 자신의 혈당이 기준 수치 상태여야 한다는 것이다. 기준은 본인의 표준 공복 또는 기상 후 바로 측정한 혈당수치의 10~20mg/dL 사이로 본다. 식전에 측정했을 때 혈당이 자신의 기준치보다 높으면(식사 간격이 너무 짧으면 이런 일이 발생한다), 측정치를 신뢰할 수 없다. 따라서 굳이 테스트하지 않는 게 좋고 혈당이 기준치로 돌아올 때까지 기다린다.

섭취방법과 섭취시간은 사람마다 다르기 때문에 자신의 필요에 가장 맞는 시간으로 테스트 일정을 조정한다. 여기에 두 가지 방법이 있다.

:: **테스트 계획 1** ::

모든 끼니 또는 간식을 테스트하지 않고, 하루 중 특정 식사(아침, 점심, 저녁 중 한 끼) 또는 간식만 테스트하는 방식이다. 일주일 중 하루 또는 주당 며칠만 테스트할 수도 있다. 이 방식대로 한다면 몇 주에 걸쳐 테스트를 하거나 원하는 동안 무작위로 테스트 대상을 선정하여 실시한다.

- 일어나자마자(기준치 설정을 위해 측정)
- 테스트할 식사 또는 식품 섭취 전
- 식사 시작 후 30분
- 60분 뒤
- 90분 뒤
- 120분 뒤
- 잠자리 들기 전 혈당이 기준치로 돌아왔는지 확인하기 위해 측정

:: **테스트 계획 2** ::

또 하나의 선택지는 모든 식사를 측정하되 식사 전후의 측정 횟수를 줄이는 방식이다. 이 방식은 표준 테스트보다는 혈당의 상승과 하락에 대한 정보를 많이 주지 못하지만 그래도 진짜 문제를 파악할 수 있는 기초 정보를 충분히 제공한다.

- 일어나자마자(기준치 설정을 위해 측정)
- 식사 또는 간식 섭취 직전

• 식사 또는 식품 섭취 시작 후 60분

• 120분 뒤

어떤 방식을 선택하든 계획을 세우면 자신이 전에 알고 있었던 정보보다 더 많은 정보를 얻을 수 있다.

테스트 시작과 결과 추적

이제 모든 것이 준비되었다. 자신의 식품 계획과 테스트 계획에 따라 측정을 시작해볼 차례이다. 진행하면서 여러분은 스스로 결과를 추적하고 분석하게 될 것이다. 이를 위한 두 가지 방식이 있다. 우리가 만든 앱을 웹사이트(www.thepersonalizeddiet.com)에서 다운로드해서 사용하거나, 자신만의 방식으로 할 수 있다.

물론 우리는 앱을 사용하기를 권한다. 데이터를 추적하고 관리하기가 훨씬 쉽기 때문이다. 앱에 모든 것을 저장할 수 있고, 입력한 원데이터에서 결과값을 계산해준다. 그리고 식사에 대한 몸의 반응을 요약하여 자신이 섭취한 내용을 간략하게 보여주기도 한다. 그리고 무료이다. 모든 스마트폰에서 사용할 수 있다. 사용하기 좋은 이유들은 다음과 같다.

• 앱은 모든 데이터와 정보를 정리하여 보관한다. 섭취하는 식사 구성 재료를 1만여 종의 식품이 담긴 데이터베이스에서 선택할 수 있다. 이 데이터

베이스에는 영양 정보들(열량, 탄수화물, 단백질, 비타민, 무기질)이 포함되어 있다. 이런 정보를 참고하면 섭취하는 식사가 균형이 있는지를 확인할 수 있고, 과식 방지에 도움이 된다.

- 앱은 사용자에게 테스트 시간을 알려준다.
- 앱은 입력한 혈당치를 저장하여 혈당반응을 그래프로 보여준다. 또한 혈당상승의 지속시간과 상승폭을 고려하여 각 식사의 점수를 제공한다. 이 점수를 보면 어떤 식사가 자신에게 좋은지 파악하기 쉽다.
- 앱은 사용자의 모든 식사 정보를 보관하여 테스트한 모든 식사 리스트를 만들어주며 각 식사의 점수도 함께 제공된다. 식사 목록을 분류할 수도 있고, 원할 때 언제든지 볼 수 있어 쉽게 어떤 식사와 식품이 나에게 '좋은'지 '나쁜'지 알 수 있다.

이 앱은 정말 유용하며, 입력된 정보로 굉장히 많은 일을 해준다. 앱을 사용하면 자체적으로 표나 시스템을 만드는 수고를 상당히 덜 수 있기에 우리는 앱 사용을 권한다!

하지만 자신만의 방법으로 기록해도 좋다. 모든 결과값을 기록하면 된다. 도표로 만들 수도 있고, 숫자를 그래프화할 수도 있다. 수첩에 적거나 파워포인트 같은 그래픽 프로그램을 활용할 수도 있다. 그래프는 무엇을 언제 먹었는지의 기록을 한눈에 볼 수 있고, 자신에게 어떤 라인이 정상이며, 어떤 라인이 급상승에 해당하며, 어떤 경우 평소보다 높은 혈당이 지속되는지 쉽게 파악할 수 있게 해준다. 혈당급상승과 혈당이 상승된 채 지속시간이 긴 식품과 식사는 자신에게 '나쁜' 선택이다.

자체 제작한 혈당추적 그래프 예

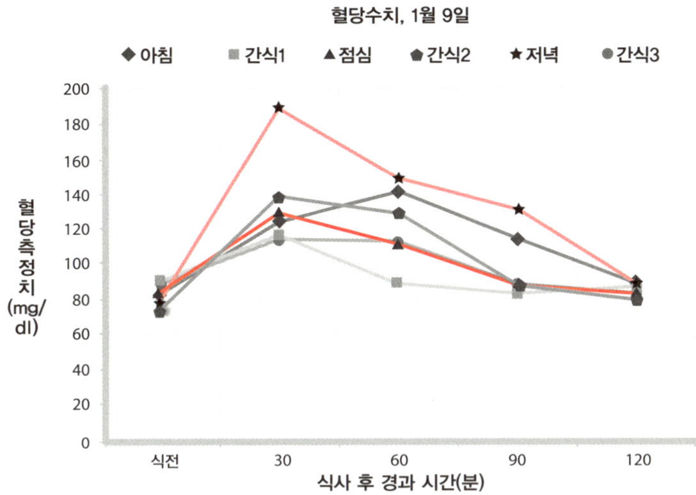

스스로 이 정보를 추적할 수 있는 방법 몇 개를 예로 제시해두었다. 그래프로 정리해도 되고, 그래프보다 숫자로 표기하는 것이 좋다면 표를 만들어서 숫자를 기입하면 된다.

때	섭취 음식	식전	30분	60분	90분	120분
아침	베리를 곁들인 오트밀, 크림 섞은 커피	84	125	142	115	90
간식 1	아몬드 버터와 사과	91	118	90	84	88
점심	칠면조 샌드위치, 감자칩	84	130	112	90	85
간식 2	오렌지	75	140	130	89	80
저녁	렌틸콩카레, 바스마티 라이스, 사모사, 요거트 음료	79	190	150	132	90
간식 3	초코 아이스크림	90	115	114	90	84

: 습관을 바꾸고 삶이 바뀐 네이대브(Nadav G.)의 사례 :

바이츠만과학연구소의 맞춤영양 프로젝트를 만난 것은 정말 행운이었다. 프로젝트 참가로 내 삶이 바뀌었기 때문이다. 나에게 좋은 식품(사과, 퀴노아, 후무스, 스프 대부분, 스시, 초콜릿)을 중심으로 식습관을 바꾸었고, 나쁘게 판정된 식품(시리얼, 바나나, 파스타, 도넛)을 배제했더니 8킬로그램 넘게 체중이 줄었다.

더군다나 나에게 나쁜 음식은 그립지도 않았다. 나의 혈당반응을 보는 것만으로 그런 음식을 먹고 싶은 마음이 사라졌기 때문이다. 그런 식품이 내 몸에 무슨 짓을 했는지 안다. 식습관을 바꾼 지 1년이 지났고, 빠진 체중은 되돌아오지 않았다.

데이터 정리 ◀◀◀

지금까지 혈당측정기를 가지고 여러 번의 테스트를 거치며 276페이지의 〈테스트할 식품 리스트〉에 오른 여러 식사와 식품에 대한 반응을 추적했다면 이제는 좋은 식사와 식품, 나쁜 식사와 식품을 가려야 한다. 이때 좋은 식사와 식품은 완만한 혈당상승을 일으킨 식사와 식품이고, 나쁜 식사와 식품은 혈당급상승을 일으킨 식사와 식품이다.

앱을 사용하면 이러한 나의 혈당반응 데이터를 자동으로 볼 수 있다. 테스트한 식품과 식사의 점수만으로 어떤 것이 좋았고, 어떤 것이 나빴는지 쉽게 알 수 있다. 자체적인 방식으로 추적하는 경우라면 스스로 다음과 같이 정보를 기록해 정리해볼 수 있다.

:: 테스트한 식사/식품 평가 리스트 ::

테스트 대상 식사/식품	좋음/나쁨
아침 식사	
1.	
2.	
3.	
4.	
5.	
6.	
7.	
점심 식사	
1.	
2.	
3.	
4.	
5.	
6.	
7.	
저녁 식사	
1.	
2.	
3.	
4.	
5.	
6.	
7.	
간식	
1.	
2.	
3.	
4.	
5.	
6.	
7.	

기타 / 단일식품

1. ______________________ ______________________
2. ______________________ ______________________
3. ______________________ ______________________
4. ______________________ ______________________
5. ______________________ ______________________
6. ______________________ ______________________
7. ______________________ ______________________

만약 혈당측정을 할 수 없는 경우 ◀◀◀

혈당을 조절하고 싶지만 정말 스스로 혈당측정을 하고 싶지 않거나 어떤 이유로 할 수 없다면 다른 방법이 있다. 이 방법으로도 자신의 혈당에 특정 식사나 음식이 어떻게 영향을 미치는지를 정확하지는 않아도 어느 정도는 알 수 있다. 바로 자신의 배고픔의 정도와 체중을 추적하는 방법이다. 보통 포만감을 느껴야 함에도 불구하고 식후 허기가 느껴진다면 인슐린 분비가 많아져 혈당이 치솟았다가 급히 떨어지고 있다는 신호로 볼 수 있다.[1,2] 다시 말해 혈당급상승의 신호로 읽을 수 있다.

보통 체중 증가는 혈당이 너무 높이 상승했다는 신호인데, 인슐린 분비가 급증하여 지방 저장이 늘었기 때문이다. 알다시피 허기는 혈당을 좀더 즉각적으로 알려주는 지표인 한편, 체중 증가는 본인의 식사가 지방을 저장하도록 유도하고 있음을 보여주는 장기 지표이다. 고혈당을 처리하기 위한 인슐린 과잉생산 메커니즘을 통해 발생하는 현상일 것이다.

자신의 허기를 추적하기 위해서는 식후에 또는 간식 후에 주기적으로 얼마나 배고픔을 느끼는지를 기록해야 한다. 한 가지 방법으로 아래와 같이 수치로 표시할 수 있다.

1	2	3	4	5
전혀 배고프지 않음	약간 배고픔	중간 정도로 배고픔	매우 배고픔	극도로 배고픔

배고픔의 정도는 식전, 그리고 식후 1, 2, 3시간 시점에 기록한다. 역시 앱이 도움이 된다. 앱에는 배고픔 추적 기능이 있기 때문에 결과를 앱에 정리할 수 있다. 아니면 자체적으로 그래프나 표를 만들어 기록할 수 있다. 그렇게 한다면 아마 이런 모습이 아닐까 싶다.

:: 배고픔의 정도 ::

때	식전 배고픔	식후 1시간 뒤 배고픔	식후 2시간 뒤 배고픔	식후 3시간 뒤 배고픔
아침 식사				
간식				
점심				
간식				
저녁				
야식				

배고픔의 강도를 혈당수치와 마찬가지로 그래프화할 수 있다. 물론 배고픔의 강도 그래프는 훨씬 단순해서 숫자로만 봐도 무방하다. 식후 배고픔을 일으키는 식품은 혈당급상승과 상관관계가 꽤 있다고 볼 수 있다. 높은 숫자일수록, 그리고 높은 숫자가 유지되는 시간이 길수록 (배고픔을 느끼는 시간이 길어질수록) 혈당수치가 높아진 것이다. 식후 배고픔을 일으키지 않는 음식은 낮은 혈당상승치와 상관관계가 있다. 이는 어떤 음식이 자신에게 잘 맞는지, 해가 되는지를 판단하는 데 도움이 된다.

자신의 혈당 상태를 파악할 수 있는 또 다른 방법이 있다. 바로 체중 증감을 관찰하는 것이다. 정확도는 떨어지지만 유효한 방법이다. 체중 증감을 지표로 활용하기 위해서는 매일 섭취 음식을 기록해두어야 한다. 그리고 매주 한 번씩 체중을 기록한다. 체중관찰을 통해 몸에서 일어나는 상황을 파악하는 것은 최소 일주일 이상 걸릴 것이다. 체중은 상당히 느리게 반응하기 때문이다. 또한 체중은 너무 많은 요소에 반응하기 때문에 무엇이 체중 증가를 일으키는지 정확히 알기는 어렵다. 그럼에도 일반적으로 여러 식품 또는 식품 조합을 시도해보고 체중이 어떤 방향으로 움직이는지 관찰하도록 한다.

체중 관찰도 앱을 통해 할 수 있다. 열량에 너무 집중할 필요는 없지만 원한다면 매주 체중 기록을 하는 동안 섭취한 열량도 앱을 통해 파악할 수 있다. 열량은 과식 여부를 파악하는 정도로만 참고하는 것이 좋다. 여전히 섭취 열량에 관심을 두는 사람들이 많지만 섭취 열량이 얼마나 되는지보다 어떤 식품이 혈당에 영향을 주는지에 더 많은 관심을 두어야 한다. 스스로 체중을 추적할 수도 있지만 정확도는 매우 떨어질 것이다. 탄수화물을 많이 먹고 체중이 증가했다면, 섭취 탄수화물을 줄이는 노력을 하는 것이 좋다. 아니면 다른 종류의 탄수화물 식품을 먹어보거나 섬유질 섭취를 늘려보기도 하고, 지방 섭취의 양을 줄이거나 늘리는 시도도 해볼 수 있다. 혈당측정을 하지 않고 이런 방식으로 진행하면 결과는 훨씬 일반적일 수밖에 없고, 정보도 많이 얻기 어렵다.

혈당을 측정하지 않는다면 배고픔의 강도와 체중 관찰 방식을 같이 쓰는 것이 좋다. 자신에게 가장 잘 맞는 방식대로 진행하되 앱을 사용할 수 있다면 하는 것이 좋겠다.

혈당측정과 관련해 자주 묻는 질문

혈당측정과 관련하여 자주 받는 질문들은 다음과 같다. 측정을 시작하기 전이나 측정하는 도중에 가질 수 있는 의문을 살펴보자.

Q 1. 손가락 채혈이 아프지는 않은가?

사람마다 다르겠지만 사실 거의 느껴지지 않는다. 손가락에 바늘이 닿는지조차 거의 몰랐다고 말하는 사람이 많다. 물론 더 예민한 사람들도 있지만, 손가락 채혈로 얻는 정보가 그럴 만한 가치가 있기 때문에 손가락 채혈을 감수할 만하다. 손가락 채혈이 불편하다는 이유로 측정을 중단한 사람들은 거의 없었다.

Q2. 식전과 식후 30분, 60분, 90분, 120분의 정상혈당 수치는 어느 정도인가?

미국당뇨병학회는 공복혈당 수치와 식후 2시간 후의 혈당수치에 대해서만 제시하고 있다(283페이지 참고). 식후 15분부터 3시간까지의 혈당수치에 대해서는 의견이 분분하다. 우리는 일단 각 측정에서 나오는 하나의 수치 자체에 연연해할 필요는 없어 보인다. 그것보다는 혈당상승의 전체 그림을 보아야 할 것이다.

다른 수치에 비해 극단적으로 튀는 수치가 있다면, 혈당급상승으로 간주한다. 다른 수치와 비교하여 혈당이 상승한 다음 정상수준으로 내려오는 데 시간이 많이 걸린다면 해당 식품과 식사가 내 몸에 좋지 않다는 신호로 해석할 수 있다.

Q3. 식후 나의 혈당이 상승했다가 하락하고 다시 상승한다는 걸 알았다. 혈당은 상승했다가 떨어져야 하는 것이 아닌가?

췌장의 인슐린 분비는 2단계로 진행된다. 췌장은 먼저 음식물 섭취 후 혈당 증가를 감지한다. 그러면 베타세포에서 인슐린이 분비된다. 이것이 1단계 인슐린 분비이다. 분비된 인슐린 양이 충분하면 식사로 인한 포도당을 처리한다. 하지만 과식을 했거나 장시간 식사를 한 경우처럼 인슐린 양이 충분하지 않으면 췌장은 인슐린을 더 많이 분비한다. 이것을 2단계 인슐린 분비라고 한다. 2단계 인슐린 분비까지 이루어졌다면 다음 식사를 하기 전까지 혈당은 기준치로 충분히 되돌아온다.

Q 4. 식사 시간이 30분 이상 걸리면 어떻게 해야 하는가? 여러 코스의 음식이라면? 또는 디저트로 끝나는 식사라면? 이런 경우에도 식사 시작부터 30분을 측정 시점으로 잡고, 식사가 끝나기 전에 측정을 해야 하는가?

만약 식사가 30분 이상 걸린다 하더라도 식사 시작 즉시 측정을 시작하고, 매 30분마다 측정하며(식사가 끝나지 않았어도, 가능하다면 측정한다), 식사를 마친 후 90분이 되는 시점까지 측정한다. 그렇게 하면 전체 식사 시간 동안 혈당그래프를 살펴볼 수 있다.

이러한 분석은 매우 유용한 정보로서 장시간 섭취에 몸이 어떻게 반응하는지 알 수 있다. 하지만 섭취한 식품이 많거나 코스가 많을수록 더 많은 요소들이 복합적으로 관여하기 때문에 어떤 음식 때문에 혈당이 치솟는지는 판단하기 어렵다.

Q 5. 때로는 디저트를 먹기도 하는데, 저녁 식사 후 바로 먹은 게 아니라 30~60분 후 디저트를 먹으면 어떻게 되는가? 혈당측정에 어떻게 영향을 미치는가?

식사 시작 후 60분 시점에 디저트를 먹는다고 해도 저녁 식사 시작 후 첫 90분을 테스트하고 평가할 수 있다. 디저트의 효과가 발현되기까지 대략 30분이 걸릴 것이기 때문이다. 디저트를 식후 30분 내에 먹는다면, 저녁 식사의 일부로 간주할 수 있고, 따라서 좀 복합적인 식사에 대한 반응을 본다고 생각하면 된다(4번 질문 참고). 그리고 디저트 섭취 후 90분이 되는 시점까지 측정해야 한다.

디저트를 식후 한 시간이 지나서 먹는다면, 이는 개별 항목으로 따로 측정한다. 하지만 디저트를 먹기 전 혈당이 기준치로 돌아오지 않았을 것이므로 정확하지 않을 수 있다.

Q 6. 혈당이 정상으로 돌아오기 전 음식물을 섭취하면 어떻게 되는가? 또는 직전 식사 후 2시간 이내 다음 식사를 하는 경우는 어떤가? 테스트의 시간을 어떻게 잡아야 하는가?

이 경우에도 식사를 평가할 수 있지만, 반응치는 혈당이 기준으로 회복되고 난 뒤 그 식사를 했을 때 나타나는 수치와는 다를 수 있다. 이 반응은 막 섭취했던 직전 식사 이후 이 식사를 했을 때의 결과인 것이다.

이 경우는 식사 간격이 짧다면 어떻게 되는지에 대한 유용한 정보를 얻을 수 있다. 자주 섭취하는 음식이 혈당급상승을 일으킨다면, 자신의 혈당이 기준치로 회복될 때까지 기다리는 것이 좋다는 것을 스스로 알 수 있다.

Q 7. 30분 혈당치는 급상승한 것으로 보이지만 1시간 정도가 되면 정상치로 돌아온다. 이는 걱정해야 하는 상황인가?

때로는 혈당수치가 비정상적으로 높게(200mg/dL 이상) 또는 비정상적으로 낮게(60mg/dL 이하) 나타나는 것처럼 보일 수도 있다. 만약 수치가 정확한 것이고 종종 이런 현상이 나타난다면 결과에 대해 의사와 상의하는 것이 좋다.

하지만 한 번 정도 극단적인 수치가 나타나고 더 이상 반복되지 않는다면 실제 수치가 아닐 것이다. 혈당측정기는 여러 가지 이유로 오류를 일으킬 수 있다. 채혈량이 충분하지 않을 수도 있고, 이물질이 섞였을 수도 있으며, 기계 오작동일 수도 있다. 컵케이크를 먹고 손에 설탕이 약간 묻은 상태에서 채혈 스트립을 만진 경우, 측정결과는 매우 비정상적으로 나올 수 있다. 측정 수치가 너무 낮거나 높다면 다시 측정해야 한다. 두 번째 측정이 정상치에 훨씬 가깝게 나타난다면, 이것을 정확한 것으로 본다. 하지만 세 번째 재검사했을 때 수치가 너무 높거나 너무 낮은 상태로 유지된다면, 실제로 그런 상태일 것이다.

하지만 그럼에도 간혹 발생하는 높거나 낮은 수치가 중요한지, 그만큼 비중 있게 다뤄야 할지는 알 수 없다. 보통은 식후 시간 추이에 따른 혈당의 전반적인 상승을 관찰하며, 그 관찰내용이 앱의 점수 체계의 기초이다. 급히 혈당이 상승했다가 빠르게 하락하는 현상은 특별히 의미 있는 것으로 보지 않는다.

가장 중요한 것은 각각의 식사에 대한 자신의 반응을 시간 변화에 따라 비교하는 것이다. 혈당이 종종 이런 방식으로 반응하는가? 또는 혈당반응에 특이한 점이 있는가? 그러나 여러 번의 측정에서 너무 높거나 낮은 숫자가 나오면 의사에게 문의하도록 한다(8번 질문 참고).

Q 8. 나의 공복혈당(아침) 또는 식후혈당이 너무 높은 경우 어떤 시점에서 의사를 만나야 하는가?

공복혈당(아침) 또는 식후혈당측정 결과가 지속적으로 당뇨병전기 또는 당뇨병 진단 범위로 나타난다면 의사와 상의하는 것이 좋다. 의사는 공복혈당 검사와 포도당반응(포도당내성) 검사 또는 당화혈색소 검사를 통해 의학적 문제가 있는지 판단하게 된다. 주기적으로 측정하고 있기 때문에 병원에서 실시하는 '스냅샷' 수준의 검사보다 여러분이 더 많은 정보를 가지고 있는 것이 사실이다. 당뇨병전기 또는 당뇨병에 해당한다면 정식 진단은 중요하다. 혈당을 조절하기 위한 적절한 치료를 받을 수 있기 때문이다.

치료하는 방법은 다양하다. 혈당강하를 음식 섭취 방법으로도 조절할 수 있지만, 투약이 필요한 경우도 있을 수 있다. 인슐린 투약이 항상 필요한 것도 아니다. 여러분에게 적절한 치료법을 찾아주는 일은 의사만 할 수 있는 일이다.

Q 9. 느낌만으로 나의 혈당상태를 알 수 있는가?

고혈당과 저혈당은 어지러움, 떨림, 피로, 멍해지는 느낌 등의 증상을 동반한다는 것을 읽어보았을 것이다. 우리 연구자의 경험상 이러한 느낌만으로 상태를 판단하기에는 증상이 매우 모호하다.

실제로 혈당이 너무 낮거나(저혈당 상한선인 70mg/dL 이하) 너무 높은 것(식후 200mg/dL 이상) 같다며 '어지럽다, 떨린다, 피곤하다'는 증상을 호소하는 사람들이 있는데, 확인해보면 정상범위였다. 혈당과 상관없이 현기증, 떨림, 피곤, 멍함을 일으키는 이유들이 많다.

그러므로 확실하게 하기 위해서는 측정을 해보는 것이 좋다. 지속적으로 어떤 증상을 느끼는데, 그럴 때 측정을 통해 진짜 혈당 변화 때문임을 확인한다면 향후에 그런 느낌이 왔을 때 실제 고혈당이거나 저혈당임을 확신할 수 있을 것이다.

이런 방식은 식품에 대한 우리 몸의 반응을 이해하고 거기에 맞추는 하나의 방법일 뿐이다. 자신이 섭취하는 식품을 기록해왔다면, 특정 식사를 하고 난 뒤 고혈당 또는 저혈당과 관련된 '증상'이 늘 발생하는지 여부를 객관적으로 확인할 수 있다. 이러한 유형의 반응은 앱에 기록할 수 있고, 자기만의 방식으로도 추적 관찰할 수 있다.

Q 10. 혈당조절을 스스로 할 수 있다면 원하는 만큼 먹고도 체중을 감량할 수 있는가?

물론 그렇지 않다. 몸이 필요로 하는 것보다 너무 많은 에너지를 섭취하면, 혈당은 차치하고 여분의 에너지를 지방으로 저장하게 된다. 과식을 일상적으로 하게 되면 결국 체중은 증가한다. 왜 모든 열량이 일률적으로 작용하지 않는지에 대한 설명은 앞에서 했지만 (138페이지 참고), 혈당상승치를 줄이는 식사는 체중 증가를 막고 체중 감량에 도움이 되지만, 그렇다고 해서 섭취하는 식품의 에너지량 즉 열량이 전혀 중요하지 않다는 의미는 아니다. 과식은 혈당급상승을 유발할 가능성이 높다. 측정을 해보면 원하는 음식을 적당량 섭취하면 혈당급상승이 일어나지 않음을 알게 된다. 하지만 동일한 음식을 많이 먹으면 혈당급상승을 겪을 수도 있다. 섭취량은 혈당상승에 영향을 미친다.

우리는 실험을 통해 열량과 식후혈당반응의 상관관계를 확인했다. 그러나 어떤 식품을 과식했을 때 혈당급상승이 발생하지는 않았다 하더라도, 너무 많은 에너지를 섭취한 것은 사실이다. 비타민, 무기질 측면에서 균형 있는 식단을 유지하고, 자신의 에너지 요구량을 넘겨 과식을 할 것이 아니라 그에 맞게 적절한 양을 먹는 것이 건강을 유지하고 불필요한 체중 증가를 방지할 수 있는 방법이다.

다시 한 번 강조하자면, 열량에 너무 집중하지 않기를 바란다. 다이어터는 지금까지 열량 계산에 길들여져 왔기 때문에 열량은 늘 신경이 쓰이는 부분일 것이다. 하지만 관심을 더 쏟아야 하는 대상은 자신에게 문제를 일으키는 특정 식품들이다. 섭취 열량이 적정 수준이라면 이 부분은 쉽다. 혈당상승치를 낮게 유지하고, 섭취량을 조금 줄인다면 체중 감량은 무엇보다 쉬운 일이 된다.

Q 11. 약국에서 당화혈색소 측정기를 본 적이 있다. 이 검사를 해야 하는가?

(우리나라에서는 약국에서 당화혈색소 검사를 할 수 없다. 병의원에서 의사의 판단에 따라 시행하고 있다.—옮긴이)

당화혈색소 검사는 당뇨병을 진단하는 주요 검사 중에 하나다. 검사 전 약 두 달 정도의 혈당조절 상태를 보여준다. 당뇨병전기 또는 당뇨병에 대한 걱정이 있다면 가정용 당화혈색소 검사를 해볼 수 있다. 당화혈색소 검사는 이 검사를 해야 하는 어떠한 증상(예를 들면 높은 공복혈당 수치)이 없다면 보험 적용이 안 될 수 있다. 만약 검사를 한다면 주로 의사가 실시한다.

이 검사를 해야 하는 의학적인 문제가 없다면 그냥 약국에서 검사 장치를 구입하여 스스로 확인하는 정도면 충분하다. 혈당검사와 마찬가지로 채혈침으로 손가락 끝을 찔러서 검사한다. 그러나 한 번만 하면 되고, 3~6개월 주기로 반복하면 된다. 비용은 약 40달러 정도이다.

검사를 해볼 마음을 먹었다면 당화혈색소 수치가 5.7퍼센트 미만이 정상임을 기억해두자. 5.7퍼센트 이상 6.5퍼센트 미만은 당뇨병전기 범위이며, 6.5퍼센트 이상이면 당뇨병 상태이다. 비정상적인 수치가 나왔다면 의사와 상담을 해야 한다. 이런 경우 주치의는 확실한 판정을 위해 검사를 다시 할 것이다. 오류 없는 혈액 검사는 없다. 또한 자신의 검사 수치가 정상, 당뇨병전기, 당뇨병 상태 중 어디에 해당되든지 혈당급상승을 일으키지 않는 음식을 선택하는 것은 항상 유익하다는 사실을 기억하기 바란다.

한편, 당화혈색소 검사는 특정 식품의 효과에 대한 정보는 주지 않는다. 당화혈색소 검사는 과거 두어 달 정도의 혈당수치의 평균값이다. 당화혈색소 수치가 높으면 자신의 혈당이 높은 상태였음을 의미한다. 하지만 어떤 식품이 혈당급상승을 일으키는지 알아야 최선의 식단을 구성할 수 있을 것이다. 시간이 지나면서 혈당수치가 안정화되면 상승했던 당화혈색소 수치도 하락할 것이다.

혈당검사 수치를 봤을 때 당뇨병전기 또는 당뇨병으로 의심할 이유가 없으면 당화혈색소 검사는 굳이 신경쓸 필요가 없다. 일반 혈당 검사에 비해 약간 비용이 더 든다는 이유도 있다.

Q 12. 식사하면서 어떤 식품을 섭취한 후 혈당급상승이 있었는데, 같은 식품을 다른 식사를 하면서 섭취했을 때는 괜찮았다. 이유가 무엇인가?

하루 중 언제 먹었는지, 운동을 식사 전에 했는지 식사 후에 했는지, 심지어는 호르몬 주기까지 혈당반응치를 변화시키는 데는 많은 요인들이 있다. 예를 들면 샐러드를 곁들인 파스타와 와인 한 잔을 먹은 경우와 마늘빵을 곁들인 파스타를 먹은 경우의 결과치가 다르고, 파스타를 한 번 더 먹은 경우에도 결과치는 다르게 나올 수 있다. 이런 이유로 혈당급상승을 일으키는 음식은 상황을 달리해가며 섭취하고 혈당측정을 해보는 것이 도움이 된다. 이 부분은 뒤에서 좀 더 논의하기로 한다.

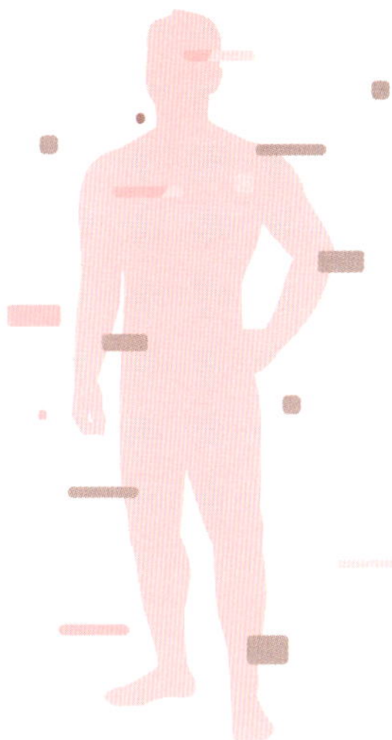

제9장

나만의 식사를 미세조정하기

에이미는 토스트를 매우 좋아한다. 토스트에 달걀을 곁들이기도 하고, 잼을 발라 먹기도 하며, 땅콩버터를 바르는 것도 좋아한다. 무엇보다도 프렌치 발효버터를 바른 토스트를 제일 좋아한다. 에이미에게 프렌치 버터를 바른 천연발효빵으로 만든 토스트 두 조각과 크림을 살짝 섞은 뜨거운 커피 한 잔은 천상의 아침 식사다.

하지만 에이미는 지방 섭취를 줄여야 한다고 믿었기 때문에 체중을 줄이기 위해 토스트를 먹지 않고, 자몽과 오트밀을 선택하기도 한다. 그리고 토스트를 먹을 때 토마토와 오이를 곁들이거나 아무것도 바르지 않은 토스트를 먹곤 했다. 에이미가 원하는 형태는 아니었지만 그렇게 해야 한다고 생각했다.

에이미의 혈당검사 결과 오트밀과 자몽은 아침에 엄청난 혈당급상승을 일으켰다. 에이미는 속으로 크게 안심했다. 오트밀과 자몽은 그녀가 원하는 아침 식사가 아니었기 때문이다. 그리고 토스트를 테스트했는데, 아무것도 바르지 않은 토스트 역시 혈당급상승을 일으켰다. 오트밀과 자몽만큼은 아니었지만 그래도 에이미가 은근히 기대했던 것보다는 큰 폭으로 상승한 것을 확인했다.

그리고 나서 에이미는 토스트에 프렌치 발효버터를 바르면 어떻게 되는지 확인해야겠다고 생각했다. 자신이 좋아하는 천연발효빵 두 조각을 굽고, 프렌치 버터를 넉넉하게 발랐다. 게다가 그동안 불안해서 아무것도 넣지 않고 마셨던 커피에 그토록 좋아했던 크림을 듬뿍 넣었다. 한 입 한 입, 한 모금 한 모금이 너무 즐거웠다. 그녀가 좋아했던 아침 식사인 버터를 바른 토스트와 크림 섞은 커피는 혈당급상승을 일으키지 않는다는 것을 발견하고 그녀는 뛸 듯이 기뻤다. 30분 뒤에도, 60분 뒤에도 혈당급상승은 전혀 일어나지 않았다.

연구에서도 확인했듯이 이런 현상이 나타나는 이유는 지방이 혈당급상승을 억제하는 경향이 있기 때문이라고 추정한다. 모든 사람에게 이런 현상이 발생하지는 않지만 많은 경우 지방은 혈당 안정의 도우미로 혈당급상승을 스스로 조절할 수 있는 여러 방법 중의 하나로 보인다. 그래서 지방을 곁들여 먹으면 혈당수치가 내려가는 경우가 많다. 혈당급상승을 일으키지만 좋아하는 음식을 다소 안전하게 즐기려면 지방을 함께 섭취하면 된다. 때로는 체중 감량이나 건강을 위해 먹어야 한다고 믿었던 식사보다 자신이 좋아하는 방식으로 섭취하는 것이 훨씬 좋은 혈당반응을 나타낸다. 물론 늘 그런 것은 아니지만 이렇게 기분 좋은 상황이 나에게도 일어나는지 확인해보고 싶지 않은가?

일주일 간의 테스트 기간이 끝나면 여러분은 귀한 정보를 얻을 것이다. 어떤 식사와 음식이 혈당을 치솟게 했으며, 어떤 식사와 음식이 완만한 혈당상승을 일으키거나 전혀 상승시키지 않는지 알게 된다. 아마 새로운 식사와 음식에 대해서도 테스트를 하고 싶어질 것이다. 정말 멋진 일이다. 우리 연구에 참여했던 많은 사람들이 스스로 새로운 음식에 대한 테스트를 계속해나가고 있다. 쌓여가는 정보를 토대로 이들은 자신에게 가장 유익한 방식으로 식단을 이리저리 조정하고 있다.

그러나 자신에게 좋은 음식과 나쁜 음식을 알게 되었어도 나쁜 음식을 포기하는 일이 너무 고통스럽다면 어떻게 해야 할까? 테스트에서 혈당급상승을 확인했지만, 그래도 자신이 좋아하는 그 음식을 먹을 수 있는 방법은 없을까?

우리는 연구를 통해 혈당의 상승과 하락을 일으키는 여러 가지 요인을 관찰할 수 있었다. 특정 유형의 탄수화물이나 지방 추가, 섬유질 추가, 소금, 물, 운동, 수면 등이 그 요인이 될 수 있다. 우리가 발견한 내용을 활용하면, 혈당급상승을 조절할 수 있는지 확인하기 위한 전략을 시도해볼 수도 있다. 어떤 경우에는 음식이 혈당급상승의 주요 원인이 아닐 수도 있다. 충분한 수면을 취하지 못했거나, 소금을 너무 많이 섭취했기 때문일 수도 있다. 또 탄수화물의 종류나 섭취 지방을 바꾸어보면 혈당이 떨어질 수도 있다. 이와 관련된 여러 가지 의견을 살펴보고, 혈당급상승을 어떻게 분석해볼 수 있는지 알아보자. 무슨 짓을 하든 혈당이 높은 상태로 유지된다면, 해당 식사 또는 음식이 정말 자신에게 맞지 않을 수 있다. 그러나 어떤 조치를 통해 혈당을 떨어뜨릴 수 있다면, 안심하고 식사 가능한 메뉴로 올릴 수 있다.

여러분은 291페이지의 〈테스트한 식사/식품 평가 리스트〉에 그동안 자신이 시도했던 모든 것을 이미 기록했다. 그러므로 어떤 음식이 좋았고, 좋지 않았나를 판단할 수 있을 것이다. 이제 혈당급상승을 일으킨 음식을 들여다보자. 어쩌면 혈당급상승을 조절해볼 수도 있을 것이고, 잘 되면 다시 식사 메뉴에 포함시킬 수도 있을 것이다.

그러면 어떤 조치를 취해야 하는지 살펴보자. 먼저 탄수화물이다.

탄수화물

단순하게 요약하면 탄수화물이란 탄소, 산소, 수소로 구성된 분자이다. 탄수화물은 단당류, 이당류, 올리고당, 다당류 등 다양한 형태로 존재하지만, 기본적으로 영양학에서는 전분(녹말), 당, 섬유소라는 이름으로 부른다. 전분, 당, 섬유질의 비중이 높은 음식은 탄수화물이 많은 식품이다. 일반적으로는 "나는 당을 제한하고 있어." 또는 "내가 당분을 얼마나 좋아하는데!"라고 표현하는 것처럼 '당(당분)'이라고도 줄여 말한다.

영양학에서 탄수화물은 단백질, 지방과 함께 3대 다량영양소 또는 3대 기본영양소에 포함된다. 탄수화물은 신체가 빨리 꺼내어 사용할 수 있는 저장 에너지이다. 신체가 소화하지 못하는 탄수화물도 있는데 섬유질과 다당류이다. 이들은 섭취하면 바로 장내 세균들에게 전달되고, 여기서 여러 마이크로바이옴 종의 생존과 죽음에 영향을 준다(폐기물의 제거를 촉진하는 등 여러 활동을 한다).

이른바 고탄수화물식을 하는 사람은 저탄수화물식을 하는 사람들과는 다른 마이크로바이옴 조성을 가지는 경향이 있다. 예를 들면 당(단당류와 이당류)이 많이 포함된 식단 또는 당과 지방이 많이 포함된 식단은 지방 저장을 늘리거나,[1] 인지기능의 유연성을 축소하는 등[2] 건강에 부정적인 영향을 줄 수 있는 장내 세균을 활성화하는 경향이 있다.

섬유질이 풍부한 복합탄수화물(올리고당과 다당류)이 포함된 식사는 훨씬 다양한 마이크로바이옴을 가지게 하는 경향이 있고,[3] 비만과 염증을 줄이는 등 건강상 유익한 점들과 관련이 있어 보인다.[4,5,6] 하지만 이는 경향에 불과하며, 흥미롭기는 하지만 항상 그렇지는 않다는 사실을 명심해야 한다. 마이크로바이옴은 복잡하고 여러 요인에 영향을 받는다. 마이크로바이옴의 조성과 변화 요인에 대한 정보는 아직 많이 알려져 있지 않다. 이 분야는 적극적인 연구대상이다. 탄수화물이 마이크로바이옴에 미치는 효과를 파악하는 연구는 매우 흥미로운 주제이다.

혈당검사를 해봤다면 일부 탄수화물이 풍부한 음식은 혈당급상승을 일으키는 경향이 있고, 또 그렇지 않은 음식이 있다는 사실을 알게 되었을 것이다. 예를 들면 우리 연구에서도 어떤 사람은 쿠키를 먹고 혈당이 급상승했지만 바나나는 괜찮았고, 또 어떤 사람은 바나나를 먹고 혈당 급상승이 일어났지만 쿠키는 괜찮았다(256페이지 참고).

이렇게 생각해보자. 자신은 바나나를 좋아하는데 바나나를 먹었을 때 혈당급상승을 확인했다. 또는 밥을 좋아하고 밥이 없는 삶은 생각하기도 싫은데 밥이 혈당급상승을 일으켰다. 토스트나 오트밀이 혈당급상승을 일으키는 것으로 확인했는데, 아침 식사를 달걀로 바꾸고 싶지 않다면? 또는 저녁에 즐기는 칵테일 한 잔으로 혈당이 천장을 뚫을 기세로 상승한다면, 절대 금주를 해야 할까?

다행히도 정말 좋아하는 음식을 완전히 포기할 필요는 없다는 좋은 소식이 있다. 좋아하는 음식을 제한하는 다이어트는 효과가 없다. 장기간 실천하기가 어렵기 때문이다. 그러나 혈당을 치솟게 만드는 탄수화물이 많은 식사를 포기하기 어렵다면 어떻게 해야 할까? 한 가지 방법은 동일한 식사에 다른 종류의 탄수화물을 포함시켜 검사해보는 것이다. 우리는 이 방법을 '탄수화물 교체carb swapping'라고 부른다. 탄수화물 교체를 하는 몇몇 방법들이 있다. 먹고 싶은 식사나 음식을 가지고 다음과 같이 해보자.

- 범인을 가려낸다.

  혈당을 올리는 식사에 여러 종류의 탄수화물이 포함되어 있다면 먼저 한 번에 하나씩 제외하면서 해당 식사를 여러 번 테스트해야 한다. 그렇게 하면 어떤 탄수화물이 범인인지 식별할 수 있다(우리 앱에는 모든 식품의 영양가가 저장되어 있다. 그러므로 어떤 식품에 탄수화물이 다량 함유되었는지 확신하기 어려운 경우 앱을 통해 확인할 수 있다).

  예를 들면 아침으로 오트밀을 먹고 싶다고 치자. 보통은 우유와 설탕을 섞어서 먹고, 오렌지 주스도 한 잔 곁들인다. 어떤 탄수화물이 문제의 원인일까?

오트밀? 우유? 설탕? 오렌지 주스? 그럼 이제 오트밀과 우유 를 먹되 토핑을 제거하고 먹어본 뒤 오렌지 주스만 단독으로 먹어본다. 그리고 오트밀에 건포도를 넣고, 설탕을 빼본다. 각각을 시도하면서 30분, 60분, 90분, 120분 혈당을 측정한다. (또는 먹고 나서 배고픔의 정도를 평가해본다.) 이런 방식으로 혈당을 치솟게 하는 재료를 추적해낼 수 있다. 그렇게 되면 해당 재료를 제거할지 교체할지 알 수 있다. 이러한 실험을 할 때는 다음의 표a를 활용할 수 있다.

표a

식사	30분	60분	90분	120분
오트밀, 무지방 우유, 설탕, 오렌지 주스				
오트밀, 두유, 건포도				
오렌지 주스				
우유를 뺀 오트밀, 신선한 과일				

• 양을 줄여본다.

오트밀(파스타 또는 밥 또는 좋아하는 곡물) 한 대접을 먹고 싶다면, 작은 그릇으로 줄여볼 수 있겠는가? 못하겠다면 양을 줄이는 시도는 하지 말자. 하지만 조금 줄여도 괜찮다면, 먹는 양을 조절해보자. 혈당을 치솟게 하는 원인이 실제 음식이라기보다는 먹는 양일 수도 있다. 이 실험은 다음의 표b를 가지고 할 수 있다.

표b

식사	30분	60분	90분	120분
미트소스에 버무린 스파게티 2컵				
미트소스에 버무린 스파게티 1컵				
미트소스에 버무린 스파게티 1/2컵				

• 식사를 쪼갠다.

식사 시간이 길어지면, 혈당상승 정도를 낮출 수 있다. 천천히 식사하거나 식사를 여러 부분 또는 코스로 쪼개 놓고, 코스와 코스 사이에 잠깐의 대기 시간을 넣어보자(저녁의 대화를 위한 시간이라고 해두자).

또 다른 방법은 많은 양을 먹으면서 식사횟수를 줄이기보다는 조금씩 자주 먹어볼 수도 있다(적은 양의 식사가 주는 혈당하강 효과를 활용하는 방법이기도 하다).

• 곡물 음식을 활용할 수도 있다.

귀리(오트)가 문제라면 (또는 문제가 되는 식사에서 섭취했던 쌀이나 밀 또는 다른 곡물) 다른 유형의 곡물로 교체하거나, 곡물의 전부 또는 절반을 레귬(legume: 콩류. 레귬은 일반적으로 혈당을 그렇게 상승시키지 않는 경향이 있다.)으로 대체해볼 수도 있다. 다행히 곡물과 레귬의 종류는 매우 많다. 그러니 이제 익숙함에 길들여져 있던 식생활의 관성에서 벗어나 새로운 시도를 해보자.

탄수화물에 매우 예민한 사람들이 있는데, 이 사람들은 어떠한 곡물과도 잘

친해지지 못한다. 하지만 대부분의 사람들에게는 자신에게 맞는 곡물들이 분명히 있다. 맨 처음에 시도했던 탄수화물 교체에서 효과를 못 봤다 하더라도, 아래와 같이 계속 시도해보자.

아마란스 보리 현미: 단립종, 바스마티, 장립종 메밀 콘밀/폴렌타 수수 귀리: 재래종, 아이리쉬, 스틸컷 퀴노아 호밀 수수 스펠트밀 테프(teff) 라이밀(triticale) 밀알	백미: 단립종, 바스마티, 재스민, 장립종 팥 검은콩 동부 흰 강낭콩(Butter beans) 카넬리니콩 칙피/병아리콩 완두 강낭콩 렌틸: 갈색, 붉은색, 녹색 리마콩 흰색 강낭콩(navy beans) 땅콩/땅콩버터 핀토빈 대두

- 섬유질을 늘린다.

우리 연구 당시 섬유질을 식사에 추가했을 때 많은 경우 식후혈당반응이 즉각적으로 상승했으나 다음 날 식사에 대한 식후혈당반응은 낮아지는 경향을 확인했다. 식사에 섬유질을 많이 포함시켜보자. 정제 곡물이 아닌 통곡물을 넣거나 밀기울, 귀리겨, 맥아 또는 그 외 섬유질이 풍부한 식품을 과일 스무디나 요거트에 섞어볼 수 있다. 이런 시도를 여러 날 연속으로 해보고 나서 해당 식사의 테스트를 반복해본다.

: 마라톤 러너인 란(Ran B.)의 사례 :

나는 열정적인 마라톤 러너이다. 훈련에 많은 시간을 보낸다. 친구인 에란시걸과 마찬가지로 영양이 나의 운동능력을 얼마나 향상시킬 수 있는지, 운동 후 회복에 얼마나 도움이 될 수 있는지에 늘 관심을 가져왔다. 러너의 세계에는 이런저런 통설들, 오해, 조언, 알려지지 않은 이론, 레시피 등이 돌아다닌다. 어떤 말을 믿어야 할지도 모르겠다. 우리는 모두 에너지를 얻기 위해 먹어야 한다는 것을 알고 있지만 마라톤, 철인 3종 경기를 비롯해 어떤 경기에 나가게 되든 불필요한 체중까지 싣고 달리고 싶지는 않다.

나는 여러 유형의 다이어트를 시도하면서 어떤 효과가 있는지 살펴보곤 했다. 과거 에란 박사를 포함하여 여러 사람들로부터 저탄수화물식이 좋다는 얘기를 많이 들었다. 하지만 내가 탄수화물 섭취량을 상당히 줄였을 때 즉각적으로 부정적 효과를 겪어야 했다. 훈련을 하는 동안 힘을 낼 수가 없었다.

그래서 나는 탄수화물을 다양하게 바꿔보기로 했다. 외식이 잦은 편인데 그때마다 내가 선택하는 탄수화물 식품은 대부분 밥이었다. 밥을 퀴노아로 바꾸었을 때 거의 즉각적인 효과를 느꼈다. 에너지가 솟고, 운동능력도 유지할 수 있었다. 섭취열량을 줄이지 않고도 체중이 거의 2킬로그램 이상 줄었다. 지금은 탄수화물을 다른 종류로 바꾸었을 뿐인데 훨씬 가볍고, 탄탄하며, 활력이 있다고 느낀다.

- 과일을 바꿔본다.

과일이 문제인 것으로 드러나거나 의심이 된다면 다른 과일로 바꿔본다. 건과일은 당농도가 높다. 오트밀에 건포도 대신 블루베리를 넣는 식으로 신선한 과일로 대체하면 차이가 날 수도 있다. 간식으로 과일 먹는 것을 좋아하지만 바나나가 혈당을 치솟게 한다면, 사과로 바꿔본다. 오렌지가 혈당을 올린다면, 망고로 바꿔본다.

식단의 다양성이 늘어나는 것은 언제나 도움이 된다. 더 많은 과일을 테 스트해보면 그만큼 많은 영양소의 혜택을 누릴 수 있다. 보통 베리류의 당 함량이 상대적으로 낮다. 베리류가 여러분에게 가장 잘 맞는 과일일지도 모른다. 하지만 여러 과일을 테스트해봐야 확실하게 알 수 있다.

⁝ 토마토를 좋아한 루티(Ruti E.)의 사례 ⁝

수년 동안 나는 체중과의 전쟁을 해오며 오만 가지 다이어트를 시도했다. 한동안 효과가 유지되었던 다이어트도 있었지만 늘 체중은 제자리로 돌아왔다. 바이츠만과학연구소의 맞춤영양 프로젝트에 참여하면서 토마토가 엄청나게 혈당을 급상승시킨다는 것을 알게 되었다. 토마토가 범인이라고는 단 한 번도 생각해본 적이 없었다. 연구가 끝난 뒤 나는 연구 코디네이터와 마주 앉았다. 그는 내가 먹은 식사 중 토마토가 포함되어 있었던 모든 식사의 그래프를 보여주었다. 혈당급상승을 뚜렷하게 확인할 수 있었다. 그래프는 명확했고, 의심의 여지는 전혀 없었다.

토마토가 나에게 좋은 음식이라고 믿으면서 늘 많은 토마토를 먹었는데 과거 내 다이어트 실패의 주요한 원인이었음을 알게 된 것이다. 내 잘못이 아니었다. 토마토가 범인이었다. 나는 토마토 섭취를 상당히 줄였고, 훨씬 활력이 넘친다고 느끼고 있다. 여전히 놀라울 뿐이다. 이미 몇 킬로그램의 체중이 빠졌고, 결국 체중과의 전쟁을 끝낼 답을 찾았다는 생각에 설렌다.

• 주스를 바꿔본다.

주스에는 과당이 고농축되어 포함되어 있다. 하지만 혈당급상승을 일으키지 않는 주스를 찾아 마시고 싶을 것이다. 신선하게 바로 짠 주스는 첨가물이나 제품으로 나와 있는 가당 주스의 설탕이 첨가되어 있지 않다. 문제는 역시 특정 과일이다. 오렌지 주스를 자몽 주스, 사과 주스, 토마토 주스로 바꿔보고, 어떤 차이가 있는지 관찰한다. 또는 오렌지 주스를 마시기보다는 오렌지를 통째로 먹어도 좋다. 섬유질이 많아 혈당반응을 조정해줄 수 있기 때문이다.

만약 주스를 습관적으로 마시는 정도였다면 아예 주스를 식단에서 빼는 것도 한 방법이다. 물 한 잔이 더 나은 선택일 수 있다. 우리의 연구에서 식사 때 물을 많이 마시면 혈당반응치가 내려가는 것을 관찰했다. 또한 달달한 음료보다 물을 마심으로써 섭취 열량을 줄일 수 있다. 이는 체중 감량에 도움이 되고 다른 음식을 더 섭취할 수 있는 여유를 준다.

- 첨가하는 당의 종류를 바꿔본다.

시리얼을 먹을 때마다 그동안에는 늘 설탕을 사용해왔다면 이제 꿀, 생메이플 시럽, 코코넛 슈거, 대추야자당, 당밀 같이 다른 형태의 당을 넣어보자. 또는 오트밀에 과일을 넣어 먹는다면 사실 설탕을 추가하지 않아도 맛이 좋다는 것을 알게 될 것이다.

- 우유를 바꿔본다.

우유는 단백질, 칼슘, 지방(무지방 우유는 제외)의 공급원이지만, 유당 함유량이 높아 탄수화물의 공급원이기도 하다는 것을 모르는 사람들이 있다. 천연우유에서 지방이 빠지면 빠질수록, 유당의 농도는 높아진다. 따라서 무지방 우유는 가장 '단' 우유이다. 무지방 우유를 먹고 혈당상승이 없다 하더라도, 혈당급상승을 일으키는 식사에 고지방 우유 또는 크림을 추가하면 혈당상승폭이 낮아질 수 있다.

우유 대신 두유, 아몬드유, 기타 견과유 또는 씨앗유도 시도해볼 수 있다. 목장 우유보다 견과유에 더 우호적인 반응이 나타날 수도 있다. 물론 그 반대의 경우도 있을 것이다.

탄수화물의 종류를 바꾸는 경우 해당 식사를 다시 테스트해보고 표나 앱에 기입해두자. 그러면 혈당상승치(또는 배고픔을 추적하고 있거나 주간 체중 변화를 관찰 중이라면 배고픔 강도)를 비교하면서 대체식품이 뭔가 차이를 만들어내고 있는지 여부를 확인할 수 있다. 혈당상승폭이 낮아진다면 그 식품을 식사에 추가해도 상관없다. 그렇지 않다면 다른 대체식품을 시도해본다(또는 다음에 제시된 전략들이 효과가 있는지 본다).

식사 내용 조절 시도를 얼마나 많이 할지는 해당 식사가 자신에게 어느 정도의 의미가 있는지에 따라 결정될 것이다. 알다시피 어떤 식사를 대상으로 하든 함유된 탄수화물을 조절하는 방식은 많다. 중요한 점은 해당 식사의 즐거움을 방해하지 않는 선에서 혈당급상승을 낮추는 혈당조절 방식을 찾아내는 것이다.

지방을 추가하자 ◀◀◀

혈당급상승을 억제하는 효과적인 방법은 지방을 추가하는 것이다. 지방이 해롭다는 정보는 오해라는 것을 이미 밝혔다. 혈당을 중심으로 생각하면 지방에 대한 통념은 오해인 것으로 보인다. 많은 경우 탄수화물이 풍부한 음식에 지방을 추가하면 어떤 때는 놀라울 정도로 혈당상승을 완화시키는 효과가 있었다. 지방 자체가 맛이 좋고, 다른 음식의 맛도 좋게 해주기 때문에 지방을 추가하라는 말을 반기는 사람들도 많다. 건강을 생각해서 지금까지 지방을 피해왔다면 이제는 더 이상 그럴 필요가 없다. 우리 주변에는 다음과 같이 지방 함량이 높은 음식도 많고, 식사에 추가할 수 있는 지방 식품도 많다.

- 라드 같은 동물성 지방
- 아보카도
- 버터
- 치즈
- 코코넛
- 크림
- 스테이크와 베이컨 등 지방이 붙은 고기
- 마요네즈
- 견과류와 씨앗류(견과버터와 씨앗버터)
- 올리브오일
- 땅콩과 땅콩버터
- 연어 및 지방 많은 생선
- 타히니
- 달걀
- 일반 우유

식사에 지방을 더해 더 맛있게 즐길 수 있는 여러 방법을 생각해보자. 버터 바른 토스트나 마요네즈를 곁들인 샌드위치, 파스타와 올리브오일, 피타빵과 타히니, 치즈 올린 크래커, 크림을 첨가한 오트밀, 일반 우유를 섞은 카페라떼 등……. 구운 닭가슴살이 아니라 소갈비를 먹고 싶고, 달걀흰자로 만든 오믈렛이 아니라 달걀 전체로 만든 치즈 오믈렛을 먹고 싶었다면, 혈당에 미치는 지방의 역할을 확인하는 순간 기분 좋게 놀랄 것이다. 그러므로 좋아하는 음식이 혈당을 치솟게 하는데 지방이 많이 포함되어 있지 않다면, 또는 건강을 위해 저지방식을 하고 있는데 혈당이 잡히지 않는 것 같다면, 지방을 조금 더 추가해보고 어떤 현상이 일어나는지 관찰해보길 권한다. 지방을 추가하는 것만으로도 좋아하는 그 음식이 걱정 없이 안전하게 즐길 수 있는 형태로 바뀔 수 있다. 지방 추가 실험은 아래와 같이 추적할 수 있다.

식사	30분	60분	90분	120분
아무것도 바르지 않은 베이글				
버터 바른 베이글				
땅콩버터를 바른 베이글				
누텔라를 바른 베이글				

테스트를 해보면, 어떤 지방을 추가했을 때 효과가 더 좋은지 금방 알 수 있다. 물론 어떤 것은 혈당급상승을 일으킬 수도 있다. 이 모든 것은 테스트를 해보기 전까지는 알 수 없다.

: 저탄수화물식 또는 케톤식으로 가야 하는가? :

혈당검사를 한 후 많은 사람들은 고탄수화물 식사에서 혈당급상승이 발생하고, 고지방 음식에서 혈당상승이 완만하다는 것을 알게 된다. 때문에 이들은 저탄수화물식, 구석기식, 심지어 케톤식으로 가야 할지를 고민하게 된다. 이런 다양한 다이어트의 인기가 계속 지속되지는 않지만, 이런 다이어트에는 한 가지 공통점이 있다. 모두 표준 미국식 식단보다는 탄수화물 함량이 낮고, 지방 함량이 높다는 점이다.

이 책의 앞부분에서 설명했듯이 저지방식보다는 저탄수화물식이 체중 감량 효과가 좋고 빠르다는 것을 뒷받침하는 연구들이 많다. 그래서 앳킨스식 다이어트 및 이와 유사한 프로그램을 따르는 사람들이 상당히 많다. 구석기식 같은 저탄수화물식 다이어트는 모두 같은 원리를 기반으로 한다. 다만 가공식품이 아닌 천연식품을 강조하고 있다. 케톤식은 이 원리를 극단으로 끌고가는 방식이다. 사실상 탄수화물을 배제하고 지방 비중을 매우 높게 정하고 있다. 전통적으로 케톤식은 아동 간질 등 질병 치료에 효과적으로 활용되어 왔다. 최근에는 체중 감량을 원하는 사람들 사이에서 크게 유행하고 있다.

이러한 고지방식의 건강상 이점에 대한 연구결과는 다소 논란의 여지가 있다. 일반적으로는 고지방식이 위험하다는 확실한 증거는 없고, 당 함량이 높은 식사가 건강에 치명적이라는 증거는 매우 많다. 그러므로 이러한 식사법은 당 함량이 높은 식사 방식을 개선한 것이며 매우 꾸준하게 낮은 혈당수치를 보여준다.

문제는 이 다이어트 방식이 모두에게 잘 적용되지는 않는다는 데 있다. 모든 것이 다 그렇지만 이러한 다이어트에 대한 사람들의 반응은 제각각이다. 저탄수화물/고지방식을 시도하고자 한다면 해도 좋다. 하지만 실제로 먹고 싶은 것이 있다면 어떤 것이 자신에게 맞는지 확인할 수 있도록 식사할 때 꼭 혈당측정을 해보기 바란다.

이 다이어트의 또 다른 문제는 순응성이다. 현재 우리 사회에서 저탄수화물식을 유지하기는 매우 어렵다. 자신이 드나드는 장소와 하는 활동을 생각해보라. 그 모든 상황에서 탄수화물을 먹을 수 없다고 상상해보라. 탄수화물을 먹지 않으면 사람들이 모이는 행사에 참여하거나 레스토랑에서 식사하기도 어렵다. 탄수화물은 어디에나 널려 있고, 유혹적이며 맛도 있다.

저탄수화물식 또는 케톤식을 하는 많은 사람들은 이 방식을 장기간 엄격하게 유지하기는 어렵다는 것을 깨닫게 된다. 초기에는 탄수화물에 대한 갈망이 사라질 수도 있지만 시간이 지나면 탄수화물에 대한 갈망이 솟아나 저항하기 어려울 수도 있다. 일단 고탄수화물 음식으로 돌아가면 과식하게 되고, 자연히 빠진 체중이 돌아왔다고 말하는 사람들이 많다. 자신에게 달려 있다.

저탄수화물식을 좋아하고, 이 방식을 따르고 지키는 데 아무런 문제가 없으며, 식사 구성도 다양하고 비타민과 무기질이 충분하게 균형을 이루고 있다면, 본인에게 잘 맞는 다이어트가 맞다. 하지만 그런 방식의 식생활을 좋아하지 않으면서 특히 장기간 해야 한다면 권하고 싶지 않다. 충실하게 따르기가 어렵기 때문이다. 아마 너무 제약이 많다고 느낄 것이다. 탄수화물을 좋아하면서 혈당 문제를 일으키지 않는 식품과 음식을 찾았다면 거리낌 없이 마음껏 즐길 수 있다.

가공식품 말고 천연식품 ◀◀◀

가공된 식품들은 많은 사람들에게 혈당급상승을 일으킬 수 있는 식품첨가물을 포함하고 있다. 가장 대표적인 첨가물이 인공감미료이다. 앞에서 이미 인공감미료에 대해 자세히 다루었다시피 어떤 사람에게는 혈당을 치솟게 하는 원인이 되기도 한다.

이렇게 예민한 사람들에게 가공식품은 보통 당불내성에 영향을 미칠 수 있고, 당뇨병 진행을 촉진하기도 한다(사람을 대상으로 하는 연구는 더 많이 필요하다). 가공식품과 포장식품이 어떻게 혈당을 치솟게 하는지에 대한 많은 사례들이 이미 나와 있다.

유명한 체인 레스토랑을 드라이브 쓰루로 이용하기를 좋아하는 한 친구는 아침 식사로 샌드위치를 주문하곤 했다. 주로 저지방, '건강' 버전으로 선택했는데 내용물은 통밀 잉글리시 머핀에 달걀흰자와 칠면조 베이컨을 얹는 식이었다. 때로는 지방이 더 많은 샌드위치를 먹기도 했다. 그 모든 경우에 혈당의 급상승을 겪었다. 버터나 치즈 또는 고기를 추가했지만 달라지지 않았고, 달걀흰자를 얹든 지방 없이 먹든 마찬가지였다.

그녀는 집에서 자신이 좋아하는 식대로 아침 식사 샌드위치를 만들었을 때도 분명 달걀 전체와 베이컨, 치즈를 다 넣었는데, 혈당상승치가 훨씬 낮았던 것을 기억했다. 시험삼아 그녀는 집에서 통밀샌드위치에 달걀흰자와 칠면조 소세지를 넣었는데, 혈당급상승이 없었다.

우리는 혈당을 치솟게 한 원인이 드라이브 쓰루 음식에 들어 있을 음식 보존제와 첨가제가 아닐까 짐작한다. 패스트푸드와 레스토랑의 탄수화물 식품에는 가공이 많이 된 재료가 들어가고, 소스와 향신료들 역시 많이 첨가되는데 단맛이나 짠맛이 많이 느껴지지 않지만 실제로는 설탕과 나트륨이 다량 포함되어 있다. 두 경우 모두 혈당급상승에 영향을 줄 수 있다.

가공식품에는 지방이 제거된 제품이 많고, 무지방이라는 것을 강조한다. 하지만 지방을 제거하고 좋은 풍미를 더하기 위해 설탕 및 첨가물을 가미한다. 인공색소와 향신료는 혈당을 불안정하게 만드는 경향이 있다.

어쩔 수 없이 특정 가공식품을 써야 한다면, 함께 먹는 다른 음식들에 맞춰 조절할 수 있도록 이 장에 소개된 전략들이 자신에게 유효할지 살펴보는 것이 좋겠다. 효과가 없다면 집에서 만든 것과 최대한 유사한 것으로 대체할 수 있도록 해보자. 위에서 말한 친구가 좋아한 아침 식사 샌드위치처럼 말이다. 또 아이스크림 같은 기호식품을 고를 때는 최대한 자연에 가까운 제품으로 고르고, 포장 뒷면에 첨가물 리스트가 짧은 것을 고른다.

⁝ 스트레스가 많은 도론(Doron P.)의 사례 ⁝

나는 한마디로 다이어트로 연속된 삶을 살아왔다. 첨단기술 분야에 종사하면서 미친듯이 일하고, 수년 동안 그 삶을 견디고 있다. 이런 생활의 스트레스 때문에 고도로 엄격하거나 제한할 것이 많은 다이어트를 감내하기가 어려웠고, 항상 겪는 다이어트식의 공복감을 견디기도 어려웠다. 업무 환경에서 쉽게 먹을 수 있는 좋은 음식들을 뿌리치지도 못한다. 나는 현재 40대 중반인데, 평생 동안 애써온 체중 감량 노력은 효과가 없었음을 인정해야 할 것 같다. 원래 내가 비만의 운명을 타고 나서 비만과 관련된 흔한 합병증까지 겪는 것이 내 운명인지도 모르겠다.

그랬던 내가 어느 날 우연찮게 맞춤영양 프로젝트에 등록하게 되었다. 나에게 주어진 마지막 기회라고 여겼다. 보고서가 내 손에 들어왔을 때 스시, 과일 샐러드, 가지요리 등 내가 먹고 있었던 '건강한 음식' 중 몇몇은 사실 나의 혈당조절에는 유익하지 않았다는 것을 알고 깜짝 놀랐다. 와인, 초콜릿, 크렘뷔렐레 등 예상치도 못했던 음식들은 내 혈당에 거의 영향을 주지 않았다. 인생 최초로 나를 기준으로 균형식단을 스스로 구성할 수 있었다. 나는 지금 안심하고 먹을 수 있고, 나에게 맞는 디저트도 때때로 즐긴다. 이 방식은 과한 제약이 없고, 내가 먹고 싶은 음식까지 포함되어 있어 식사계획을 잘 지킬 수 있었다. 컨디션도 좋은 상태이고, 이 식이요법을 2년가량 해오면서 거의 9킬로그램을 감량했다.

생활습관 조절 ◀◀◀

섭취하는 음식을 바꾸는 것 말고도 혈당급상승에 이런저런 방식으로 영향을 미칠 수 있는 것은 생활습관 변화이다. 나이, 체중, 체질량지수, 기상 후 공복혈당, 콜레스테롤 수치, 혈압, 당화혈색소 수치와 같은 변수들은 일상적으로 관리할 수 없는 것들이다. 하지만 매일매일 바꿀 수 있는 것들이 있다. 이처럼 변화가 가능한 변수를 조절하면서 혈당급상승을 긍정적인 방향으로 조절할 수 있는지 살펴보아야 한다.

• 수면 시간 늘리기

우리 연구에서 수면 시간이 길면 식후혈당상승치가 낮다는 것을 관찰했다. 구체적으로는 밤에 자는 것이 낮시간의 수면과 밤에 깨어 있는 상태보다 혈당반응치를 낮추는 데 훨씬 효과적이었다. 현재 자신의 생활 속에서 충분한 수면을 취하지 못하고 있다면(일반적으로 7~8시간을 자야 한다고 하지만 사람마다 다르다), 먼저 수면 시간을 늘리거나 수면 시간대를 바꾸고 나서 원하는 식사를 섭취한 뒤 혈당급상승에 변화가 있는지 관찰해보자.

• 운동 늘리기

우리 연구에서 운동과 낮은 혈당수치의 관계를 찾은 바 있다. 활발한 신체활동은 사람의 혈당반응에 광범위하게 영향을 미치는 유용한 조절 방식일 수 있다는 증거이다. 다시 말하지만 모든 사람에게 적용되지는 않는다. 그래서 테스트를 통해 신체활동이 자신의 혈당수치에 영향을 주는지 여부를 확인하라는 말밖에 할 수 없다. 때로는 운동효과가 즉각적으로 나타나기도 하고, 때로는 24시간 내에 나타나지 않기도 했다. 이런 부분도 테스트를 할 때 염두에 두어야 한다.

- 식사 간격 조정하기

식사 시간에 반응하는 방식도 개인마다 다르다. 아침에는 혈당상승폭이 크고, 저녁에는 덜한 것이 일반적이지만 이와 반대되는 경향을 보이는 사람들도 있다. 혈당급상승을 일으키는 음식을 다른 시간대에 섭취하면 상승폭이 누그러질 수도 있다. 좋아하는 아침 식사를 오후 간식으로 섭취해보거나 늦은 저녁 혈당상승을 일으켰던 간식을 점심에 포함시켜보고 어떤 차이가 있는지 관찰한다.

- 소금 섭취를 줄이고, 수분 섭취 늘리기

어떤 사람들은 짠 음식을 먹으면 식후혈당이 크게 오르기도 했고, 식사 내용물에 수분이 많으면 식후혈당의 상승치가 낮아지기도 했다. 따라서 식사 내용물의 소금과 수분의 양을 조절하면서 도움이 되는지 여부를 관찰할 수 있다.

- 호르몬 변화 감안하기

여성은 생리기간 중 혈당급상승을 더 많이 겪는 경향이 있다. 생리기간에는 음식 테스트를 하지 않는 것도 괜찮다. 결과가 정확하지 않을 수 있기 때문이다. 또는 생리기간 중 음식 선택을 좀더 신중하게 할 수도 있다. 탄수화물의 양을 줄이고 혈당을 낮게 지켜주는 지방을 더 추가하는 방식으로 말이다.

- 스트레스 해소

우리의 연구를 통해 혈당수치와 스트레스의 관계도 확인할 수 있었다. 스트레스가 많은 시기가 있다면 그 기간에 혈당수치가 좀더 높게 나올 가능성이 있다. 심호흡, 이완 운동, 명상과 같이 스트레스 관리를 해보는 것이 좋을 것이다. 또한 스트레스 관리를 위한 이런저런 조치를 취할 때 실제로 효과가 있는지 혈당측정을 해볼 필요도 있다. 우리는 스트레스를 풀어주면 변화가 있다는 것을 여러 사례에서 확인했지만 중요한 것은 바로 나에게 변화가 있느냐는 것이다.

: 야식을 먹던 론(Ron K.)의 사례 :

바이츠만과학연구소의 맞춤영양 프로젝트에 참가하여 연속혈당모니터로 혈당을 측정했다. 그 결과 밤늦게 먹을 때마다 내 혈당은 밤시간 동안 계속 높은 상태로 유지된다는 것을 알게 되었다. 다음 날 아침에도 높은 혈당은 그대로 유지되고 있었다. 그래서 자기 전 먹는 것에 좀더 신경을 쓰기로 하고, 야식을 먹을 때 다른 종류의 음식물을 선택해보기로 했다. 또한 밤늦게 먹지 않고 식사를 조금 일찍 마치는 실험을 했다. 늘 이렇게 할 수는 없었지만 노력했다.

연구가 끝나고 나서는 손가락 채혈을 통한 확인만 가능했기 때문에 자는 동안 혈당이 어떻게 되는지 확인할 수는 없었다. 하지만 음식 선택을 다르게 하고, 먹는 시간을 조정했을 때 아침 컨디션이 훨씬 좋다는 것을 느낄 수 있었다. 기상 후 측정하는 공복혈당이 좀더 안정되고 낮아지기 시작했다. 이 정도면 성공이라고 생각한다.

마지막으로 여러분에게 꼭 일러둘 말이 있다. 만약 다양한 검토 끝에 여러분이 여러 가지 전략을 구사해보았는데도 특정 식사나 음식이 지속적으로 혈당상승을 일으킨다면 해당 식사와 음식을 점차 식단에서 배제하는 것이 최선일 것이다. 어떤 식품은 무슨 조치를 취하더라도 누군가에게는 계속 혈당급상승을 일으키기도 한다. 이 경우는 해당 음식을 제외하는 것이 최선이고, 최소한 너무 자주 먹지 않는 것이 건강 유지, 활력 유지, 체중 및 전반적인 안녕 차원에서 이롭다. 그 음식이나 식사는 그냥 자신과 맞지 않을 뿐이다.

그런데도 여전히 그런 음식을 제외하기가 어렵거나 배제하길 원하지 않는다면, 식후혈당수치를 정상적으로 유지하는 것이 내 몸과 일상생활에서 얼마나 중요한지 기억하기 바란다. 정상혈당은 자신의 건강과 체중에 다방면으로 유익하게 작용한다. 전혀 맞지 않는 음식을 제외하다 보면 결국 그 음식에 대한 입맛을 잃게 되고 자신에게 훨씬 유익한 영향을 주는 음식을 선호하게 된다. 이것이 나만의 맞춤식사의 진정한 의미이다.

이제 여러분은 자신만의 진실을 알게 되었다. 자신에게 맞는 식사계획을 세우고 생활습관을 정리하는 시간을 가져보자.

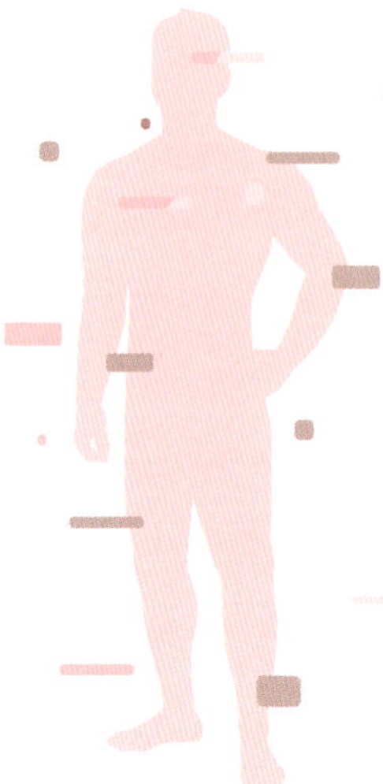

제10장

나만의 맞춤식사 구성법

우리는 연구 종료 후 다음 프로젝트로 그냥 넘어갈 수 없겠다는 생각을 하게 되었다. 실험 참가자들을 아무런 권고안 없이 내버려둘 수가 없었다. 사람들은 연구에 참여하면서 얻은 정보를 가지고 무엇을 할 수 있을지에 대해 알고 싶어 했다. 이들은 자신만의 좋은 음식, 나쁜 음식 목록을 가지고 있었지만 그것으로 무엇을 해야 할지는 잘 모르겠다는 반응이었다. 새로 알게 된 지식을 가지고 도대체 어떻게 식사 구성을 해야 한단 말인가? 이들은 자신들의 식사계획을 세울 수 있기를 바라고 있었다. 혈당반응 결과를 기반으로 한 완전한 식사계획을 구성할 때 무엇을 고려해야 할까? 연구에 참여했었던 이들을 어떻게 더 도울 수 있을까?

우리는 제일 먼저 확실한 식사계획에 무엇이 포함되어야 하는지를 고민했다. 물론 주된 목적은 정상혈당을 안정적으로 유지하는 것이다. 또한 건강한 식단을 위해 추가적으로 고려해야 하는 중요한 사항들이 있는데, 다음과 같다. 건강을 다시 찾고 건강한 체중을 유지하고자 한다면 이 사항들 을 따르는 것이 현명한 일이다.

- 음식을 다양하게 섭취하라.

혈당측정을 통해 혈당급상승을 일으키지 않는 음식들을 발견했으나 그중 일부의 음식만 섭취한다면, 필요한 영양소를 충분히 얻지 못할 가능성이 높다. 모든 필수 다량영양소, 비타민, 무기질을 적절하게 섭취해야 한다고 말하는 것은 이 책의 범위를 넘어서는 일이다. 하지만 적절하다는 수준은 역시 사람마다 다르다는 것을 알아야 한다.

그래서 필요한 영양소를 광범위하게 확보하는 최고의 방법은 다양한 음식을 먹는 것이다. 다양한 채소, 과일, 곡물, 단백질 음식을 먹어야 한다. 훨씬 단순하게 말하자면, 여러 형태로 식사를 구성하여 섭취하는 일이기도 하다. 달걀, 스프, 샐러드, 샌드위치, 단백질/채소, 파스타/쌀로 만든 요리 등이다. 섭취하는 음식이 다양하면 여러 가지 영양소 섭취에도 유리하다.

이 장의 후반에서 식사계획을 다루면서 식사를 통해 다양한 음식을 확실히 먹을 수 있도록 '좋은' 식사를 분류하는 방법을 설명할 것이다. 매일 모든 종류의 식사를 다 할 필요는 없다. 스프를 좋아하지 않거나 샌드위치를 좋아하지 않는다 해도 상관없다. 하지만 자신의 식사에 음식들이 다양하게 포함될수록 더 많은 영양소를 얻을 가능성이 높다. 여러분이 테스트한 '좋은' 식사의 범위가 다양성 측면에서 충분히 크지 않다면(설령 충분하다 하더라도), 식사 내용을 지속적으로 다양화하는 것이 좋다. 새로운 음식을 먹어보고 좋아하는 새로운 식사를 테스트해보는 것이다. 새롭게 발견하게 된 '좋은' 식사와 음식을 계속해서 보강하여 추가하면 혈당을 관리하면서도 영양이 충분하고 안전한 먹을거리 목록을 늘려갈 수 있다.

- 섬유질을 포함하라.

  섬유질은 유익한 장내 세균의 먹이가 되고, 유익한 장내 세균의 개체 수를 늘려줄 수 있다는 사실을 기억하자. 채소, 과일, 곡물, 씨앗류, 섬유질 보충제 등은 좋은 공급원들이며 마이크로바이옴을 활성화시킨다. 섬유질은 처음에는 혈당수치를 높일 수도 있지만 그 다음 날의 혈당을 내리는 경향이 있다는 설명도 했다. 주기적인 섬유질 섭취는 혈당을 안정화시킨다.

- 균형 있는 한 끼를 설계하라.

  혈당급상승을 조절하기 위한 노력을 하면서 이미 한 끼 분량에 대한 실험을 했을 것이다. 앞에서도 설명했듯이 설령 적정 수준으로 먹었을 때는 혈당급상승을 일으키지 않는 음식이라도 과식을 하게 되면 혈당급상승을 야기하는 경우가 있다. 잦은 과식은 필요한 수준보다 훨씬 많은 열량을 섭취하는 것이기에 시간이 지나면 분명히 체중이 증가하게 된다.

혈당수준이 안정되면 혈당변화를 고려하지 않은 열량제한식을 할 때보다 많은 열량을 섭취해도 체중을 유지할 수 있을 것이다. 저탄수화물식을 하던 사람들이 섭취 열량은 훨씬 높지만 저지방식을 하는 사람들만큼 체중 감량을 했다는 결과를 보여주는 연구를 기억하는가? 두 다이어트의 차이는 혈당효과이다. 혈당급상승 이후 분비되는 인슐린은 지방을 저장하는 것으로 잘 알려져 있다. 그러므로 혈당수치를 조절하면서 더 많이 먹고 포만감도 유지할 수 있겠지만 한계는 있다.

물론 많이 먹어야 할 때가 있다. 평소보다 더 허기를 느낄 때도 그렇고, 축하연이나 가족모임, 레스토랑 외식을 할 때는 평소보다 먹는 양이 확실히 많아진다.

테스트를 하면서 많이 먹어도 혈당급상승을 일으키지 않았던 음식을 파악해두면 매우 유용하다. 혈당급상승을 일으키지 않은 800칼로리 식사를 이미 찾아두었다면, 에너지가 더 많이 필요한 날 그 식사를 활용하면 좋다. 더 좋은 것은 식사의 여러 면면을 조절해본 다음(탄수화물 교환, 지방추가 등) 효과가 있었던 몇몇 음식을 찾아두는 것이다.

체중 감량을 원한다면, 허기를 느끼지 않을 정도로 섭취하면서 천천히 꾸준히 체중이 빠지는 수준으로 식사량을 줄일 수 있다. 기억해야 할 것은 혈당조절을 통해 더 많이 먹으면서도 열량 결핍을 유지할 수 있다는 사실이다. 체중 감량을 일으키는 열량이 어느 지점인지 말해줄 수 있는 사람은 없다. 스스로 체중이 빠지기 시작하는 그 수준을 찾아야 한다. 그리고 자신에게 혈당안정을 가져다주는 최고의 음식을 찾는 데 집중해야 한다. 그 범위 내에서 최대한 다양한 종류를 섭취하고, 자신에게 적절한 양을 섭취해야 한다.

체중 감량 또는 체중이 늘어나는 것을 막기 위해 섭취량을 조절하는 또 하나의 방법은 자신의 '좋은' 식사를 고열량(500칼로리 이상), 중열량(200~500칼로리), 저열량(200칼로리 미만)의 식사/간식으로 구성해두고 이 조합을 하루 식생활에서 균형 있게 실천하는 것이다. 중열량 식사와 약간의 간식을 먹거나 고열량과 저열량식으로 하루(또는 주간) 식생활의 균형을 찾을 수도 있다. 이 방식은 상당한 효과가 있으며 식사를 할 때마다 열량 계산을 할 필요도 없다. 어떤 카테고리에 '좋은' 식사가 충분하지 않다면, 계속해서 찾아서 보강해야 한다. 우리는 음식의 다양성을 확대하도록 늘 권고한다.

나만의 좋은 음식과 식사 목록

다음 단계는 291페이지의 〈테스트한 식사/식품 평가 리스트〉에 '좋음'으로 체크했던 모든 식사와 음식을 망라한 기준 리스트를 만드는 것이다. 이 리스트는 나만의 식사 메뉴가 되어 이 리스트에서 자신이 매일 먹을 수 있는 음식을 선택하게 될 것이다. 처음에 혈당급상승을 일으키지 않았던 식사와 음식을 포함시키고, 초기 혈당급상승을 없애기 위해 자신이 조정할 수 있는 식사와 음식도 포함시킨다.

이제 여러분은 자신에게 '좋은' 음식을 정리했으니 자신만의 식사계획을 세울 수 있다. 전적으로 개인화된 구성이 될 것이다. 자신이 좋아하는 것, 얼마나 자주 먹고 싶은지, 얼마 만큼 먹어야 할지, 그 외 여러 요인들을 고려하고, 제철식품, 예산 등도 고려한다. 여러분 자신만의 '좋은 음식' 리스트를 기준으로 작성한다.

물론 계획대로 실천할 수 없을 때도 있을 것이다. 삶이란 그런 것이고 우리는 유연할 필요가 있지 않은가? 일상에서 벗어나는 일이 발생하더라도(모임, 소풍, 휴가 등), 상황을 직면하고 훌륭한 선택을 할 수 있는 도

:: 나만의 좋은 식사와 음식 리스트 ::

• 아침

• 점심

• 저녁

• 간식

• 기타

:: 내 몸에 딱 맞춘 나만의 식사 계획 ::

	아침	점심	저녁	간식
월				
화				
수				
목				
금				
토				
일				

구를 가진 것이다. 잘 정리해둔 '좋은' 식사와 간식 목록을 기반으로 자신만의 계획을 세우기 바란다. 기억해야 하는 가장 중요한 것은 아래와 같다.

- 선택을 다양화한다.

  식생활이 다양할수록 더 많은 영양소를 얻을 수 있다. 여러 유형의 음식을 섞어보자(예. 스프, 샐러드 곡물 요리, 단백질 요리 등).

- 끼니의 균형을 유지한다.

  적절함을 유지한다. 다시 말해 고열량식과 저열량식을 잘 섞어서 균형을 유지한다.

- 실험을 계속한다.

  이 세상에는 먹을 것이 너무나도 많다. 다양한 먹을거리를 즐기면서 혈당을 안정화시킬 수 있는 수많은 조합을 만들어본다. 테스트를 계속하면서 새로운 것들을 시도하기를 바란다. 새로운 음식을 탐색하는 모험가가 되어도 좋다. 하지만 식생활의 근간은 혈당을 안정적으로 꾸준하게 유지해주는 식사와 음식이어야 한다. 여기에 궁극적으로 식생활의 자유를 얻게 되는 길이 있다.

자신이 참고할 수 있도록 이 표를 인쇄하여 매주 채워보라. 장을 보기 전에 계획을 세워 한꺼번에 채울 수도 있고, 매 식사 후 채우면서 제대로 식생활을 하고 있는지 확인하는 목적으로 활용할 수도 있다. 이런 방식으로 식사계획을 세우는 데 익숙해지면, 나중에는 계획서를 계속해서 작성할 필요도 없어질 것이다. 물론 정기적으로 작성하는 것이 좋은 사람도 있을 것이다. 정리도 잘할 수 있고, 스스로 무엇을 먹을지 뺄지 상기할 수 있는 길라잡이가 아닌가?

또한 매 6개월 정도마다 섭취하는 음식들을 다시 테스트해보라. 식생활이 바뀌면 마이크로바이옴도 바뀐다. 시간이 지나면 특정 식품에 대한 자신의 반응도 바뀔 수 있기 때문이다. 그 변화가 현저하지는 않겠지만 그 전에는 먹을 수 없었던 음식을 받아들이게 될 수도 있다.

나만의 맞춤식사의 본질은 물론 나 자신에게 있다. 그래서 우리는 여러분이 과거의 식생활로 퇴행하려는 유혹을 이기고, 음식에 대한 자신만의 반응을 늘 궁금해하며 그 결과에 충실한 식생활을 유지할 수 있기를 희망한다. 앞으로도 음식에 대한 혈당반응을 지속적으로 측정하고, 자신의 식생활 지평과 다양성이 넓어지도록 새로운 시도를 많이 해보라. 그래서 더 나은 건강을 지향하는 자신만의 탐험을 즐길 수 있기를 바란다.

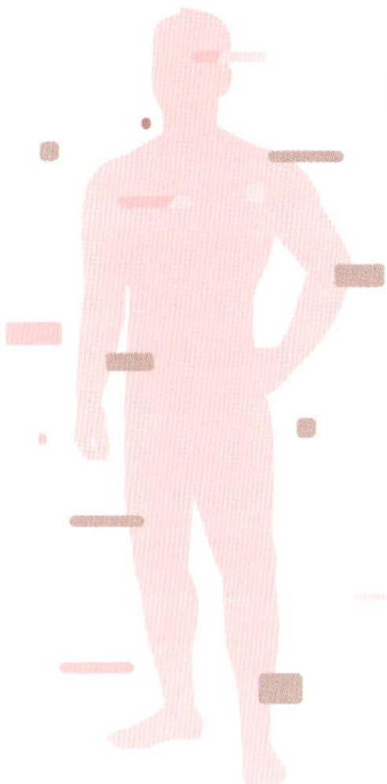

제11장

식이요법의 미래

여러분은 이제 영양학의 혁명전사이다. 맞춤식 영양을 실천하고 인류 지식의 최전방 정보를 활용하며, 주류 영양 지침에 아직 편입되지 않은 과학을 실천하는 사람들이다. 아직 모르는 것도 많고, 찾아나가야 하는 것도 많지만, 기대할 수 있는 부분도 분명히 존재한다. 이 책의 마지막 장까지 도달한 지금 우리는 미래의 한 장면을 보여주고자 한다. 이를 통해 지금 무엇이 전개되고 있는지, 무엇이 우리를 기다리고 있는지, 무엇을 기대해야 하는지를 새로운 지식과 기술을 중심으로 가늠할 수 있을 것이다. 이런 과정의 끝에는 훨씬 쉬울 뿐만 아니라 더욱 더 정교해진 맞춤식 식생활이 기다리고 있을 것이다.

맞춤영양 프로그램 설계를 개선하는 방법을 찾다 보면, 혈당뿐만 아니라 여러 다른 지표들도 고려할 것이 많다는 것을 알게 된다. 최종적으로는 혈중지질변동(콜레스테롤 수치)과 혈압 변화를 쉽게 추적하고, 더 세밀하면서 주기적으로 마이크로바이옴을 관찰할 수 있는 방법들이 나타날 것이며, 특히 마이크로바이옴의 조성과 기능을 개선할 수 있는 직접 중재 방식도 발견될 것이다. 우리가 혈당연구에 활용했던 센서와 '빅데이터' 방식을 통해 개인지표를 확보하게 되면 곧 훨씬 많은 정보를 얻게 될 것이다. 유전자와 관련된 맞춤은 현재 걸음마 단계이지만 이 분야에서 훨씬 많은 정보들이 드러날 것이다.

주요 식품기업들 역시 미래의 개인별 맞춤식 식품시대의 가능성을 타진하고 있다. 네슬레는 캡슐로 에스프레소를 추출하는 네스프레소 커피기계와 유사하게 버튼 하나로 식품, 음료, 영양제를 개인에게 맞춤 제공할 수 있는 기계를 구상하고 있다. 이는 고객들이 각자에게 부족한 영양소와 필요조건에 맞춰 선택하도록 하는 것을 바탕으로 한다.[1]

자신의 생체 정보를 추적할 수 있는 기술 분야에서도 신나는 발전이 이루어지고 있다. 수많은 웨어러블과 센서들이 맥박, 심장박동, 혈당 등을 측정할 수 있다. 머지않아 가정에서 마이크로바이옴 조성을 관찰하는 장치도 나올 것이다. 이 모든 신기술은 자신의 몸이 식생활과 생활습관에 어떻게 반응하는지에 대한 소비자의 인식 수준을 개선할 수 있는 중요한 도구가 될 것이다. 이러한 발전은 아직 상상 단계에 불과하지만 다음에 기술한 테크놀로지는 심도 깊은 개발이 진행되었거나 현재 이용가능하기 때문에 머지않아 나만의 식사를 개선하는 데 활용할 수 있을 것이다.

연속형 비침습 혈당측정기

연속형 혈당측정기는 손가락 채혈이 필요 없다. 애보트Abbott사는 리브레 프로Libre Pro라는 제품을 출시했다. 구형 측정기는 측정값 보정을 위해 하루 네 차례 손가락 채혈 작업이 필요했으나 신형인 '최소 침습형' 모델은 피부 밑으로 미세한 바늘을 한 번 삽입하는 것만으로 충분하며, 지속적인 보정을 위한 손가락 채혈은 필요 없다. 기계는 약 80달러 정도이며 여러 번 사용할 수 있다. 센서도 80달러 정도로 2주일을 한 주기로 한 번 사용된다. 그 기간이 지나면 다른 센서로 교체해야 한다.

문제는 현재 이 측정기를 당뇨병 진단을 받은 환자들만 처방전을 통해서 구입할 수 있다는 점이다. 지금 소비재 회사 한 곳에서 일반인을 대상으로 하는 유사한 제품을 생산하기 위한 작업을 추진하고 있다. 당뇨병 진단을 받지 않았지만 자신의 혈당을 관찰하려는 수요가 늘어나면, 이러한 장치가 보편화되고 가격도 내려갈 것이다.

마이크로바이옴 분석

우리 프로젝트가 완료되자 바이츠만과학연구소는 데이투DayTwo(데이투는 우리 연구에 재원을 제공하지 않았다)라는 스타트업에 우리 알고리즘 사용 라이선스를 제공했다. 데이투는 분변 샘플을 분석하여 마이크로바이옴 조성에 관한 완전한 보고서를 제공할 수 있다. 이 회사는 고객의 마이크로바이옴 정보를 받아서 우리가 개발한 알고리즘을 적용하여 샘플 제공자가 여러 식사와 음식에 어떻게 반응할지 예측한다.

데이투 방식과 혈당측정 방식은 다른데, 데이투는 식사에 어떻게 반응할지를 분변 샘플에서 얻은 마이크로바이옴 내용을 기반으로 한 고급 데이터를 사용하여 예측한다는 데 차이가 있다. 혈당검사를 할 필요가 없다. 이 알고리즘의 특징과 내용을 세부적으로 설명하는 일은 이 책의 범위를 벗어나는 일이다. 다만 데이투 제품은 고도로 세밀한 마이크로바이옴의 특성과 수천 명으로부터 수집한 생체 정보로 구성한 어마어마한 데이터베이스를 결합하여 음식, 음식조합, 다양한 식사에 대한 개인별 반응을 매우 정확하게 예측할 수 있다는 것만 말해두고자 한다. 여러분이 이 회사를 통해 수신하는 정보는 방대하다.

물론 이 서비스를 굳이 구매할 필요는 없다. 혈당검사는 일회성 분변 검사보다 시간이 더 걸리기는 하지만 직접적이고, 쉽고, 접근가능한 방식으로 여러분이 실제로 섭취하는 특정 식사에 대한 즉각적인 반응을 확인시켜 준다. 하지만 우리는 이 책의 독자들이 데이투의 검사에 많은 관심을 갖기를 바란다. 더 자세한 정보는 데이투 웹사이트(www.daytwo.com)에서 찾을 수 있다.

웨어러블 센서

많은 첨단기업들이 셀프 모니터링 장치를 다양하게 개발하고 있다.

상당수는 이미 시판되고 있다. 오르내린 계단 개수, 소비한 열량, 심박수(핏빗과 애플워치)를 모니터하는 장치들이 있고, 새로 출시될 때마다 더 많은 기능들이 추가되고 있다. 수면 기록과 혈압까지 측정된다. 이러한 웨어러블은 유용한 정보를 제공하지만 아직 그 정보로 무엇을 해야 하는지에 대한 조언은 제공하지 못한다.

의학계에는 일반인들도 곧 사용할 수 있을 것으로 예상할 수 있는 여러 웨어러블이 존재한다. 부정맥, 뇌활동, 근육 움직임, 체온, 수면성 무호흡, 땀 분비량, 스트레스 및 정신적 문제 관련 활동을 관찰하는 장치들이 있다.[2] 환자가 아닌 일반인들이 이런 기술의 도움을 받아 자신의 건강 상태를 관찰하고 질병의 진행을 조기에 발견하거나 치료할 수 있는 길이 열릴 것이다. 또한 식생활과 생활습관 중재활동의 상대적인 성과도 관찰할 수 있을 것이다.

'오믹스(OMICS)' 방식 ◀◀◀

과학과 의료 분야에서 가장 흥미진진한 혁명은 제각각인 개인의 빅데이터를 무한정 분석하여 사람의 건강과 질병에 다양하게 적용할 수 있는 고급 컴퓨터 기반 플랫폼의 활용이 되지 않을까. 인간 유전자 수준의 염기서열분석(유전체학), 장내 세균 수준의 분석(마이크로바이오믹스), 세균의 대사산물 수준의 분석bacterial product levels(대사체학), 알엔에이RNA 수준의 유전자 활성 분석(트랜스크립토믹스) 등의 관측이 이루어지고 있다. 그 외에도 포괄적인 혈액 검사 및 여러 영상자료imaging measures 분석이 있다. 이러한 신기술은 몇 년 전만 하더라도 공상과학 영화에서만 가능한 것으로 여겨졌지만 지금은 전례 없는 정밀함과 정확성으로 인간의 신체를 분석할 수 있다.

이미 이런 기술을 일부나마 제공하는 회사들도 나타나고 있다(아직은 인간 유전자만 또는 장내 세균만 대상으로 한다). 훨씬 방대하게 다루겠다는 드높은 목표를 가진 회사들도 있다. 지금 현재 이러한 기술은 측정 단계에 와 있을 뿐이고, 여기서 나오는 데이터는 아직 사람이 할 수 있는 활동과 명확하게 연결되어 있지 않다. 더 많은 데이터가 쌓일수록 축적된 데이터에서 확보할 수 있는 명확한 권고안, 조언들이 나올 것이고 사람들은 그 혜택을 누리게 될 것이다.

그러자면 시간이 걸릴 것이고, 우리가 혈당검사라는 활동의 긍정적인 효과를 증명하기 위해 실시했던 것 같은 방대한 연구가 필요할 것이다. 하지만 성과를 만들어내고 성공한다면 질병 발생률을 줄이고, 건강을 개선하고, 각자의 상태에 기반한 맞춤식 치료를 만들어낼 수 있는 잠재력을 토대로 의학과 과학이 지향해야 할 주요한 방향이 정해질 것이다. 언젠가, 아마도 곧 누구나 자신의 건강과 안녕에 맞는 방식을 생성할 수 있는 세밀한 분자수준의 프로파일을 확보할 수 있게 될 것이다.

알다시피 우리는 엄청난 데이터 수집과 분석의 시대에 들어섰다. 행동, 생활 방식, 영양, 유전, 마이크로바이옴, 분자 데이터는 전부 질병 및 다양한 건강 상태를 보여주는 임상학적 지표의 시작에 관해 인류가 이미 알고 있는 정보와 융합될 것이다. 이런 데이터의 분석을 통해 우리는 궁극적으로 인체의 규칙을 학습하고 여러 상황에 대한 예측력이 훨씬 좋은 알고리 즘을 만들어낼 수 있을 것이다.

언젠가, 아마 우리가 생각하는 것보다는 빨리 앱, 웨어러블 또는 이식의 형태로 스마트 의사를 이용하게 될지도 모른다. 스마트 의사는 지속적으로 우리 몸을 관찰하고 정보를 만들어 건강이 나빠져 상태가 더 진행되기 전에 미리 우리에게 알려줄 것이다. 심장마비나 뇌출혈이 오기 전, 암 치료가 불가능해지기 전, 심지어 비만이 진행되기 전 또는 관리가 어려워지기 전에 미리 우리에게 경고해줄 수도 있다. 그런 날이 멀지 않았다. 오늘날 바로 지금 우리가 혈당에 대해 그리고 맞춤영양에 관해 아는 지식은 그 방향으로 향하는 한 걸음이다.

이 책을 통해 우리는 친구, 동료, 연구에 참여한 사람들을 언급했다. 이들의 삶은 자신의 혈당반응을 기반으로 만든 자신만의 식사를 통해 바뀌었다. 맞춤식 영양이 비만이라는 유행병의 진로를 바꾸고, 대사질환의 증가를 막을 수 있을지는 오직 시간만이 말해줄 것이다. 그러나 우리는 맞춤영양이 상황을 되돌리고, 인간의 건강이 바른 방향으로 향하게 할 수 있기를 바란다. 개인맞춤영양이 실제로 자신의 건강, 생활습관, 음식의 선택을 바라보는 방식에 큰 변화를 가져오고, 이로 인해 여러분 개인의 건강이 좋아지면 세계의 건강이 좋아지는 것이다. 그러므로 우리는 그 변화에 기쁘게 기여할 것이며, 이 패러다임의 전환에 함께할 동반자로서 여러분을 환영한다.

서문: 식이요법의 미래에 오신 것을 환영합니다!

1. M. Bergman et al. "One-Hour Post-Load Plasma Glucose Level during the OGTT Predicts Mortality: Observations from the Israel Study of Glu-cose Intolerance, Obesity and Hypertension." Epidemiology 33, no. 8 (2016): 1060-1066. http://onlinelibrary.wiley.com/doi/10.1111/dme.13116/abstract.

제1장: 빵 이야기

1. A. Aubrey and M. Godoy. "75 Percent of Americans Say They Eat Healthy—Despite Evidence to the Contrary." The Salt: NPR.org. August 3, 2016. http:// www.npr.org/sections/thesalt/2016/08/03/487640479/75-per-cent-of-americans-say-they-eat-healthy-despite-evidence-to- the-contrary.
2. FAOSTAT statistics database. Food and Agriculture Organization of the United Nations, 1998.
3. D. Zeevi et al. "Personalized Nutrition by Prediction of Glycemic Re-sponses." Cell 163, no. 5 (2015): 1079-1094. http://www.cell.com/abstract/S0092-8674(15)01481-6.

4. F. Salamini et al. "Genetics and Geography of Wild Cereal Domestica–tion in the Near East." Nature Reviews Genetics 3 (2002): 429–441. http:// www.nature.com/nrg/journal/v3/n6/full/nrg817.html.

5. J. L. Slavin et al. "The Role of Whole Grains in Disease Prevention." Jour–nal of the American Dietetic Association 101, no. 7 (2001): 780–785. https:// www.ncbi.nlm.nih.gov/pubmed/11478475.

6. Ibid.

7. C. A. Batt and M. Tortorelo. "Encyclopedia of Food Microbiology." Aca– demic Press, June 10, 2014.

8. F. Minervini et al. "Ecological Parameters Influencing Microbial Di–versity and Stability of Traditional Sourdough." International Journal of Food Microbiology 171 (2014): 136–146. https://www.ncbi.nlm.nih.gov/pubmed/24355817.

9. E. K. Arendt et al. "Impact of Sourdough on the Texture of Bread." Food Microbiology 24, no. 2 (2007): 165–174. http://www.sciencedirect.com /sci–ence/article/pii/S0740002006001614.

10. M. Bach Kristensen et al. "A Decrease in Iron Status in Young Healthy Women after Long–Term Daily Consumption of the Recommended Intake of Fibre–Rich Wheat Bread." European Journal of Nutrition 44, no. 6 (2005): 334–340. https://www.ncbi.nlm.nih.gov/pubmed/15349738.

11. D. Aune et al. "Whole Grain Consumption and Risk of Cardiovascular Disease, Cancer, and All Cause and Cause Specific Mortality: Systematic Review and Dose–Response Meta–Analysis of Prospective Studies." British Medical Journal 2016: 353. http://

www.bmj.com/content/353/bmj.i2716.

12. D. R. Jacobs et al. "Whole-Grain Intake and Cancer: An Expanded Review and Meta-Analysis." Nutrition and Cancer 30, no. 2 (1998): 85-96. https://www.ncbi.nlm.nih.gov/pubmed/9589426.

13. P. B. Mellen et al. "Whole Grain Intake and Cardiovascular Disease: A Meta-Analysis." Nutrition, Metabolism, and Cardiovascular Diseases 18, no. 4 (2008): 283-290. https://www.ncbi.nlm.nih.gov/pubmed/17449231.

14. J. S. L. de Munter et al. "Whole Grain, Bran, and Germ Intake and Risk of Type 2 Diabetes: A Prospective Cohort Study and Systematic Review." PLoS Medicine. August 28, 2007. http://journals.plos.org/plosmedicine /article?id=10.1371/journal.pmed.0040261.

15. P. L. Lutsey et al. "Whole Grain Intake and Its Cross-Sectional Association with Obesity, Insulin Resistance, Inflammation, Diabetes and Subclinical CVD: The MESA Study." British Journal of Nutrition 98, no. 2 (2007): 397-405. https://www.ncbi.nlm.nih.gov/pubmed/17391554.

16. M. A. Pereira et al. "Effect of Whole Grains on Insulin Sensitivity in Overweight Hyperinsulinemic Adults." American Journal of Clinical Nutrition 75, no. 5 (2002): 848-855. https://www.ncbi.nlm.nih.gov/pubmed/11976158.

17. R. Giacco et al. "Effects of the Regular Consumption of Wholemeal Wheat Foods on Cardiovascular Risk Factors in Healthy People." Nutrition, Metabolism, and Cardiovascular Diseases 20, no. 3 (2010): 186-194. https://www.ncbi.nlm.nih.gov/pubmed/19502018.

18. P. Tighe et al. "Effect of Increased Consumption of Whole-Grain

Foods on Blood Pressure and Other Cardiovascular Risk Markers in Healthy Middle-Aged Persons: A Randomized Controlled Trial." American Journal of Clinical Nutrition 92, no. 4 (2010): 733-740. https://www.ncbi.nlm.nih. gov/pubmed/20685951.

19. H. I. Katcher et al. "The Effects of a Whole Grain-Enriched Hypoca- loric Diet on Cardiovascular Disease Risk Factors in Men and Women with Metabolic Syndrome." American Journal of Clinical Nutrition 87, no. 1 (2008): 79-90. http://ajcn.nutrition.org/content/87/1/79.full.

20. J. Montonen et al. "Consumption of Red Meat and Whole-Grain Bread in Relation to Biomarkers of Obesity, Inflammation, Glucose Metabolism and Oxidative Stress." European Journal of Nutrition 52, no. 1 (2013): 337-345. https://www.ncbi.nlm.nih.gov/pubmed/22426755.

21. R. Giacco et al. "Effects of the Regular Consumption of Wholemeal Wheat Foods on Cardiovascular Risk Factors in Healthy People." Nutrition, Metabolism, and Cardiovascular Diseases 20, no. 3 (2010): 186-194. https://www.ncbi.nlm.nih.gov/pubmed/19502018.

22. M. K. Jensen et al. "Whole Grains, Bran, and Germ in Relation to Ho- mocysteine and Markers of Glycemic Control, Lipids, and Inflammation 1." American Journal of Clinical Nutrition 83, no. 2 (2006): 275-283. https://www.ncbi.nlm.nih.gov/pubmed/16469984.

23. F. Sofi et al. "Effects of Short-Term Consumption of Bread Obtained by an Old Italian Grain Variety on Lipid, Inflammatory, and Hemorheological Variables: An Intervention Study." Journal of Medicinal Food 13, no. 3 (2010): 615-620. https://www.ncbi.nlm.

nih.gov/pubmed/20438321.

24. P. Tighe et al. "Effect of Increased Consumption of Whole-Grain Foods on Blood Pressure and Other Cardiovascular Risk Markers in Healthy Middle-Aged Persons: A Randomized Controlled Trial." American Journal of Clinical Nutrition 92, no. 4 (2010): 733-740. https://www.ncbi.nlm.nih.gov / pubmed/20685951.

25. P. Vitaglione et al. "Whole-Grain Wheat Consumption Reduces Inflam- mation in a Randomized Controlled Trial on Overweight and Obese Subjects with Unhealthy Dietary and Lifestyle Behaviors: Role of Polyphenols Bound to Cereal Dietary Fiber." American Journal of Clinical Nutrition 101, no. 2 (2015): 251-261. https://www.ncbi.nlm.nih.gov/pubmed/25646321.

26. A. Andersson et al. "Whole-Grain Foods Do Not Affect Insulin Sensitiv- ity or Markers of Lipid Peroxidation and Inflammation in Healthy, Moderately Overweight Subjects." Journal of Nutrition 137, no. 6 (2007): 1401-1407. https://www.ncbi.nlm.nih.gov/pubmed/17513398.

27. I. A. Brownlee et al. "Markers of Cardiovascular Risk Are Not Changed by Increased Whole-Grain Intake: The WHOLEheart Study, a Randomised, Controlled Dietary Intervention." British Journal of Nutrition 104, no. 1 (2010): 125-134. https://www.ncbi.nlm.nih.gov/pubmed/20307353.

28. A. Costabile et al. "Whole-Grain Wheat Breakfast Cereal Has a Prebiotic Effect on the Human Gut Microbiota: A Double-Blind, Placebo-Controlled, Crossover Study." British Journal of Nutrition 99, no. 1 (2008): 110-120. https://www.ncbi.nlm.nih.gov/

pubmed/17761020.

29. R. Giacco et al. "Effects of the Regular Consumption of Wholemeal Wheat Foods on Cardiovascular Risk Factors in Healthy People." Nutrition, Metabolism, and Cardiovascular Diseases 20, no. 3 (2010): 186-194. https://www.ncbi.nlm.nih.gov/pubmed/19502018.

30. A. J. Tucker et al. "The Effect of Whole Grain Wheat Sourdough Bread Consumption on Serum Lipids in Healthy Normoglycemic/ Normoinsulinemic and Hyperglycemic/Hyperinsulinemic Adults Depends on Presence of the APOE E3/E3 Genotype: A Randomized Controlled Trial." Nutrition & Me- tabolism 7, no. 37 (2010). https:// www.ncbi.nlm.nih.gov/pubmed/20444273.

31. B. Chassaing et al. "Dietary Emulsifiers Impact the Mouse Gut Mi-cro-biota Promoting Colitis and Metabolic Syndrome." Nature 519, no. 7541 (2015): 92-96. https://www.ncbi.nlm.nih.gov/ pubmed/25731162.

32. J. Lappi et al. "Sourdough Fermentation of Wholemeal Wheat Bread Increases Solubility of Arabinoxylan and Protein and Decreases Postpran- dial Glucose and Insulin Responses." Journal of Cereal Science 51, no. 1 (2010): 152-158. http://www.sciencedirect.com/ science/article/pii/S073352 1009001738.

33. K. Poutanen et al. "Sourdough and Cereal Fermentation in a Nutrition- al Perspective." Food Microbiology 26, no. 7 (2009): 693-699. https://www. ncbi.nlm.nih.gov/pubmed/19747602.

제2장: 21세기의 건강 문제

1. "Achievements in Public Health, 1900-1999: Control of Infectious

Diseases." Morbidity and Mortality Weekly Report, Centers for Disease Control and Prevention 48, no. 29 (1999): 621-629. http://www.cdc.gov/mmwR/preview/mmwrhtml/mm4829a1.htm.

2. H. A. Coller. "Is Cancer a Metabolic Disease?" American Journal of Pa- thology 184, no. 1 (2014): 4-17. http://ajp.amjpathol.org/article/S0002-9440 (13)00653-6/fulltext.

3. H. Cai et al. "Metabolic Dysfunction in Alzheimer's Disease and Related Neurodegenerative Disorders." Current Alzheimer Research 9, no. 1 (2012): 5-17. https://www.ncbi.nlm.nih.gov/pubmed/22329649.

4. P. Zhang and B. Tian. "Metabolic Syndrome: An Important Risk Factor for Parkinson's Disease." Oxidative Medicine and Cellular Longevity 2014, article ID 729194. https://www.hindawi.com/journals/omcl/2014/729194/cta.

5. P. Paschos and K. Paletas. "Non Alcoholic Fatty Liver Disease and Meta-bolic Syndrome." Hippokratia 13, no. 1 (2009): 9-19. https://www.ncbi.nlm. nih.gov /pmc/articles/PMC2633261.

6. "Overweight & Obesity Statistics." National Institute of Diabetes and Digestive and Kidney Diseases, October 2012. https://www.niddk.nih .gov/ health-information/health-statistics/Pages/overweight-obesity-statistics .aspx- #top.

7. "Obesity and Overweight Fact Sheet." World Health Organization, June 2016. http://www.who.int/mediacentre/factsheets/fs311/en.

8. "Diabetes Fact Sheet." World Health Organization, July 2017. http://www.who.int/mediacentre/factsheets/fs312/en.

9. "Diabetes Latest." Centers for Disease Control and Prevention, June

2014. https://www.cdc.gov/features/diabetesfactsheet.

10. "Heart Disease, Stroke and Research Statistics At-a-Glance." American Heart Association, American Stroke Association, December 2015. http://www.heart.org/idc/groups/ahamah-public/@wcm/@sop/@smd/documents /downloadable/ucm_480086.pdf.

11. J. Worland. "More Than a Third of U.S. Adults Have Metabolic Syndrome." Time Health, May 19, 2015. http://time.com/3887131/metabolic-syndrome-obesity.

12. "Cancer Facts & Figures 2017." American Cancer Society, 2017. https://www.cancer.org/content/dam/cancer-org/research/cancer-facts-and -statistics/annual-cancer-facts-and-figures/2017/cancer-facts-and-figures -2017.pdf.

13. "Heart Disease and Stroke Statistics—At-a-Glance." American Heart Association, American Stroke Association, 2015. https://www.heart.org/idc/groups/ahamah-public/@wcm/@sop/@smd/documents/downloadable /ucm_470704.pdf.

14. M. Ahmed. "Non-alcoholic Fatty Liver Disease in 2015." World Journal of Hepatology 7, no. 11 (2015): 1450-1459. https://www.ncbi.nlm.nih .gov/pmc/articles/PMC4462685.

15. "Liver Disease: The Big Picture." American Liver Foundation, October 2013. http://www.liverfoundation.org/education/liverlowdown/ll1013 /big- picture.

16. "2017 Alzheimer's Disease Facts and Figures." Alzheimer's Association, 2017. http://www.alz.org/facts.

17. "Parkinson's Disease Q&A." Parkinson's Disease Foundation, 2016.

http://www.pdf.org/pdf/pubs_parkinson_qa_16.pdf.

18. "Long-Term Trends in Diabetes." Centers for Disease Control and Pre- vention, Division of Diabetes Translation, April 2016. https://www.cdc.gov / diabetes/statistics/slides/long_term_trends.pdf.

19. "Four-Decade Study: Americans Taller, Fatter." Live Science, October 27, 2004. http://www.livescience.com/49-decade-study-americans-taller -fat- ter.html.

20. R. Dotinga. "The Average Americans' Weight Change since the 1980s Is Startling." CBS News, August 3, 2016. http://www.cbsnews.com/news/ameri- cans-weight-gain-since-1980s-startling.

21. "Life Expectancy Increases Globally as Death Toll Falls from Major Diseases." Institute for Health Metrics and Evaluation, 2014. http://www.healthdata.org/news-release/life-expectancy-increases-globally-death-toll-falls-major-diseases.

22. V. Dengler et al. "Disruption of Circadian Rhythms and Sleep in Critical Illness and Its Impact on Innate Immunity." Current Pharmaceuti-cal Design 21, no. 24 (2015): 3469-3476. https://www.ncbi.nlm.nih.gov/pubmed/26144943.

23. T. Eckle. "Health Impact and Management of a Disrupted Circadian Rhythm and Sleep in Critical Illnesses." Current Pharmaceutical Design 21, no. 24 (2015): 3428-3430. https://www.ncbi.nlm.nih.gov/pmc/articles/PMC4673005/#R9.

24. U. Schibler. "The Daily Rhythms of Genes, Cells and Organs." EMBO Reports 6, S1 (2005): S67-S62. http://embor.embopress.org/content/6/S1/S9.

25. A. J. Lewy et al. "Light Suppresses Melatonin Secretion in Humans."

Science 210, no. 4475 (1980): 1267-1269. https://www.ncbi.nlm.nih.gov/pubmed/7434030.

26. K. Wulff et al. "Sleep and Circadian Rhythm Disruption in Psychiatric and Neurodegenerative Disease." Nature Reviews Neuroscience 11 (2010): 589-599. http://www.nature.com/nrn/journal/v11/n8/full/nrn2868.html.

27. R. B. Costello et al. "The Effectiveness of Melatonin for Promoting Healthy Sleep: A Rapid Evidence Assessment of the Literature." Nutrition Journal 13, no. 106 (2014). https://www.ncbi.nlm.nih.gov/pmc/articles /PMC4273450/.

28. A. Grundy et al. "Shift Work, Circadian Gene Variants and Risk of Breast Cancer." Cancer Epidemiology 37, no. 5 (2013): 606-612. https://www.ncbi.nlm.nih.gov/pubmed/23725643.

29. F. C. Kelleher et al. "Circadian Molecular Clocks and Cancer." Cancer Letters 342, no. 1 (2014): 9-18. https:www.ncbi.nlm.nih.gov/pubmed/24099911.

30. R. G. Stevens. "Circadian Disruption and Breast Cancer: From Mel– atonin to Clock Genes." Epidemiology 16, no. 2 (2005): 254-258. http://journals.lww.com/epidem/Abstract/2005/03000/Circadian_Disruption _and_ Breast_Cancer From.16.aspx.

31. K. Wulff et al. "Sleep and Circadian Rhythm Disruption in Psychiat– ric and Neurodegenerative Disease." Nature Reviews Neuroscience 11, no. 8 (2010): 589-599. https://www.ncbi.nlm.nih.gov/pubmed/20631712.

32. J. Emens et al. "Circadian Misalignment in Major Depressive Disorder." Psychiatry Research 168, no. 3 (2009): 259-261. http://

www.psy–journal.com/article/S0165–1781(09)00161–9/abstract.

33. B. P. Hasler et al. "Phase Relationships between Core Body Tempera–ture, Melatonin, and Sleep Are Associated with Depression Severity: Further Evidence for Circadian Misalignment in Non–Seasonal Depression." Psychiatry Research 178, no. 1 (2010): 205-207. http://www.psy–journal.com/article / S0165–1781(10)00186–1/fulltext.

34. T. Eckle. "Health Impact and Management of a Disrupted Circadian Rhythm and Sleep in Critical Illnesses." Current Pharmaceutical Design 21, no. 24 (2015): 3428-3430. https://www.ncbi.nlm.nih.gov/pmc/articles/PMC 4673005/#R9.

35. S. K. Davies et al. "Effect of Sleep Deprivation on the Human Metabo– lome." Proceedings of the National Academy of Sciences of the United States of America 111, no. 29 (2014): 10761-10766.

36. A. W. McHill et al. "Impact of Circadian Misalignment on Energy Metabolism during Simulated Nightshift Work." Proceedings of the National Academy of Sciences of the United States of America 111, no. 48 (2014): 17302-17307.

37. Ibid.

38. Ibid.

39. Ibid.

40. M. A. Grandner et al. "The Use of Technology at Night: Impact on Sleep and Health." Journal of Clinical Sleep Medicine 9, no. 12 (2013): 1301- 1302. http://www.aasmnet.org/jcsm/ViewAbstract.aspx?pid=29250.

41. J. Schmerler. "Q&A: Why Is Blue Light before Bedtime Bad for

Sleep?" Scientific American. September 1, 2015. https://www.scientificamerican.com/article/q-a-why-is-blue-light-before-bedtime-bad-for-sleep.

42. "International Tourist Arrivals Up 4% in the First Half of 2016." United Nations World Tourism Organization, September 29, 2016. Press release no. 16067. http://media.unwto.org/press-release/2016-09-26/international-tourist-arrivals-4-first-half-2016.

43. "What's Changed in Air Travel Since 1960?" International Association for Medical Assistance to Travelers, June 22, 2015. https://www.iamat .org/ blog/whats-changed-in-air-travel-since-1960.

44. K. Cho et al. "Chronic Jet Lag Produces Cognitive Deficits." Journal of Neuroscience 20, no. RC66 (2000): 1-5. http://www.jneurosci.org/content/20/6/RC66.long.

45. E. Filipski et al. "Effects of Chronic Jet Lag on Tumor Progression in Mice." Cancer Research 64, no. 21 (2004): 7879-7885. https://www.ncbi.nlm.nih.gov/pubmed/15520194.

46. "Labor Movement." History Channel. http://www.history.com / topics/labor.

47. A. Sifferlin. "Working Too Hard? Physically Demanding Jobs Tied to Higher Risk of Heart Disease." Time. April 19, 2013. http://healthland .time. com/2013/04/19/physically-demanding-jobs-are-linked-to-higher -risk-of- heart-disease.

48. G. Reynolds. "Sit Less, Live Longer?" The NYT Well Blog, September 17, 2014. http://well.blogs.nytimes.com/2014/09/17/sit-less-live -longer/?_r=1.

49. N. Owen et al. "Sedentary Behavior: Emerging Evidence for a New Health Risk." Mayo Clinic Proceedings 85, no. 12 (2010): 1138-1141. https:// www.ncbi.nlm.nih.gov/pmc/articles/PMC2996155.

50. Ibid.

51. J. K. Goodrich et al. "Human Genetics Shape the Gut Micro-bi-ome." Cell 159, no. 4 (2014): 789-799. https://www.ncbi.nlm.nih.gov / pubmed/25417156.

52. M. Chopra et al. "A Global Response to a Global Problem: The Epidemic of Overnutrition." Bulletin of the World Health Organization 80, no. 12 (2002). http://www.scielosp.org/scielo.php?script=sci_arttex- t&pid=S0042-9686200 2001200009.

제3장: 잘못된 정보고속도로

1. C. E. Kearns et al. "Sugar Industry and Coronary Heart Disease Research: A Historical Analysis of Internal Industry Documents." JAMA Internal Medi-cine 176, no. 11 (2016): 1680-1685. http://jamanetwork.com/journals/jamain ternalmedicine/article-abstract/2548255.

2. R. B. McGandy et al. "Dietary Fats, Carbohydrates and Atherosclerotic Vascular Disease." New England Journal of Medicine 3, no. 277: 245-247. https:// www.ncbi.nlm.nih.gov/pubmed/5339699.

3. A. O'Connor. "How the Sugar Industry Shifted Blame to Fat." New York Times, September 12, 2016. http://www.nytimes.com/2016/09/13/well/eat/how-the-sugar-industry-shifted-blame-to-fat.html?_r=1.

4. M. Nestle. "Food Lobbies, the Food Pyramid, and U.S. Nutrition

Policy." International Journal of Health Services 23, no. 3 (1993): 483-496. https:// www.ncbi.nlm.nih.gov/pubmed/8375951.

5. C. Choi. "AP Exclusive: How Candy Makers Shape Nutrition Science." Associated Press, June 2, 2016. http://bigstory.ap.org/article/f9483d554430445 fa6566bb0aaa293d1/ap–exclusive–how–candy–mak– ers–shape–nutrition–science.

6. Ibid.

7. M. Nestle. "Six Industry–Funded Studies. The Score for the Year: 156/12." Food Politics, March 18, 2016. http://www.foodpolitics.com/2016/03/six –in– dustry–funded–studies–the–score–for–the–year–15612.

8. A. Nevala–Lee. "Albert Einstein on Asking the Right Questions." Word– press, June 2011. https://nevalalee.wordpress.com/2011/06/12/albert –ein– stein–on–asking–the–right–questions.

제4장: 우리가 알고 있던 영양지식은 모두 틀렸다

1. "The Food Guide Pyramid." United States Department of Agriculture, Center for Nutrition Policy and Promotion, October 1996. https://www.cnpp.usda.gov/sites/default/files/archived_projects/FGPPamphlet.pdf.

2. H. Antecol and K. Bedard. "Unhealthy Assimilation: Why Do Immigrants Converge to American Health Status Levels?" Demography 43, no. 2 (2006): 337-360. http://link.springer.com/article/10.1353/dem.2006.0011.

3. C. H. Barcenas et al. "Birthplace, Years of Residence in the United

States, and Obesity among Mexican-American Adults." Obesity 15, no. 4 (2007): 1043-1052. http://onlinelibrary.wiley.com/doi/10.1038/oby.2007.537/full.

4. W. P. Frisbie et al. "Immigration and the Health of Asian and Pacific Is- lander Adults in the United States." American Journal of Epidemiology 153, no. 4 (2001): 372-380. https://www.ncbi.nlm.nih.gov/pubmed/11207155.

5. M. Sanghavi Goel et al. "Obesity among US Immigrant Subgroups by Duration of Residence." JAMA 292, no. 23 (2004): 2860-2867. http://jama network.com/journals/jama/fullarticle/199990.

6. R. D. Mattes and B. M. Popkin. "Nonnutritive Sweetener Consumption in Humans: Effects on Appetite and Food Intake and Their Putative Mecha- nisms." American Journal of Clinical Nutrition 89, no. 1 (2009): 1-14. http:// ajcn.nutrition.org/content/89/1/1.full.

7. J. Suez et al. "Artificial Sweeteners Induce Glucose Intolerance by Al- tering the Gut Microbiota." Nature 514, no. 7521 (2014): 181-186. http://www.nature.com/nature/journal/v514/n7521/full/nature13793.html.

8. G. L. Austin et al. "Trends in Carbohydrate, Fat, and Protein Intakes and Association with Energy Intake in Normal-Weight, Overweight, and Obese Individuals: 1971-2006." American Journal of Clinical Nutrition 93, no. 4 (2011):836-843. http://ajcn.nutrition.org/content/93/4/836.full.

9. V. L. Veum et al. "Visceral Adiposity and Metabolic Syndrome After Very High-Fat and Low-Fat Isocaloric Diets: A Randomized Controlled Trial." American Journal of Clinical Nutrition, November

30, 2016. http:// ajcn.nu- trition.org/content/early/2016/11/30/ ajcn.115.123463.abstract.

10. P. J. Turnbaugh et al. "An Obesity-Associated Gut Microbiome with Increased Capacity for Energy Harvest." Nature 444, no. 7122 (2006): 1027-1031. https://www.ncbi.nlm.nih.gov/pubmed/17183312.

11. "Majority of Studies of High-Fat Diets in Mice Inaccurately Portrayed." UC Davis Health System. http://www.ucdmc.ucdavis.edu/welcome /features/20080702_diet_warden.

12. C. Nierenberg. "Trans Fat Linked to Heart Disease, Huge Study Review Concludes." Live Science, August 11, 2015. http://www.livescience.com/51823-trans-fat-heart-disease.html.

13. M. U. Jakobsen et al. "Major Types of Dietary Fat and Risk of Coronary Heart Disease: A Pooled Analysis of 11 Cohort Studies." American Journal of Clinical Nutrition 89, no. 5 (2009): 1425-1432. https://www.ncbi.nlm .nih. gov/pmc/articles/PMC2676998.

14. M. U. Jakobsen et al. "Intake of Carbohydrates Compared with Intake of Saturated Fatty Acids and Risk of Myocardial Infarction: Importance of the Glycemic Index." American Journal of Clinical Nutrition 91, no. 6 (2010): 1764-1768. https://www.ncbi.nlm.nih.gov/pubmed/20375186.

15. R. Buettner et al. "Defining High-Fat-Diet Rat Models: Metabolic and Molecular Effects of Different Fat Types." Journal of Molecular Endocrinology 36, no. 3 (2006): 485-501. https://www.ncbi.nlm.nih.gov/pubmed/16720718.

16. R. J. de Souza et al. "Intake of Saturated and Trans Unsaturated Fatty Acids and Risk of All Cause Mortality, Cardiovascular Disease,

and Type 2 Diabetes: Systematic Review and Meta-Analysis of Observational Studies." British Medical Journal, August 12, 2015. http://www.bmj.com/content/351 / bmj.h3978.

17. L. A. Bazzano et al. "Effects of Low-Carbohydrate and Low-Fat Diets: A Randomized Trial." Annals of Internal Medicine 161, no. 5 (2014): 309-318. http://annals.org/aim/article/1900694/effects-low-carbohydrate-low-fat-diets-randomized-trial.

18. P. W. Siri-Tarino et al. "Meta-Analysis of Prospective Cohort Studies Evaluating the Association of Saturated Fat with Cardiovascular Disease." American Journal of Clinical Nutrition, January 13, 2010. http://ajcn .nutri- tion.org/content/early/2010/01/13/ajcn.2009.27725.abstract.

19. I. Shai et al. "Weight Loss with a Low-Carbohydrate, Mediterranean, or Low-Fat Diet." New England Journal of Medicine 359, no. 3 (2008): 229-241. https://www.ncbi.nlm.nih.gov/pubmed/18635428.

20. Nurses' Health Study. http://www.nurseshealthstudy.org.

21. Framingham Heart Study. https://www.framinghamheartstudy.org.

22. R. Chowdhury et al. "Association of Dietary, Circulating, and Supple- ment Fatty Acids with Coronary Risk: A Systematic Review and Meta-anal- ysis." Annals of Internal Medicine 160, no. 6 (2014): 398-406. http://annals. org/aim/article/1846638/association-dietary-circulating-supplement-fatty-acids-coronary-risk-systematic-review.

23. F. B. Hu et al. "Dietary Saturated Fats and Their Food Sources in Rela- tion to the Risk of Coronary Heart Disease in Women." American Journal of Clinical Nutrition 70, no. 6 (1999): 1001-1008.

https://www.ncbi.nlm.nih.gov/pubmed/10584044.

24. "The American Heart Association's Diet and Lifestyle Recommen-dations." American Heart Association, October 24, 2016. http://www.heart.org/HEARTORG/HealthyLiving/HealthyEating/Nutrition/The-American-Heart-Associations-Diet-and-Lifestyle-Recommendations_UCM_305855 _ Article.jsp#.WEBp8eYrKUk.

25. L. R. Freeman et al. "Damaging Effects of a High-Fat Diet to the Brain and Cognition: A Review of Proposed Mechanisms." Nutritional Neurosci- ence 17, no. 6 (2014): 241-251. https://www.ncbi.nlm.nih.gov/pmc/articles / PMC4074256.

26. S. Kalmijn et al. "Dietary Fat Intake and the Risk of Incident Dementia in the Rotterdam Study." Annals of Neurology 42, no. 5 (1997): 776-782. https://www.ncbi.nlm.nih.gov/pubmed/9392577.

27. A. H. Lichtenstein and L. Van Horn. "Very Low Fat Diets." Circulation 8, no. 9 (1998): 935-939. http://circ.ahajournals.org/content/98/9/935.

28. N. A. Graudal et al. "Effects of Sodium Restriction on Blood Pressure, Renin, Aldosterone, Catecholamines, Cholesterols, and Triglyceride: A Meta- analysis." JAMA 279, no. 17 (1998): 1383-1391. http://jamanetwork.com / journals/jama/article-abstract/187486.

29. S. J. Ley et al. "Long-Term Effects of a Reduced Fat Diet Intervention on Cardiovascular Disease Risk Factors in Individuals with Glucose Intolerance." Diabetes Research and Clinical Practice 63, no. 2 (2004): 103-112. http://www.diabetesresearchclinicalpractice.com/article/S0168- 8227(03)00218-3/abstract.

30. N. Mansoor et al. "Effects of Low–Carbohydrate Diets v. Low–Fat Diets on Body Weight and Cardiovascular Risk Factors: A Meta–analysis of Ran–domized Controlled Trials." British Journal of Nutrition 115, no. 3 (2016): 466–479. https://www.ncbi.nlm.nih.gov/pubmed/26768850.

31. S. J. Ley et al. "Long–Term Effects of a Reduced Fat Diet Interven– tion on Cardiovascular Disease Risk Factors in Individuals with Glucose Intolerance." Diabetes Research and Clinical Practice 63, no. 2 (2004): 103–112. http:// www.diabetesresearchclinicalpractice.com/article/S0168– 8227(03)00218–3 /abstract.

32. Ibid.

33. A. H. Lichtenstein and L. Van Horn. "Very Low Fat Diets." Circulation 98, no. 9 (1998): 935–939. http://circ.ahajournals.org/content/98/9/935.

34. E. J. Schaefer et al. "The Effects of Low Cholesterol, High Polyunsat–urated Fat, and Low Fat Diets on Plasma Lipid and Lipoprotein Cholesterol Levels in Normal and Hypercholesterolemic Subjects." American Journal of Clinical Nutrition 34, no. 9 (1981): 1758–1763. http://ajcn.nutrition.org/cont ent/34/9/1758?ijkey=f83315783c84ba9ee2a161b04e572d5d2925add0&key type2=tf_ipsecsha.

35. J. M. Lattimer and M. D. Haub. "Effects of Dietary Fiber and Its Components on Metabolic Health." Nutrients 2, no. 12 (2010): 1266–1289. https://www .ncbi.nlm.nih.gov/pmc/articles/PMC3257631.

36. Q. Yang et al. "Added Sugar Intake and Cardiovascular Diseases Mortal– ity among US Adults." JAMA Internal Medicine 174, no. 4 (2014): 516–524. http://jamanetwork.com/journals/

jamainternalmedicine/fullarticle /1819573.

37. L. S. Gross et al. "Increased Consumption of Refined Carbohydrates and the Epidemic of Type 2 Diabetes in the United States: An Ecologic As– sessment." American Journal of Clinical Nutrition 79, no. 5 (2004): 774–779. http://ajcn.nutrition.org/content/79/5/774.full.

38. S. S. Jonnalagadda et al. "Putting the Whole Grain Puzzle Together: Health Benefits Associated with Whole Grains—Summary of American Society for Nutrition 2010 Satellite Symposium." Journal of Nutrition 141, no. 5 (2011): 1011S–1022S. https://www.ncbi.nlm.nih.gov/pmc/articles / PMC3078018.

39. Q. Yang et al. "Added Sugar Intake and Cardiovascular Diseases Mor– tality among US Adults." Jama Internal Medicine 174, no. 4 (2014):516–524. http://jamanetwork.com/journals/jamainternalmedicine/fullarticle /1819573.

40. L. R. Vartanian et al. "Effects of Soft Drink Consumption on Nutrition and Health: A Systematic Review and Meta–analysis." American Journal of Public Health 97, no. 4 (2007): 667–675. https://www.ncbi.nlm.nih.gov/pmc/articles/PMC1829363.

41. L. S. Gross et al. "Increased Consumption of Refined Carbohydrates and the Epidemic of Type 2 Diabetes in the United States: An Ecologic As–sessment." American Journal of Clinical Nutrition 79, no. 5 (2004): 774– 779. http://ajcn.nutrition.org/content/79/5/774.full.

42. S. Apple. "An Old Idea, Revived: Starve Cancer to Death." New York Times Magazine, May 12, 2016. http://www.nytimes.com/2016/05/15 /magazine/warburg–effect–an–old–idea–

revived–starve–cancer–to–death .html?_r=2.

43. "The Framingham Diet Study: Diet and the Regulation of Serum Cho– lesterol." U.S. Department of Health, Education, and Welfare, Public Health Service, National Institutes of Health, 1971. https://books.google.com.au / books/about/The_Framingham_diet_study.html?id=–JzIHAAACAAJ.

44. E. Fothergill et al. "Persistent Metabolic Adaptation 6 Years after 'The Biggest Loser' Competition." Obesity 24, no. 8 (2016): 1612–1619. http:// onlinelibrary.wiley.com/doi/10.1002/oby.21538/full#oby21538–bib–0038.

45. K. H. Pietiläinen et al. "Does Dieting Make You Fat? A Twin Study." In– ternational Journal of Obesity 36 (2012): 456–464. http://www.nature .com/ ijo/journal/v36/n3/full/ijo2011160a.html.

46. A. E. Field et al. "Relation Between Dieting and Weight Change Among Preadolescents and Adolescents." Pediatrics 112, no. 4 (2003). http:// pediat– rics.aappublications.org/content/112/4/900.

47. D. Neumark–Sztainer et al. "Obesity, Disordered Eating, and Eating Disorders in a Longitudinal Study of Adolescents: How Do Dieters Fare 5Years Later?" Journal of the American Dietetic Association 106, no. 4 (2006): 559–568. https://www.ncbi.nlm.nih.gov/pubmed/16567152.

48. G. C. Patton et al. "Onset of Adolescent Eating Disorders: Population Based Cohort Study over 3 Years." British Medical Journal 318 (1999): 765. http://www.bmj.com/content/318/7186/765?view=long&pmid=10082698.

제5장: 장 속에 존재하는 우주, 왜 중요한가?

1. F. Marineli et al. "Mary Mallon (1869-1938) and the History of Typhoid Fever." Annals of Gastroenterology 26, no. 2 (2013): 132-134. https://www. ncbi.nlm.nih.gov/pmc/articles/PMC3959940/pdf/AnnGastroenterol-26-132. pdf.

2. "Typhoid Fever." WebMD. http://www.webmd.com/a-to-z-guides/ty- phoid-fever#1.

3. T. Hesman Saey. "Body's Bacteria Don't Outnumber Human Cells So Much after All." Science News, January 8, 2016. https://www.sciencenews.org/article/body%E2%80%99s-bacteria-don%E2%80%99t-outnumber -hu- man-cells-so-much-after-all.

4. Ibid.

5. J. Debelius et al. "Tiny Microbes, Enormous Impacts: What Matters in Gut Microbiome Studies?" Genome Biology, October 19, 2016. http://ge- nome biology.biomedcentral.com/articles/10.1186/s13059-016-1086-x#CR1.

6. "Fast Facts about the Human Microbiome." Center for Ecogenetics & Environmental Health, January 2014. https://depts.washington.edu/ceeh / downloads/FF_Microbiome.pdf.

7. P. J. Turnbaugh et al. "An Obesity-Associated Gut Microbiome with In- creased Capacity for Energy Harvest." Nature 444 (2006): 1027-1031. http:// www.nature.com/nature/journal/v444/n7122/abs/nature05414 .html.

8. Ibid.

9. "Beneficial Gut Bacteria That Produce Vitamins B2, B9, B12 and K2." Eupedia, February 14, 2016. http://www.eupedia.com/forum/

threads/31972-Beneficial-gut-bacteria-that-produce-vitamins-B2-B9-B12-and-K2.

10. Ibid.

11. Ibid.

12. "The Human Microbiome, Diet, and Health: Workshop Summary." In- stitute of Medicine, Health and Medicine Division, 2013. https://www .ncbi. nlm.nih.gov/books/NBK154098.

13. "Microbiome 101: Understanding Gut Microbiota." Prescript-Assist. http://www.prescript-assist.com/intestinal-health/gut-microbiome.

14. V. K. Ridaura et al. "Gut Microbiota from Twins Discordant for Obesity Modulate Metabolism in Mice." Science 341, no. 6150 (2013). http:// science. sciencemag.org/content/341/6150/1241214.

15. J. K. Goodrich et al. "Human Genetics Shape the Gut Microbiome." Cell 159, no. 4 (2014): 789-799. http://www.cell.com/cell/fulltext/S0092-8674(14)01241-0.

16. M. Noval Rivas et al. "A Microbiota Signature Associated with Experi- mental Food Allergy Promotes Allergic Sensitization and Anaphylaxis." Journal of Allergy and Clinical Immunology 131, no. 1 (2013): 201-212. http:// www. jacionline.org/article/S0091-6749(12)01694-6/abstract.

17. A. D. Kostic et al. "The Dynamics of the Human Infant Gut Microbiome in Development and in Progression toward Type 1 Diabetes." Cell Hos & Microbiome 17, no. 2 (2015): 260-273. http://www.cell.com/cell-host- microbe /fulltext/S1931-3128(16)30264-5.

18. X. Zhang et al. "The Oral and Gut Microbiomes Are Perturbed

in Rheumatoid Arthritis and Partly Normalized after Treatment." Nature Med– icine 21 (2015): 895–905. http://www.nature.com/nm/journal/v21/n8/full / nm.3914.html.

19. M. E. Costello et al. "Brief Report: Intestinal Dysbiosis in Ankylosing Spondylitis." Arthritis & Rheumatology 67, no. 3 (2015): 686–691. http:// on– linelibrary.wiley.com/doi/10.1002/art.38967/abstract.

20. M. C. de Goffau et al. "Fecal Microbiota Composition Differs between Children with β–Cell Autoimmunity and Those Without." Diabetes 62, no. 4 (2013): 1238–1244. http://diabetes.diabetesjournals.org/content /62/4/1238.

21. A. Giongo et al. "Toward Defining the Autoimmune Microbiome for Type 1 Diabetes." ISME Journal 5 (2011): 82–91. http://www.nature.com / ismej/journal/v5/n1/full/ismej201092a.html.

22. S. Michail et al. "Alterations in the Gut Microbiome of Children with Severe Ulcerative Colitis." Inflammatory Bowel Diseases 18, no. 10 (2012): 1799–1808. https://www.ncbi.nlm.nih.gov/pubmed/22170749.

23. R. A. Luna and J. A. Foster. "Gut Brain Axis: Diet Microbiota Interac– tionsand Implications for Modulation of Anxiety and Depression." Current Opinion in Biotechnology 32 (2015): 35–41. https://www.ncbi.nlm.nih.gov/ pubmed /25448230.

24. S. Dash et al. "The Gut Microbiome and Diet in Psychiatry: Focus on Depression." Current Opinion in Psychiatry 28, no. 1 (2015): 1–6. https:// www.ncbi.nlm.nih.gov/pubmed/25415497.

25. S. C. Kleinman et al. "The Intestinal Microbiota in Acute Anorexia Ner– vosa and During Renourishment: Relationship to Depression,

Anxiety, and Eating Disorder Psychopathology." Psychosomatic Medicine 77, no. 9 (2015): 969–981. https://www.ncbi.nlm.nih.gov/pubmed/26428446.

26. E. Castro–Nallar et al. "Composition, Taxonomy and Functional Diver– sity of the Oropharynx Microbiome in Individuals with Schizophrenia and Controls." PeerJ, August 2015. https://peerj.com/articles/1140.

27. A. Keshavarzian et al. "Colonic Bacterial Composition in Parkinson's Disease." Movement Disorders 30, no. 10 (2015): 1351–1360. http://online library.wiley.com/doi/10.1002/mds.26307/abstract.

28. J. M. Hill et al. "Pathogenic Microbes, the Microbiome, and Alzheimer's Disease (AD)." Frontiers in Aging Neuroscience 6 (2014): 127. https:// www. ncbi.nlm.nih.gov/pmc/articles/PMC4058571.

29. Y. Zhao and W. J. Lukiw. "Microbiome–Generated Amyloid and Po– tential Impact on Amyloidogenesis in Alzheimer's Disease (AD)." Journal of Nature and Science 1, no. 7 (2015). https://www.ncbi.nlm.nih.gov / pubmed/26097896.

30. Z. Wang et al. "Gut Flora Metabolism of Phosphatidylcholine Promotes Cardiovascular Disease." Nature 472, no. 7341 (2011): 57–63. http:// www. nature.com/nature/journal/v472/n7341/full/nature09922.html.

31. W. Tang et al. "Intestinal Microbial Metabolism of Phosphatidylcholine and Cardiovascular Risk." New England Journal of Medicine 368 (2013): 1575–1584. http://www.nejm.org/doi/full/10.1056/NEJMoa1109400.

32. N. T. Mueller et al. "The Infant Microbiome Development: Mom

Mat– ters." Trends in Molecular Medicine 21, no. 2 (2015): 109-117. https://www.ncbi.nlm.nih.gov/pmc/articles/PMC4464665.

33. P. W. O'Toole and I. B. Jeffery. "Gut Microbiota and Aging." Sci–ence 350, no. 6265 (2015): 1214-1215. https://www.ncbi.nlm.nih.gov/ pubmed/26785481.

34. E. D. Sonnenburg et al. "Diet–Induced Extinctions in the Gut Micro–bi– ota Compound over Generations." Nature 529, no. 7585 (2016): 212-215. http://www.nature.com/nature/journal/v529/n7585/full/nature16504.html.

35. "Low–Fiber Diet May Cause Irreversible Depletion of Gut Bacteria over Generations." Stanford University Medical Center, January 13, 2016. https://www.sciencedaily.com/releases/2016/01/160113160657.htm.

36. R. J. Perry et al. "Acetate Mediates a Microbiome–Brain– –Cell Axis to Promote Metabolic Syndrome." Nature 534, no. 7606 (2016): 213-217. https://www.ncbi.nlm.nih.gov/pubmed/27279214.

37. F. De Vadder et al. "Microbiota–Produced Succinate Improves Glucose Homeostasis via Intestinal Gluconeogenesis." Cell Metabolism 24, no. 1 (2016): 151-157. https://www.ncbi.nlm.nih.gov/pubmed/27411015.

38. A. Vrieze et al. "Transfer of Intestinal Microbiota from Lean Donors Increases Insulin Sensitivity in Individuals with Metabolic Syndrome." Gastro– enterology 143, no. 4 (2012): 913-916. http://www.gastrojournal.org /article/ S0016–5085(12)00892–X/abstract.

39. R. A. Koeth et al. "Intestinal Microbiota Metabolism of L–carnitine, a Nutrient in Red Meat, Promotes Atherosclerosis." Nature Medicine

19 (2013): 576-585. http://www.nature.com/nm/journal/v19/n5/full/nm.3145.html.

40. C. Woolston. "Red Meat + Wrong Bacteria = Bad News for Hearts." Nature, April 7, 2013. http://www.nature.com/news/red-meat-wrong-bacteria-bad-news-for-hearts-1.12746.

41. "Researchers Find New Link between Red Meat and Heart Disease." Cleveland Clinic, November 11, 2014. https://health.clevelandclinic.org/2014/11/researchers-find-new-link-between-red-meat-and-heart -dis- ease-video.

42. "Fast Facts about the Human Microbiome." Center for Ecogenetics & Environmental Health, January 2014. https://depts.washington.edu/ceeh / downloads/FF_Microbiome.pdf.

43. P. J. Turnbaugh et al. "An Obesity-Associated Gut Microbiome with In- creased Capacity for Energy Harvest." Nature 444 (2006): 1027-1031. http:// www.nature.com/nature/journal/v444/n7122/abs/nature05414.html.

44. V. K. Ridaura et al. "Cultured Gut Microbiota from Twins Discordant for Obesity Modulate Adiposity and Metabolic Phenotypes in Mice." Science 341, no. 6150 (2013). https://www.ncbi.nlm.nih.gov/pmc/articles/ PMC3829625.

45. C. A. Thaiss et al. "Persistent Microbiome Alterations Modulate the Rate of Post-Dieting Weight Regain." Nature 540, no. 7634 (2016): 544-551. http://www .nature.com/nature/journal/v540/n7634/full/nature20796.html.

46. R. E. Ley et al. "Worlds within Worlds: Evolution of the Vertebrate Gut Microbiota." Nature Reviews Microbiology 6 (2008): 776-

788. http:// www. nature.com/nrmicro/journal/v6/n10/full/nrmicro1978.html.

47. F. Godoy−Vitorino et al. "Comparative Analyses of Foregut and Hind−gut Bacterial Communities in Hoatzins and Cows." ISME Journal 6 (2012): 531-541. http://www.nature.com/ismej/journal/v6/n3/full/ismej2011131a. html.

48. J. G. Sanders et al. "Baleen Whales Host a Unique Gut Microbiome with Similarities to Both Carnivores and Herbivores." Nature 6, no. 8285 (2015). http://www.nature.com/articles/ncomms9285.

49. L. Zhu et al. "Evidence of Cellulose Metabolism by the Giant Panda Gut Microbiome." PNAS 108, no. 43 (2011): 17714-17719. http://www.pnas.org/content/108/43/17714.

50. T. Yatsunenko et al. "Human Gut Microbiome Viewed across Age and Geography." Nature 486, no. 7402 (2012): 222-227. http://www.nature .com/ nature/journal/v486/n7402/full/nature11053.html.

51. J. E. Koenig et al. "Succession of Microbial Consortia in the Develop− ing Infant Gut Microbiome." PNAS 108 (2010). http://www.pnas.org /con− tent/108/Supplement_1/4578.

52. F. Bäckhed et al. "Dynamics and Stabilization of the Human Gut Mi− crobiome during the First Year of Life." Cell Host & Microbe 17, no. 5 (2015): 852. http://www.cell.com/cell−host−microbe/fulltext/S1931−3128(15)00216− 4.

53. T. Yatsunenko et al. "Human Gut Microbiome Viewed across Age and Geography." Nature 486, no. 7402 (2012): 222-227. http://www.nature .com/ nature/journal/v486/n7402/full/nature11053.html.

54. J. C. Clemente et al. "The Microbiome of Uncontacted Amerindians."

Science Advances 1, no. 3 (2015). http://advances.sciencemag.org / con- tent/1/3/e1500183.

55. I. Cho et al. "Antibiotics in Early Life Alter the Murine Colonic Micro- biome and Adiposity." Nature 488, no. 7413 (2012): 621-626. http://www.nature.com/nature/journal/v488/n7413/full/nature11400.html.

56. K. Korpela et al. "Intestinal Microbiome Is Related to Lifetime Anti-biotic Use in Finnish Pre-School Children." Nature Communications 7, no. 10410 (2016). http://www.nature.com/articles/ncomms10410.

57. H. E. Jakobsson et al. "Short-Term Antibiotic Treatment Has Differing Long-Term Impacts on the Human Throat and Gut Microbiome." PLoS One 5, no. 3 (2010). http://journals.plos.org/plosone/article?id=10.1371/journal.pone.0009836.

58. L. Dethlefsen and D. A. Relman. "Incomplete Recovery and Individual- ized Responses of the Human Distal Gut Microbiota to Repeated Antibiotic Perturbation." PNAS, August 17, 2010. http://www.pnas.org/content/108/ Supplement_1/4554.

59. G. D. Wu et al. "Linking Long-Term Dietary Patterns with Gut Micro- bial Enterotypes." Science 334, no. 6052 (2011): 105-108. http://science .sci- encemag.org/content/334/6052/105.

60. E. D. Sonnenburg et al. "Diet-Induced Extinctions in the Gut Micro- biota Compound over Generations." Nature 529, no. 7585 (2016): 212-215. http:// www.nature.com/nature/journal/v529/n7585/full/nature16504.html.

61. C. F. Maurice et al. "Xenobiotics Shape the Physiology and Gene Ex- pression of the Active Human Gut Microbiome." Cell 152,

nos. 1-2 (2013): 39-50. http://www.cell.com/cell/fulltext/S0092-8674(12)01428-6.

62. M. A. Jackson et al. "Proton Pump Inhibitors Alter the Composition of the Gut Microbiota." Gut 65, no. 5 (2015): 749-756. http://gut.bmj.com / content/65/5/749.

63. D. E. Freedberg et al. "Proton Pump Inhibitors Alter Specific Taxa in the Human Gastrointestinal Microbiome: A Crossover Trial." Gastroenterolo- gy 149, no. 4 (2015): 883-885. http://www.gastrojournal.org/article /S0016- 5085(15)00933-6/fulltext.

64. K. Forslund et al. "Disentangling Type 2 Diabetes and Metformin Treatment Signatures in the Human Gut Microbiota." Nature 528, no. 7581 (2015): 262-266. http://www.nature.com/nature/journal/v528/n7581/full / nature15766.html.

65. M. G. Rooks et al. "Gut Microbiome Composition and Function in Ex- perimental Colitis during Active Disease and Treatment-Induced Remission." ISME Journal 8 (2014): 1403-1417. http://www.nature.com/ismej /journal/ v8/n7/full/ismej20143a.html.

66. E. Mendes. "Personalized Cancer Care: Where It Stands Today." Ameri- can Cancer Society (2015). https://www.cancer.org/latest-news/personalized-cancer-care-where-it-stands-today.html.

67. J. K. Goodrich et al. "Human Genetics Shape the Gut Microbiome." Cell 159, no. 4 (2014): 789-799. http://www.cell.com/cell/fulltext/S0092-8674(14)01241-0.

68. P. J. Turnbaugh et al. "A Core Gut Microbiome in Obese and Lean Twins." Nature 457 (2009): 480-484. http://www.nature.com/nature /jour- nal/v457/n7228/full/nature07540.html.

69. N. Kodaman et al. "Human and Helicobacter pylori Coevolution Shapes the Risk of Gastric Disease." PNAS 111, no. 4 (2013): 1455-1460. http://www.pnas.org/content/111/4/1455.

70. S. S. Kang et al. "Diet and Exercise Orthogonally Alter the Gut Micro- biome and Reveal Independent Associations with Anxiety and Cognition." Molecular Neurodegeneration 9, no. 36 (2014). http://molecularneurode gen- eration.biomedcentral.com/articles/10.1186/1750-1326-9-36.

71. S. F. Clarke et al. "Exercise and Associated Dietary Extremes Impact on Gut Microbial Diversity." Gut 63, no. 12 (2014): 1913-1920. http://gut .bmj. com/content/63/12/1913.

72. J. E. Lambert et al. "Exercise Training Modifies Gut Microbiota in Nor- mal and Diabetic Mice." Applied Physiology, Nutrition, and Metabolism 40, no. 7 (2015): 749-752. http://www.nrcresearchpress.com/doi/abs/10.1139/apnm-2014-0452#.WEL9tfkrLIU.

73. S. J. Song et al. "Cohabiting Family Members Share Microbiota with One Another and with Their Dogs." eLife, April 16, 2013. https://elifesciences.org/content/2/e00458.

74. G. D. Wu et al. "Linking Long-Term Dietary Patterns with Gut Microbial Enterotypes." Science 334, no. 6052 (2011): 105-108. http://science. sciencemag .org/content/334/6052/105.

75. L. A. David et al. "Diet Rapidly and Reproducibly Alters the Human Gut Microbiome." Nature 505, no. 7484 (2014): 559-563. http://www .na-ture.com/nature/journal/v505/n7484/full/nature12820.html.

76. C. A. Thaiss et al. "Transkingdom Control of Microbiota Diurnal Oscil-lations Promotes Metabolic Homeostasis." Cell 159,

no. 3 (2014): 514-529. http://www.cell.com/abstract/S0092-8674(14)01236-7.

77. A. Park. "Why Shift Work and Sleeplessness Lead to Weight Gain and Diabetes." Time, April 12, 2012. http://healthland.time.com /2012/04/12/ why-shift-work-and-sleeplessness-lead-to-weight-gain-and -diabetes.

78. L. Blue. "It's Called the Graveyard Shift for a Reason." Time, July 27, 2012. http://healthland.time.com/2012/07/27/its-called-the-graveyard-shift-for-a-reason.

79. A. Park. "Working the Night Shift May Boost Breast Cancer Risk." Time, May 29, 2012. http://healthland.time.com/2012/05/29/working-the- night -shift-may-boost-breast-cancer-risk.

80. A. Park. "Why Working the Night Shift May Boost Your Risk of Diabe- tes." Time, December 7, 2011. http://healthland.time.com/2011/12/07/why-working-the-night-shift-may-boost-your-risk-of-diabetes.

81. C. A. Thaiss et al. "Transkingdom Control of Microbiota Diurnal Oscil-lations Promotes Metabolic Homeostasis." Cell 159, no. 3 (2014): 514-529. http://www.cell.com/abstract/S0092-8674(14)01236-7.

82. Ibid.

83. J. Suez et al. "Artificial Sweeteners Induce Glucose Intolerance by Al- tering the Gut Microbiota." Nature 514, no. 7521 (2014): 181-186. http:// www.nature.com /nature/journal/v514/n7521/full/nature13793.html.

84. "Non-nutritive Sweeteners: A Potentially Useful Option—with

Ca- veats." American Heart Association, American Diabetes Association, July 9, 2012. http://www.diabetes.org/newsroom/press-releases/2012/ada-aha-sweetener-statement.html.

제6장: 혈당: 음식에 대한 궁극의 피드백 반응

1. "What Is Diabetes?" Texas Diabetes Council. http://www.preventtype2.org/what-is-diabetes.php.
2. A. Gastaldelli et al. "Beta-Cell Dysfunction and Glucose Intolerance: Results from the San Antonio Metabolism (SAM) Study." Diabetologia 47, no. 1 (2004): 31-39. http://link.springer.com/article/10.1007/s00125-003-1263-9?LI=true.
3. A. E. Butler et al. "β-Cell Deficit and Increased β-Cell Apoptosis in Humans with Type 2 Diabetes." Diabetes 52, no. 1 (2003): 102-110. http:// diabetes.diabetesjournals.org/content/52/1/102.full.
4. A. G. Tabák et al. "Prediabetes: A High-Risk State for Developing Dia- betes." Lancet 379, no. 9833 (2012): 2279-2290. https://www.ncbi.nlm.nih.gov/pmc/articles/PMC3891203.
5. E. Selvin et al. "Glycemic Control and Coronary Heart Disease Risk in Persons with and without Diabetes: The Atherosclerosis Risk in Communities Study." Archives of Internal Medicine 165, no. 16 (2005): 1910-1916. https://www.ncbi.nlm.nih.gov/pubmed/16157837?dopt=Abstract.
6. K. T. Khaw et al. "Association of Hemoglobin A1c with Cardiovascular Disease and Mortality in Adults: The European Prospective Investigation into Cancer in Norfolk." Annals of Internal Medicine 141, no. 6 (2004): 413-420. https://www.ncbi.nlm.nih.gov/

pubmed/15381514.

7. "Blood Sugar 101: What They Don't Tell You about Diabetes." http://www.phlaunt.com/diabetes/14046669.php.

8. L. Monnier et al. "Activation of Oxidative Stress by Acute Glucose Fluc–tuations Compared with Sustained Chronic Hyperglycemia in Patients with Type 2 Diabetes." JAMA 295, no. 14 (2006): 1681-1687. https://www .ncbi.nlm.nih.gov/pubmed/16609090.

9. "Research Connecting Organ Damage with Blood Sugar Level." Blood Sugar 101. http://www.phlaunt.com/diabetes/14045678.php.

10. B. Kaur et al. "The Impact of a Low Glycaemic Index (GI) Diet on Simultaneous Measurements of Blood Glucose and Fat Oxidation: A Whole Body Calorimetric Study." Journal of Clinical & Translational Endocrinology 4 (2016): 45-52. http://www.sciencedirect.com/science/article/pii/S22146237 16300060.

11. D. B. Pawlak et al. "Effects of Dietary Glycaemic Index on Adiposity, Glucose Homeostasis, and Plasma Lipids in Animals." Lancet 364, no. 9436 (2004): 778-785. https://www.ncbi.nlm.nih.gov/pubmed/15337404.

12. N. Torbay et al. "Insulin Increases Body Fat Despite Control of Food Intake and Physical Activity." American Journal of Physiology 248, no. 1 pt. 2 (1985): R120-R124. https://www.ncbi.nlm.nih.gov/pubmed/3881983.

13. M. Bergman et al. "One–Hour Post–Load Plasma Glucose Level during the OGTT Predicts Mortality: Observations from the Israel Study of Glucose Intolerance, Obesity and Hypertension." Diabetic Medicine 33, no. 8 (2016): 1060-1066. http://onlinelibrary.wiley.

com/doi/10.1111/dme.13116/abstract.

14. F. Cavalot et al. "Postprandial Blood Glucose Predicts Cardiovascular Events and All-Cause Mortality in Type 2 Diabetes in a 14-Year Follow-Up." Diabetes Care 34, no. 10 (2011): 2237-2243. http://care.diabetesjournals.org/content/34/10/2237.

15. G. Bardini et al. "Inflammation Markers and Metabolic Characteristics of Subjects with One-Hour Plasma Glucose Levels." Diabetes Care, Novem- ber 2009. http://care.diabetesjournals.org/content/early/2009/11/12/dc09- 1342.abstract.

16. T. S. Temelkova-Kurktschiev et al. "Postchallenge Plasma Glucose and Glycemic Spikes Are More Strongly Associated with Atherosclerosis Than Fasting Glucose or HbA1c Level." Diabetes Care 23, no. 12 (2000): 1830- 1834. https://www.ncbi.nlm.nih.gov/pubmed/11128361.

17. N. Rabbani et al. "Glycation of LDL by Methylglyoxal Increases Arte- rial Atherogenicity." Diabetes 60, no. 7 (2011): 1973-1980. http://diabetes.diabetesjournals.org/content/60/7/1973.

18. "Research Connecting Organ Damage with Blood Sugar Level." Blood Sugar 101. http://www.phlaunt.com/diabetes/14045678.php.

19. S. Apple. "An Old Idea, Revived: Starve Cancer to Death." New York Times Magazine, May 12, 2016. http://www.nytimes.com/2016/05/15/maga-zine /warburg-effect-an-old-idea-revived-starve-cancer-to-death.html?_r=2.

20. "Research Connecting Organ Damage with Blood Sugar Level." Blood Sugar 101. http://www.phlaunt.com/diabetes/14045678.

php.

21. P. Stattin et al. "Prospective Study of Hyperglycemia and Cancer Risk." Diabetes Care 30, no. 3 (2007): 561-567. https://www.ncbi.nlm.nih .gov/pubmed/17327321.

22. M. Davies. "'Quitting Carbs Has Saved My Life': Cancer Victim Giv- en Months to Live Refuses Chemo and Claims Diet of Meat and Dairy Is Why He's Still Alive Two Years Later." Daily Mail, July 15, 2016. http://www.dailymail.co.uk/health/article-3691808/Quitting-carbs-saved-life-Cancer-victim-given-months-live-refuses-chemo-claims-diet-meat-dairy-s-alive -two- years-later.html.

23. V. W. Ho et al. "A Low Carbohydrate, High Protein Diet Slows Tumor Growth and Prevents Cancer Initiation." Cancer Research 71, no. 13 (2011): 4484-4493. http://cancerres.aacrjournals.org/content/early/2011/06/10/0008-5472.CAN-10-3973.

24. University of Texas MD Anderson Cancer Center. "Sugars in Western Diets Increase Risk for Breast Cancer Tumors and Metastasis." January 4, 2016. https://www.sciencedaily.com/releases/2016/01/160104080034.htm.

25. Y. Jiang, et al. "Abstract 3735: Dietary Sugar Induces Tumorigenesis in Mammary Gland Partially through 12 Lipoxygenase Pathway." Cancer Research 75, no. 15, Supplement. http://cancerres.aacrjournals.org /con- tent/75/15_Supplement/3735.

26. W. Q. Zhao et al. "Insulin Resistance and Amyloidogenesis as Common Molecular Foundation for Type 2 Diabetes and

Alzheimer's Disease." BBA Molecular Basis of Disease 1792, no. 5 (2009): 482-496. http://www.science- direct.com/science/article/pii/S0925443908002093.

27. Ibid.

28. P. K. Crane et al. "Glucose Levels and Risk of Dementia." New England Journal of Medicine 369 (2013): 540-548. http://www.nejm.org/doi/full/10.1056/NEJMoa1215740.

29. N. Cherbuin. "Higher Normal Fasting Plasma Glucose Is Associat-ed with Hippocampal Atrophy." Neurology 79, no. 10 (2012): 1019-1026. http://www.neurology.org/content/79/10/1019.

30. J. Robinson Singleton et al. "Increased Prevalence of Impaired Glucose Tolerance in Patients with Painful Sensory Neuropathy." Diabetes Care 24, no. 8 (2001): 1448-1453. http://care.diabetesjournals.org/content/24/8/1448.full.

31. C. J. Sumner et al. "The Spectrum of Neuropathy in Diabetes and Impaired Glucose Tolerance." Neurology 60, no. 1 (2003): 108-111. http:// www.neurology.org/content/60/1/108.abstract.

32. O. P. Adams. "The Impact of Brief High-Intensity Exercise on Blood Glucose Levels." Diabetes, Metabolic Syndrome and Obesity: Targets and Therapy 6 (2013): 113-122. https://www.ncbi.nlm.nih.gov/pmc/articles/PMC3587394.

33. S. R. Colberg et al. "Blood Glucose Responses to Type, Intensity, Dura- tion, and Timing of Exercise." Diabetes Care 36, no. 10 (2013): e177. http:// care.diabetesjournals.org/content/36/10/e177.

34. M. C. Gannon and F. Q. Nuttall. "Effect of a High-Protein, Low-Car- bohydrate Diet on Blood Glucose Control in People with Type

2 Diabetes." Diabetes 53, no. 9 (2004): 2375-2382. http://diabetes.diabetesjournals.org / content/53/9/2375.

35. R. D. Feinman et al. "Dietary Carbohydrate Restriction as the First Approach in Diabetes Management: Critical Review and Evidence Base." Nu- trition 31, no. 1 (2015): 1-13. http://www.sciencedirect.com/science /article/ pii/S0899900714003323.

36. E. J. Mayer-Davis. "Low-Fat Diets for Diabetes Prevention." Diabe-tes Care 24, no. 4 (2001): 613-614. http://care.diabetesjournals.org / con- tent/24/4/613.

37. N. D. Barnard et al. "A Low-Fat Vegan Diet Improves Glycemic Control and Cardiovascular Risk Factors in a Randomized Clinical Trial in Individuals with Type 2 Diabetes." Diabetes Care 29, no. 8 (2006): 1777-1783. http:// care.diabetesjournals.org/content/29/8/1777.

38. J. S. de Munter et al. "Whole Grain, Bran, and Germ Intake and Risk of Type 2 Diabetes: A Prospective Cohort Study and Systematic Re-view." PLoS Medicine 4, no. 8 (2007): e261. https://www.ncbi.nlm.nih.gov/ pubmed/17760498.

39. "Glycemic Index and Diabetes." American Diabetes Association, Octo- ber 2, 2013. http://www.diabetes.org/food-and-fitness/food/what-can-i-eat / understanding-carbohydrates/glycemic-index-and-diabetes.html.

40. G. Radulian et al. "Metabolic Effects of Low Glycaemic Index Diets." Nutrition Journal 8, no. 5 (2009). https://www.ncbi.nlm.nih.gov/pmc/arti-cles/PMC2654909.

41. "Healthy Eaters: Ignore Glycemic Index. Clinical Trial Shows No

Ben–eficial Effects on Key Measures of Heart Disease and Diabetes Risk."Johns Hopkins Medicine, December 16, 2014.

42. K. L. Knutson. "Impact of Sleep and Sleep Loss on Glucose Homeosta– sis and Appetite Regulation." Sleep Medicine Clinic 2, no. 2 (2007): 187-197. https://www.ncbi.nlm.nih.gov/pmc/articles/PMC2084401.

43. N. Goyal et al. "Non Diabetic and Stress Induced Hyperglycemia [SIH] in Orthopaedic Practice: What Do We Know So Far?" Journal of Clinical and Diagnostic Research 8, no. 10 (2014): LH01-LH03. https://www.ncbi .nlm. nih.gov/pmc/articles/PMC4253199.

44. "390 Drugs That Can Affect Blood Glucose Levels." Diabetes in Con–trol (2016). http://www.diabetesincontrol.com/drugs–that–can–affect–blood– glucose –levels.

45. "What Medicines Can Make Your Blood Sugar Spike?" WebMD (2017). http://www.webmd.com/diabetes/tc/medicines–that–can–raise–blood –sugar– as–a–side–effect–topic–overview.

46. "Drug–Induced Low Blood Sugar." MedlinePlus (2016). https://med– lineplus.gov/ency/article/000310.htm.

47. A. Chiolero et al. "Consequences of Smoking for Body Weight, Body Fat Distribution, and Insulin Resistance." American Journal of Clinical Nutri– tion 87, no. 4 (2008): 801-809. http://ajcn.nutrition.org/content/87/4/801. long.

48. D. Glick. "Women's Monthly Cycle Affects Blood Glucose Control, but Not Consistently." Diabetes Health, August 15, 2009. https://www.di–abeteshealth.com/womens–monthly–cycle–affects–blood–glucose–control–but–not–consistently.

49. P. Kishore. "Hypoglycemia (Low Blood Sugar)." Merck Manual. http://www .merckmanuals.com/home/hormonal-and-metabolic-disorders/diabe-tes-mellitus-dm-and-disorders-of-blood-sugar-metabolism/hypoglycemia.

50. K. Chang. "Artificial Sweeteners May Disrupt Body's Blood Sugar Controls." New York Times, September 17, 2014. http://well.blogs.nytimes.com/2014/09/17 /artificial-sweeteners-may-disrupt-bodys-blood-sugar-con- trols/?_r=0.

51. "Glycemic Index Testing & Research." The University of Sydney. http:// www.glycemicindex.com/testing_research.php.

52. J. W. Conn and L. H. Newburgh. "The Glycemic Response to Isogluco-genic Quantities of Protein and Carbohydrate." Journal of Clinical Investiga- tion 15, no. 6 (1936): 665-671. https://www.ncbi.nlm.nih.gov/pmc/articles/PMC424828.

제7장: 개인맞춤영양 프로젝트

1. K. M. Cunningham and N. W. Read. "The Effect of Incorporating Fat into Different Components of a Meal on Gastric Emptying and Postprandial Blood Glucose and Insulin Responses." British Journal of Nutrition 61, no. 2 (1989): 285-290. https://www.ncbi.nlm.nih.gov/pubmed/2650735?dopt=Abstract.

2. "What Is Obesity?" Medical News Today, January 2016. http://www.medicalnewstoday.com/info/obesity/what-is-bmi.php.

3. L. Karan. "HbA1c Explained." Type 1 Diabetes Network (2010). http://t1dn.org.au/our-stuff/all-about-type-1-articles/hba1c-explained.

4. "Tests and Diagnosis." Mayo Clinic (2014). http://www.mayoclinic.org/diseases-conditions/diabetes/basics/tests-diagnosis/con-20033091.

5. S. Xiao et al. "A Gut Microbiota-Targeted Dietary Intervention for Ame- lioration of Chronic Inflammation Underlying Metabolic Syndrome." FEMS Microbiology Ecology 87, no. 2 (2014): 357-367. https://www.ncbi.nlm .nih. gov/pubmed/24117923?dopt=Abstract.

6. S. H. Duncan et al. "Reduced Dietary Intake of Carbohydrates by Obese Subjects Results in Decreased Concentrations of Butyrate and Bu- tyrate-Producing Bacteria in Feces." Applied and Environmental Microbi- ology 73, no. 4 (2007): 1073-1078. https://www.ncbi.nlm.nih.gov/pub- med/17189447?dopt=Abstract.

7. V. K. Ridaura et al. "Gut Microbiota from Twins Discordant for Obesity Modulate Metabolism in Mice." Science 341, no. 6150 (2013). https://www.ncbi.nlm.nih.gov/pubmed/24009397?dopt=Abstract.

8. P. J. Turnbaugh et al. "An Obesity-Associated Gut Microbiome with In- creased Capacity for Energy Harvest." Nature 444, no. 7122 (2006): 1027- 1031. https://www.ncbi.nlm.nih.gov/pubmed/17183312?dopt=Abstract.

제8장: 혈당반응 검사

1. J. Briffa. "Study Links Blood Sugar Imbalance with Increased Appetite." Dr. Briffa. September 3, 2007. http://www.drbriffa.com/2007/09/03/study- links -blood-sugar-imbalance-with-increased-appetite.

2. M. R. Jospe et al. "Adherence to Hunger Training Using Blood

Glucose Monitoring: A Feasibility Study." Nutrition & Metabolism 12, no. 22 (2015). https://www.ncbi.nlm.nih.gov/pmc/articles/PMC4465140.

제9장: 나만의 식사를 미세조정하기

1. P. J. Turnbaugh et al. "The Effect of Diet on the Human Gut Micro-bi- ome: A Metagenomic Analysis in Humanized Gnotobiotic Mice." Science Translational Medicine 1, no. 6 (2009). https://www.ncbi.nlm.nih.gov/pmc / articles/PMC2894525.
2. "Fat, Sugar Cause Bacterial Changes that May Relate to Loss of Cogni-tive Function." Oregon State University, June 22, 2015. http://oregon state. edu/ua/ncs/archives/2015/jun/fat-sugar-cause-bacterial-changes -may-re- late-loss-cognitive-function.
3. J. L. Sonnenburg and F. Bäckhed. "Diet-Microbiota Interactions as Mod-erators of Human Metabolism." Nature 535, no. 7610 (2016): 56-64. http://www.nature.com/nature/journal/v535/n7610/full/nature18846.html.
4. N. Vordeades et al. "Diet and the Development of the Human Intestinal Microbiome." Frontiers in Microbiology 5, no. 494 (2014). https://www .ncbi. nlm.nih.gov/pmc/articles/PMC4170138.
5. S. M. Kuo. "The Interplay between Fiber and the Intestinal Micro-bi- ome in the Inflammatory Response." Advances in Nutrition 4 (2013): 16-28. http://advances.nutrition.org/content/4/1/16.full.
6. K. H. Courage. "Fiber-Famished Gut Microbes Linked to Poor Health." Scientific American, March 23, 2015. https://www.scientificamerican.com/article/fiber-famished-gut-microbes-

linked–to–poor–health1.

제11장: 식이요법의 미래

1. M. Boyle. "Nestlé Wants to Personalize Your Food." Bloomberg, June 26, 2014. https://www.bloomberg.com/news/articles/2014–06–26/star–trek –in– spires–nestles–food–nutrition–project.
2. S. C. Mukhopadhyay. "Wearable Sensors for Human Activity Monitor– ing: A Review." IEEE Sensors Journal 15, no. 3 (2015): 1321-1330. http:// www.dreamerindia.com/IEEE/IEEE2015/Wearable%20 Sensors%20for%20 Human%20Activity.pdf.

The Pioneering Program to Lose Weight and Prevent Disease

... THE PERSONALIZED DIET

내 몸에 딱 맞는 맞춤식단 혁명

초판 1쇄 발행일 2019년 7월 8일
초판 5쇄 발행일 2024년 9월 3일

지은이 에란 시걸, 에란 엘리나브
옮긴이 조영민 외
발행인 유성권
편집장 이재선
기 획 유지인
마케팅 김호철, 최성규, 김진형, 정명한, 김모란, 노예련,
한태수, 임예설, 이윤숙, 김지현, 김채환
판 형 152*225mm

펴낸곳 범문에듀케이션
주 소 서울시 양천구 목동서로 211 범문빌딩(우 07995)
전 화 (02)2654-5131 팩 스 (02)2652-1500
홈페이지 www.medicalplus.co.kr
출판등록 2011년 1월 3일 제2011-000001호
ISBN 979-11-5943-156-2(13510)

*이 도서의 국립중앙도서관 출판예정도서목록(CIP)은
서지정보유통지원시스템 홈페이지(http://seoji.nl.go.kr)와
국가자료종합목록 구축시스템(http://kolis-net.nl.go.kr)에서 이용하실 수 있습니다. (CIP제어번호 : CIP2019019875)

아침사과는 ㈜범문에듀케이션의 건강 실용서 브랜드입니다.